JN291873

運動の成り立ちとは何か
理学療法・作業療法のための BiNI Approach

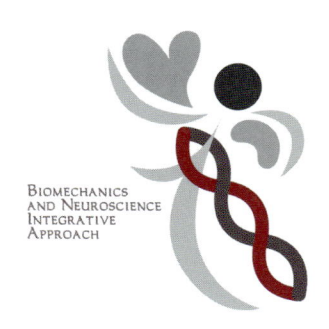

運動の成り立ちとは何か

理学療法・作業療法のための
BiNI Approach

BIOMECHANICS
AND NEUROSCIENCE
INTEGRATIVE
APPROACH

編集

BiNI Approach Center
舟波真一 *Shinichi Funami*

飯山赤十字病院リハビリテーション科
山岸茂則 *Shigenori Yamagishi*

文光堂

●編　集

舟波　真一	BiNI Approach Center 代表	
山岸　茂則	飯山赤十字病院リハビリテーション科リハビリテーション第一係長	

●執　筆（執筆順）

舟波　真一	BiNI Approach Center 代表
山岸　茂則	飯山赤十字病院リハビリテーション科リハビリテーション第一係長
山室　英貴	飯山赤十字病院リハビリテーション科
西村　　晃	飯山赤十字病院リハビリテーション科
倉島　尚男	長野赤十字病院リハビリテーション科主任
荒井　康祐	長野赤十字病院リハビリテーション科
宮本　大介	飯山赤十字病院リハビリテーション科
小池　　聴	長野赤十字病院リハビリテーション科部係長
鈴木　克彦	山形県立保健医療大学保健医療学部理学療法学科准教授
須賀　康平	山形済生病院リハビリテーション部
成田　崇矢	健康科学大学健康科学部理学療法学科准教授
唐木　大輔	長野中央病院リハビリテーション科
関塚　修久	長野赤十字病院リハビリテーション科主任
勝山　友紀	飯山赤十字病院リハビリテーション科

序

「このページを開いてくれた，あなたは今どのように動いていますか？」

　約72億の人が存在するこの地球で，本書を手にした事実が運命という必然であるならば，その問いに想いを巡らせてほしい．我々の目指す未来は，目の前のクライアントを治すことにある．果てのないこの道で，我々は，治療家・臨床家としての魂のエングラムに回帰する必要があった．そのためには，まず，「運動」というものを，本来の姿に戻さなければならない．人はバイアスの塊である．自分自身もそうであるから難解だが，一つ所に淀むことなく，既成概念を疑い，動的な均衡にあってその本質を考えてきた．

　運動の成り立ちとは何か？そもそも，その中身が理解されていなければクライアントが呈する問題を解決する手立ては見つからない．それは，生命を誤解なく理解しようとする思考と試行の中にこそ見えてくる．60兆個の細胞が織り成す「生きている」システムを運動として捉え，新たに訳し直すことに本書は挑んでいる．統合的運動生成概念に基づいて運動を再定義し，出来る限り論理的に言語化するよう心掛けた．制御という言葉の対義語である自己組織化の考え方を根幹に据え，既知の事実に照らし合わせながらわかりやすく解説したつもりである．日々の臨床の中で疑問が生じたとき，本書を手掛かりに考えてほしい．消化できるようなロジックが，ここには記載されているはずである．また，実際の治療に汎化していけるアイデアも眠っているだろう．それは，概念とアプローチを混同しない事に立脚しているからであり，詳しくは本書を読み進めていくうちに理解できる構成となっている．しかし，自分にとって必要だと思った章から読んでもらっても一向に構わない．すべては本書を手にしたあなたに委ねられる．運動の真理への扉は，すでに開けられたのだから．

　我々は人の運動を治療する専門家である．ならば，人を機械のように分解して扱ってはならない．現代医療において，外科や内科という科別診療がどうしても存在するならば，我々はあえて「人（ヒト）科」を標榜したい．そこでの出会いに全身全霊をもって臨みたい．そう願った14人の著者の「複雑系」がそれぞれに作用し，大域的な秩序として創発されたのが本書である．いや，我々だけではなく，今まで響き合ったすべての仲間たち，スタッフや受講生や多くのクライアントと共に創発したものだといえる．

　初期値は，山岸茂則・水口慶高と，私を含めた3人の宿命の出会いにある．彼らのおかげであり，彼らがいなければ私自身もこの本もあり得ないが，この世界が非線形であるかぎり，どうだったからこうなったという比例関係で物事を考えるのは無粋なのでやめておく．言えるのは，この小さな羽ばたきが，これからどんな形になっていくのか誰にもわからないからおもしろい，という事だけだ．

　これまでだって，止まっていたことなんてない．滝壺に深く沈んで行ったなら，その分だけ浮き上がる力になる．襲い来る不安を駆逐するため，これからだって動き続けよう．そう，流れの中にこそまだ見ぬ答えがあるはず．留まるな，解き放て．

2014年5月

舟波　真一

目　次

第1章　「運動」の定義 ……………………………………………（舟波真一）……… 1

第2章　統合的運動生成概念とは？ ……………………………………………… 4
1. 運動連鎖の歴史 ……………………………………………（山岸茂則）……… 4
2. 地球という環境下における力学的法則 …………………（山岸茂則）……… 6
3. 中枢神経系は環境からの情報をどうやって受け取るのか？ …（舟波真一）…… 10
4. バイオメカニクスと神経科学の融合 ………………………（山岸茂則）…… 12
5. 統合的運動生成概念図 ……………………………………（舟波真一）…… 15

第3章　姿勢・運動の力学的課題 ……………………………………………… 18
1. COGとCOP ………………………………………………（山岸茂則）…… 18
    1) 力のベクトルに関する決まり事 ……………………………………… 18
    2) COGとは？ …………………………………………………………… 18
    3) COPとは？ …………………………………………………………… 18
    4) 運動生成とCOG・COP ……………………………………………… 19
2. 静止と運動 …………………………………………………（山岸茂則）…… 21
    1) 生命の基本は停滞せずに振動することである ……………………… 21
    2) 振動から振動へと紡がれる …………………………………………… 21
    3) 安定性限界とバランス ………………………………………………… 21
    4) 停滞と運動 ……………………………………………………………… 23
3. 慣性力とPower ……………………………………………（山岸茂則）…… 24
    1) 慣性力が円滑な運動生成を実現 ……………………………………… 24
    2) 加速度は力の構成要素である ………………………………………… 24
    3) 慣性力とパワートランスファー ……………………………………… 25
    4) 慣性力生成のために …………………………………………………… 27
4. ASIMOに学ぶ ……………………………………………（山岸茂則）…… 27
5. 角運動量保存則とは ………………………………………（山室英貴）…… 30

第4章　人体の連続性からみた運動生成 ………………………（山岸茂則）…… 34
1. 骨連鎖 ………………………………………………………………………… 34
2. 運動器の連続性 ……………………………………………………………… 36
3. 層間の滑り …………………………………………………………………… 41

第5章　神経科学の観点からみた運動生成 　　　　　　　　　　　（舟波真一）……43
1. 制御と自己組織化 …… 43
2. synergy …… 45

第6章　これだけは押さえておきたい！神経科学 　　　　　　　　　　　（西村　晃）……48
1. ニューロンネットワーク …… 48
2. 細胞・生体膜 …… 48
3. 大脳皮質 …… 50
4. 中脳 …… 52
5. 脳幹 …… 53
6. 脊髄（α motor-neuron, intelligent terminal） …… 54
7. 運動下行路 …… 55
8. 感覚上行路 …… 63

第7章　先行随伴性姿勢調節（APA）の本質 　　　　　　　　　　　（舟波真一）……68
1. APA と COP の関係性 …… 68
2. Feedforward と Feedback …… 70
3. コアスタビリティとは？ …… 72
4. APA 減衰要件 …… 74
5. APA setting …… 75

コラム：並進バランステストの臨床的意義と信頼性 　　　　　　　　　　　（倉島尚男）……76
1. 体幹機能に対する評価 …… 76
2. 並進バランステストの臨床的意義 …… 76
3. 並進バランステストの信頼性 …… 77

第8章　人という構造体の性質 　　　　　　　　　　　（荒井康祐）……79
1. 組織の性質 …… 79
   1) 硬度 …… 79
   2) 弾性 …… 79
   3) 粘性 …… 80
   4) 骨格筋における弾性と粘性の特性 …… 80
2. 並列弾性要素と直列弾性要素 …… 81
   1) 直列弾性要素 …… 82
   2) 並列弾性要素 …… 82
   3) 細胞外基質（細胞外マトリックス） …… 84

第9章　内なるパワー?! ポテンシャルエネルギー　　（荒井康祐）……87

1. 衝撃緩衝 …… 87
    1) 遠心性収縮による衝撃緩衝 …… 87
    2) 弾性を用いた衝撃緩衝 …… 88
    3) コアスタビリティによる衝撃緩衝 …… 89
2. ポテンシャルエネルギー …… 90
    1) 歩行におけるポテンシャルエネルギー …… 93
3. 力が身体内に保存? …… 93
4. 関節液の対流 …… 95

第10章　人の骨格がすでに運動を規定?!　　（宮本大介）……98

1. 塊にみえるところの重要性 …… 98
2. 受動歩行 …… 102
3. 動作における曲線的配列と可動要求の高まり …… 107

コラム：感覚入力とリーチ距離　　（小池　聰）……111

1. 骨盤からの感覚入力はリーチ距離増大に貢献する …… 111
2. 骨盤帯への揺すり運動によって，なぜ側方リーチが増大したのであろうか? …… 111
3. 臨床で用いるときには？ …… 113

第11章　歩きのメカニズム …… 114

1. 歩行の神経科学　　（鈴木克彦）…… 114
    1) 歩行の随意性と自律性 …… 114
    2) 脳幹歩行中枢 …… 114
    3) 歩行運動の生成にかかわる神経機構 …… 116
2. 脊髄固有ニューロン　　（鈴木克彦）…… 119
3. CPGとは？　　（鈴木克彦）…… 121
    1) 脊髄にある歩行中枢システム …… 121
    2) 4足動物にはCPGが存在する！ …… 122
    3) 人間の脊髄にCPGが存在するか？ …… 122
    4) CPGを賦活するための求心性入力 …… 123
4. ロッカーファンクション　　（須賀康平・鈴木克彦）…… 126
    1) ロッカーファンクションとは …… 126
    2) ヒールロッカー …… 127
    3) アンクルロッカー …… 128
    4) フォアフットロッカー …… 128
    5) トウロッカー …… 129

第12章　「センスがない」なんて言うな！Senseは磨くもの ... 131

- 1. 感覚入力位置特異性 　　　　　　　　　　　　　　　　　　　　（須賀康平）…… 131
  - 1) 足底の感覚入力位置特異性 131
  - 2) 治療に活かしていくためには？ 133
  - 3) 触り方は重要 135
- 2. 情報伝達手段：イオン機構と液性機構 　　　　　　　　　　　　（山岸茂則）…… 136
- 3. 末梢神経と運動生成 　　　　　　　　　　　　　　　　　　　　（成田崇矢）…… 142
  - 1) 末梢神経と中枢神経との連続性 142
  - 2) 末梢神経の構造と運動 142
  - 3) 末梢神経の異常そして運動への影響 143
  - 4) 末梢神経症状の評価 143
  - 5) 末梢神経性疼痛の治療例 145
- 4. 身体図式（body schema）・身体イメージ（body image）　　　　（唐木大輔）…… 148
  - 1) 身体図式（body schema） 148
  - 2) 身体イメージ（body image） 152
- 5. 身体心理学 　　　　　　　　　　　　　　　　　　　　　　　　（舟波真一）…… 153

第13章　運動学習 　　　　　　　　　　　　　　　　　　　　　　　（関塚修久）…… 157

- 1. 臨床における運動学習の難しさ 157
- 2. 運動学習とは？―諸理論と背景― 157
  - 1) スキーマ理論 157
  - 2) ダイナミカル・システムズ理論 158
- 3. 運動学習の分子レベル構造と戦略 158
  - 1) Hebb則 158
  - 2) 長期増強 159
  - 3) 運動学習戦略 160
- 4. 症例を通して運動学習を考える 160
- 5. 動作の階層化とアウェアネス（気づき） 162
  - 1) 動作の階層化 162
  - 2) アウェアネス（気づき） 163
- 6. 統合的運動生成概念においての考察 163
- 7. 運動学習と行為 164

コラム：単関節筋と二関節筋 　　　　　　　　　　　　　　　　　　（山岸茂則）…… 165

第 14 章　Global Entrainment ……（舟波真一）…… 167
1. 生体は環境の不確定性にどう対応しているか？ …… 167
2. 神経振動子 …… 168
3. 引き込み現象 …… 169
4. グローバル・エントレインメント（global entrainment：大域的引き込み）…… 171

第 15 章　螺旋性の法則 ……（山岸茂則）…… 173
コラム：相同性と感覚入力 ……（山岸茂則）…… 180

第 16 章　運動の成り立ちとは …… 182
1. BiNI Approach の基本理論（BiNI Theory）……（舟波真一）…… 182
2. BiNI Approach の原理と基本手順 ……（山岸茂則）…… 186
　　1）固定部位と過剰運動部位 …… 186
　　2）BiNI Approach の原則的手順 …… 187
　　3）BiNI Approach の原理（原則）…… 190
3. アプローチの実際 …… 191
　A. 骨関節疾患編 ……（山岸茂則）…… 191
　　1）症例紹介 …… 191
　　2）アプローチの実際 …… 192
　B. 脳卒中編 ……（舟波真一）…… 198
　　1）症例紹介 …… 199
　　2）アプローチの実際 …… 199

コラム：Activity からみた並進バランステストの有用性 ……（勝山友紀）…… 206
1.「人は心と意思に賦活されて両手を使うとき，それによって自身を健康にすることができる」（Reilly, 1962）…… 206
2. Activity は力学的法則に則り，人体構造と神経・環境との相互関係により発現する …… 207
3. 並進バランステスト：体幹機能と上肢機能・姿勢調節の調和を示し，協調的に働いているか否かを示す検査？ …… 208

第 17 章　BiNI COMPLEX JAPAN ……（舟波真一）…… 210

索　引 …… 213

1 「運動」の定義

舟波真一

　人の動きというものは，言葉では説明しつくせないほどに巧みであり，高度に統合されている．それゆえ，神秘的でもあり，われわれ臨床家を悩まし続け，魅了し続ける．

　およそ40億年前の奇跡，それは外界と個を隔てる膜の形成…細胞の誕生だろう．その細胞の軌跡が人の歴史といえる（図1）．膜の形成はどのようにして行われたか？については，生命誕生の神秘であり，解明は困難を極める．しかし，水中の分子同士が無秩序に振舞う中で，重力という法則のもと，ある一定の「リズム」を刻みはじめ，引き込み合って自ら組織化していった，と太古に想いを馳せることは我々人間の特権である．そして，運動とは何か？を考えたとき，生きていくことこそ運動である，という1つの答えに到達する．ゆえに，運動の真理に辿り着くための努力は，生命とは何か？という疑問に立ち向かうことを意味する．

　絶えず目の前にありながら，理解することが困難な現象，「運動」．これまでの運動分析は，その運動の場面や要素を分解して理解しようとしてきた．運動は，姿勢の連続である，という考えや，神経・筋・骨・関節を部分的に切り取って問題点を抽出する還元的な手法や観点である．しかし，生命や知能，社会など「生きている」システムを要素に分解して理解することは不可能である．なぜなら，同じ構成要素でも全体の文脈の中でその振舞いが変化し，それによってまた全体が変化するという循環的な仕組みになっているからである（⇒CHECK！）．「生きている＝運動」というシステムを理解するには，「複雑系」（complex system）という新しいシステムの捉え方が必要になる．それは，システムを構成する要素の振舞いのルールが，全体の文脈によって動的に変化してしまうシステム（系）である（⇒CHECK！）．運動を構成する神経・筋・骨などの振舞いは，その動作場面によって動的に自己組織化されるということである．運動の要素を「姿勢」に分解し，またその構成要素に分解していくことは，生命ある人の運動を考えていくうえでは不十分である．姿勢もまた運動だからである．重心動揺計による立位の足圧中心の変位をみても，我々人は止まることができない．むしろ，病的な状態によって総軌跡長や外周面積は減少することすらある．

　一見，静的にみえる姿勢でも，静止することは不可能で，運動は常に紡がれている．運動は姿勢の連続ではなく，運動は運動として捉えなければならない．そこで我々は，運動を『静的といわれる姿勢も運動であり，神経・筋・結合組織などの身体構成要素の振舞いが時空間的な環境という文脈の中で自己組織化された「生きている」という生命の動的な秩序である』と再定義したい．自己組織化とは，無秩序状態から外部からの条件が加わらなくとも秩序が形成されることを意味する．複雑系・カオスの反義語が秩序であるが，混沌から，理由はわからずとも秩序だったものが形成されうる場合もあることを考えれば，運動という組織だったものが動的な秩序であるという結論は理解に難くない．

第1章

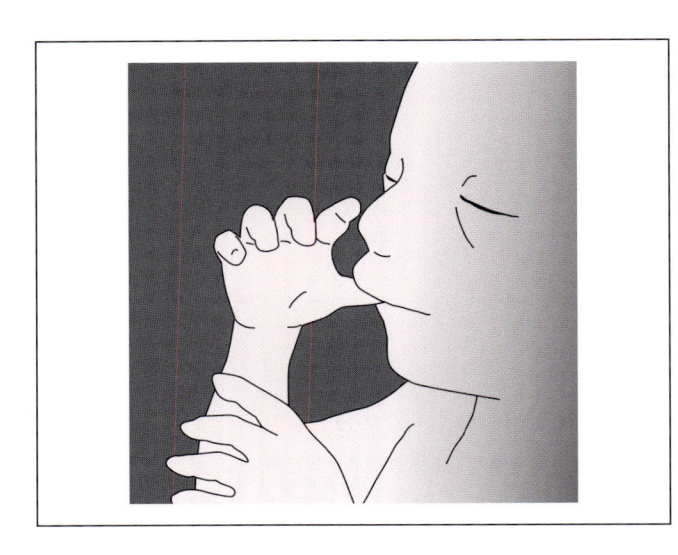

図1　生命の誕生
およそ40億年前の奇跡，細胞の誕生．
その軌跡が人の歴史である．

> **CHECK!** 井庭 崇, 他：CHAPTER I「複雑系」とは何か？, 複雑系入門〜知のフロンティアへの冒険〜, pp2-11, 1998, NTT出版

　臨床家は，運動の専門家である．その仕事は，人と人との干渉によって成立する．それは，脳（中枢神経系）・身体・環境といった，この世界で起きているありとあらゆる事象を包括する．つまり，複雑系として捉え，理解することが必要となる．理由はわからないが，目の前の症例が改善を示すことは幾度となく経験する．その言葉にできない理由を，蓄積された数多くの臨床経験から導く「人における法則性」として治療に応用していくのが，我々臨床家のエビデンスと考える．もちろんこの「人における法則性」に関して，高額機器を用いて研究し，ロジックにしていくことも非常に大切である．そのような研究機関にいる専門家の仕事は，人類の発展にとって欠くことができない存在である．しかし，臨床家はその時間のほとんどを目の前の症例に費やすべきだと考えている．研究などで解明されたロジックを，既知の事実として，目の前で起こった症例の変化に照らし合わせて考察し，法則性として蓄えていくことが我々臨床家の仕事である．研究畑，教育畑，臨床畑はそれぞれ並列にあって，それぞれのダイナミクスをもつ．人の運動も同様で，脳と身体と環境は，それぞれ並列であり，それぞれのダイナミクスが存在しうる．脳だけを解明していっても運動は生まれない．同じように，身体だけ，バイオメカニクスだけ，環境からの影響だけ，というようにそれだけ切り離して考えても運動の真理には辿り着くことはできない．すべてを包括し，統合して運動というものをまっさらな両の眼（まなこ）で見据えなければならない．
　我々は，その「人の動き〜運動〜」を，地球上で一様に与えられている力学的法則に立脚して，臨床家としての新しい視点を加えて考えてきた．そして身体運動学そのものを，自己組織的に生成される運動として捉え，バイオメカニクスの観点から観察・説明できる身体運動を，神経科学・発生学・非線形力学・運動器連結を含む構造・人の左右特異性・感覚入力位置特異性などの観点と関連性をもたせながら統合的に説明する概念，「統合的運動生成概念」を構築した．
　身体運動に対する治療介入においてはバイオメカニクスで観察される外力こそ，中枢神経

系が取り込む「感覚」であると，我々は考えている．そしてその「感覚」こそが，「中枢神経系」というコンバーターによって「運動」に変換されるのである．人の動き，運動を変えたければ，「感覚」を変えることが不可欠となる．そして我々臨床家は，その「感覚」を操る技術者であるといえる．我々が生成可能な外力である床反力，慣性力などをすべて「感覚」として捉え，治療に応用していく．人体構造はそれ自体が運動を規定する重要な一要素であるばかりでなく，その構造や構造の変化も感覚の変化を生起するため，組織の性質・アライメント・他動的と思われるような関節運動なども重要視している．さらには感覚入力位置特異性・人の左右特異性が及ぼす感覚入力特異性なども含め，これらの感覚情報を操ることで合目的かつ合理的活動を提供し，学習につなげるプロセスを提唱したい．

このような観点から我々は，関節や疾患にかかわらずシンプルでありながら的確な変化を引き起こす，BiNI Approach（バイニーアプローチ：Biomechanics and Neuroscience Integrative Approach）を開発した．

本書ではこの統合的運動生成概念を詳しく解説し，それに基づく BiNI Approach を紹介していく．

日本のリハビリテーション誕生から半世紀，この業界に一石を投じ，その波紋の共鳴をもってパラダイムシフトを敢行する．

2 統合的運動生成概念とは？

1. 運動連鎖の歴史

山岸茂則

　運動連鎖という用語は機械工学で用いられていた用語である．Franz Reuleaux（1825～1905）は運動学の父と称される機械工学者である．彼は「機械というものは，運動学的連鎖において隣接する部品によって動きを制約された要素の連鎖として抽象化できる」としている．これはまさにリンク機構であり機械の運動学には適した用語である．

> **Reference　リンク機構**
>
> 複数のリンク（節）と呼ばれる変形しない物体が，関節によって接続され構成された機械機構のことであり，1つの入力を異なる一様の動作パターンに出力する．このような機械機構のことをリンク機構という．
> 図1に4つの棒（リンク）によって形成される4リンク機構の1例を示す．膝関節の矢状面の運動軌跡もこのような4リンク機構としてモデル化が試みられている（⇒ CHECK！①）．
>
> 図1　4リンク機構の例
> 棒ABを固定しA点を中心にACを右回りに回転させると（左上図），C点およびD点は左上図⇒右上図⇒左下図⇒右下図のように移動し軌跡が自動的に決定される．

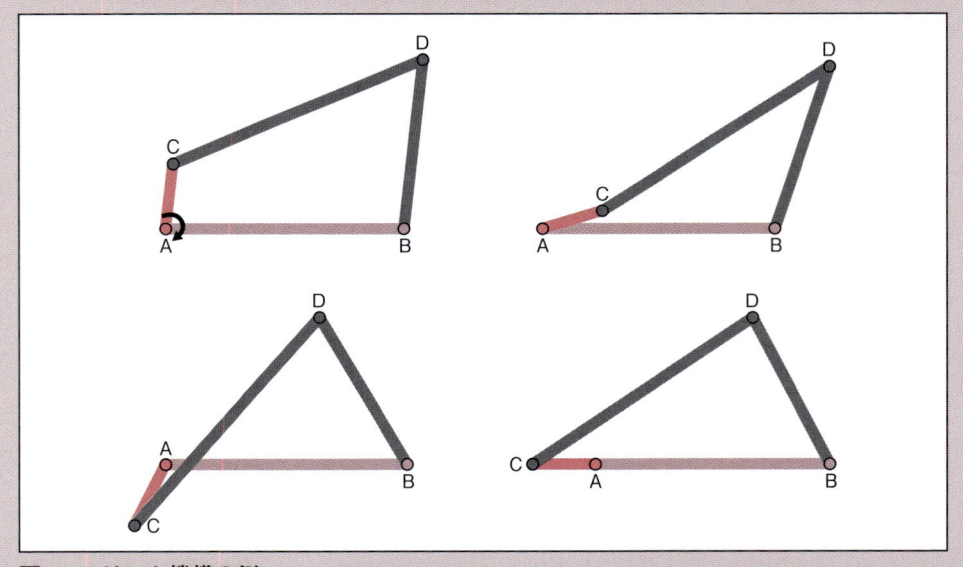

図 2　Arthur Steindler（1878～1959）

多くの偉大な業績を残した整形外科医師．著書「Kinesiology of the Human Body」は今でも示唆に富んだ名著である．
Images from the History of Medicine (NLM)：[Arthur Steindler]
http://ihm.nlm.nih.gov/images/B08777 [accessed 2014-05-09] より引用

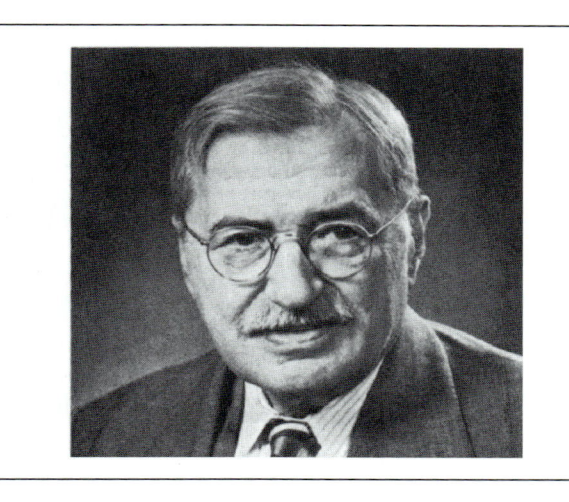

> **CHECK!** ①立石哲也：関節の運動安定性，バイオメカニクス～機械工学と生物・医学の融合～，pp110-113，2010，オーム社

　1955年Arthur Steindler（図2）は「ある関節で運動が生じると，その運動の影響が隣接関節に波及すること」を運動連鎖（kinetic chain）として人体に適応させた．人体においても特定の関節構造に制約されたリンク機構が存在することは確かだが，それは強固に連結され嵌め込みが深い関節による場合に限られる．人体は弾性をもった筋膜系によって連結されており，かつむしろ嵌め込みが深くない関節が非常に多いためにリンク機構のみで語ることは不可能である．人は環境や課題に応じて，実に合目的かつ合理的に複数分節を連動させて運動する．「連鎖」には「物事が互いにつながっていること」という意味合いがあるが，まさに各分節の運動（振舞い）は互いにつながりをもって行われているため，身体運動とはまさに運動連鎖によってなされているといえる．しかし身体運動における運動連鎖は，機械工学的な連鎖であるリンク機構に加えて，運動器の連続性の影響や，さらに身体からの感覚情報に基づき複数の筋の出力を同時あるいは時系列に活動させるようなシナジーという神経系の連鎖的仕組みなどに反映されて多様性があるものである．

　ある程度経験を重ねた臨床家であれば，人の運動生成における法則性や各分節の振舞いの連関があることは何となくでも気がつくはずである．「連鎖」の意味合いはこのような運動の連関を包括して語るのに都合がよく，「運動連鎖」にはおのおのの臨床家や領域によって解釈や定義が異なったりしてきたのが実情である．

　このような歴史を顧みるとき，やはり「機械」の世界で用いられていた用語を人体に適応したことに無理があるように思えてならない．そこで筆者は複数分節が連動して行われる身体運動を包含して，運動連鎖の定義を「複数の分節が時間的・空間的に協応して合目的かつ合理的な動作を行うことができること」とした（⇒CHECK！②）．時間的とは運動のタイミングや速さ・順序などであり，空間的は運動方向やアライメントなどをさす．

> **CHECK!** ②山岸茂則：運動連鎖とは？，運動連鎖～リンクする身体（嶋田智明，他編），pp2-7，2011，文光堂

そして実はこの定義は身体運動そのものをいいあてたものであり，そもそも複数分節の連鎖的反応を伴わない身体運動など存在しないという事実に立脚している．最初から無理が生じていた運動連鎖という用語を身体運動から排除し，本書の発刊を機に，これからお伝えする我々の概念を「統合的運動生成概念」とすることを宣言したい．読み進めていっていただくうちにこの真意をさらにご理解いただければ幸いである．

2. 地球という環境下における力学的法則　　　　　　　　　　　　　　山岸茂則

　質量をもつもの同士は互いに等分の力で引き付け合おうとする性質をもつ．そして2つの質量の合計が大きいほど，また2つの物体の質量中心間の距離が近いほど引き付け合おうとする力は強くなる（図3）．

　我々のまわりで最も質量が大きい物体は，言わずと知れた地球である．地球はおよそ6.0×10^{24} kgという途方もなく大きな質量をもち我々人との間の引力形成に寄与してくれている．我々人も質量がある以上，引力形成に寄与しているわけであるが地球の質量に比べたらとるにならないものであり，その寄与はごくごく微々たるものである．この途方もない地球の質量によって，我々人と地球は重力という引力で互いを引き付けようとする．

　人はまさにこの地球における重力の恩恵にあずかって運動をしている．「もし重力が全く存在しない広大な空間に投げ出されたら」と想像してみていただきたい．物体を地面に引き付けてくれている力は存在しないので，あなたは投げ出された方向と速度を維持して広大な空間を進み続ける．手足をバタバタさせて身体重心を意図した方向へ動かそうとするが，おおよそ十分な重心移動などできない．あきらめかけたとき，運よく進行方向に大きな壁が現れたので，あなたは必死にその壁を利用して投げ出されたときの方向へ進み続けるのを止めようと試みる．しかし壁にぶつかると，あなたの体の弾性によってあらぬ方向に跳ね返ってしまう．そしてあなたは跳ね返った方向へとまた進み続けることになってしまう．何とも恐ろしい話である．

> **Reference　慣性の法則**
>
> ニュートンが整理した運動の第1法則であり，「すべての物体は，外部から力を加えられない限り，静止している物体は静止状態を続け，運動している物体は等速直線運動を続ける」というものである．したがって無重力場において放り出された物体は，そのままいつまでも放り出された方向に同じ速さで進み続ける．
> 　地球においてもこの法則は適応されるが，放り出された物体は重力によって地面に引き付けられ，地面との摩擦力によっていつかは運動を停止することができる．

図3 同じ質量の物体同士でも距離が近づくと引力は大きくなる（B）．また距離が一緒でも2つの物体の質量の合計が増えると引力は大きくなる（C）

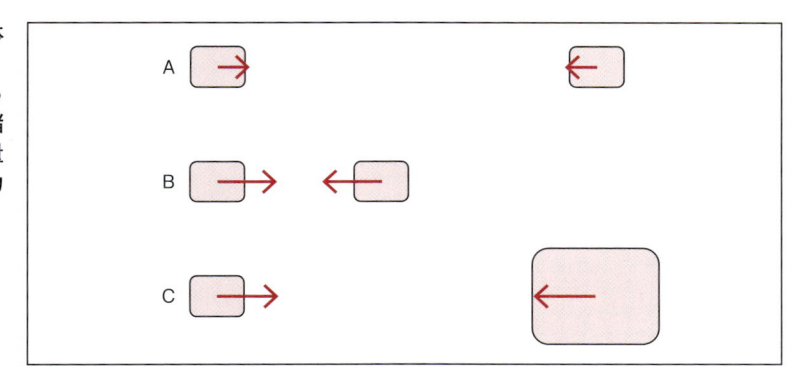

なるほど 重力ってどうして生まれるの？

アインシュタインの一般相対性理論によれば，重力とは時空の歪みである（図4）．これは光の軌道でさえも重力で曲がることを意味しており，すでに観測によって証明されている．この時空の歪みが重力であるとすると，どうして質量に関係して時空は歪むのであろうか？そもそも質量はどのような仕組みで発生するのであろうか？

どのような法則もそのメカニズムを突き詰めていくと「本当のところはよくわからない」にいつかは行き着くように思う．しかし詳細なメカニズムは不明であったとしても，「こういう時はこうなる」といった法則は普遍的であるために我々はそれをさまざまなところに活用することができる．

このような立場から，我々は「人の運動生成における法則性を探求し，それを治療に応用しようとする姿勢」に誇りをもっている．

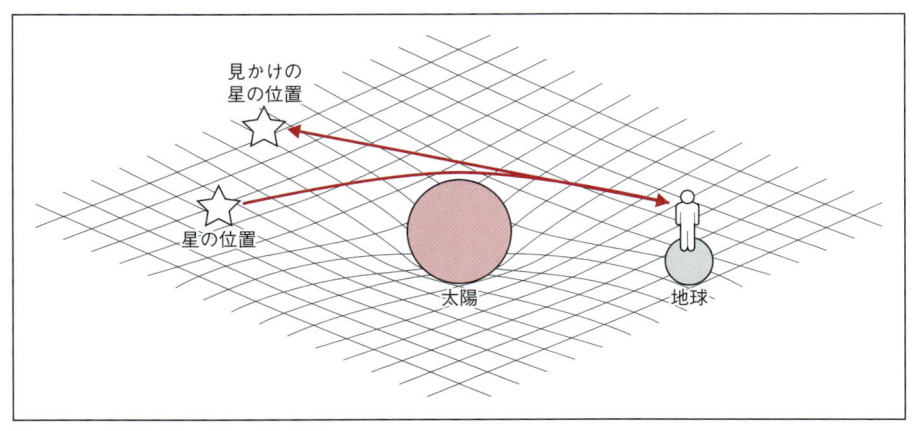

図4 一般相対性理論の概念図

　力学的法則は地球のみならず宇宙に共通するものであると考えられている．しかし，我々が住む地球においては重力が存在するので，次のような重力の影響を大きくクローズアップして考慮する必要がある．①重力という外力が存在し地球に対して我々を引き付けてくれている．②我々を受け止めてくれる地面が存在するために床反力という外力（反作用力）が発生する．③重力の存在から「高さ」は落下運動のエネルギーとなりうる（図5）．

第2章

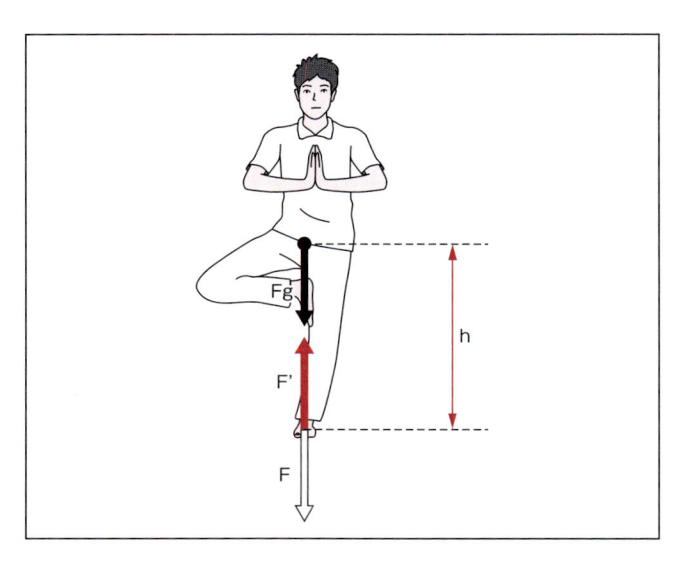

図5　重力下で特異的な力学

身体重心からは重力による体重分の鉛直下向きの力（Fg）が作用する．静止している場合体重に相当する力（F）に対して，全く逆方向から等しい力で床反力（F'）が立ち上がる．重力による力（Fg）と床反力（F'）は釣り合っているので静止している．身体重心の高さ（h）は位置エネルギーであり，下肢の支持を緩めると直ちに身体重心位置は自由落下運動に変換される潜在性をもつ．

Reference　作用・反作用の法則

ニュートンが整理した運動の第3法則であり，「力が相互作用によって生じるものであり，一方が受ける力と他方が受ける力は向きが反対で大きさが等しい」というものである．

我々が床反力を受けて運動しているということは，人という物体と地球という物体の力の相互作用として捉えることができる．人が地球（地面や床）を押す力と全く逆向きから同じ力で押し返す力が発生しているが，これを床反力という．したがって床反力は，人が地面に対してどのように力を作用させたのかを反映している（図6）．

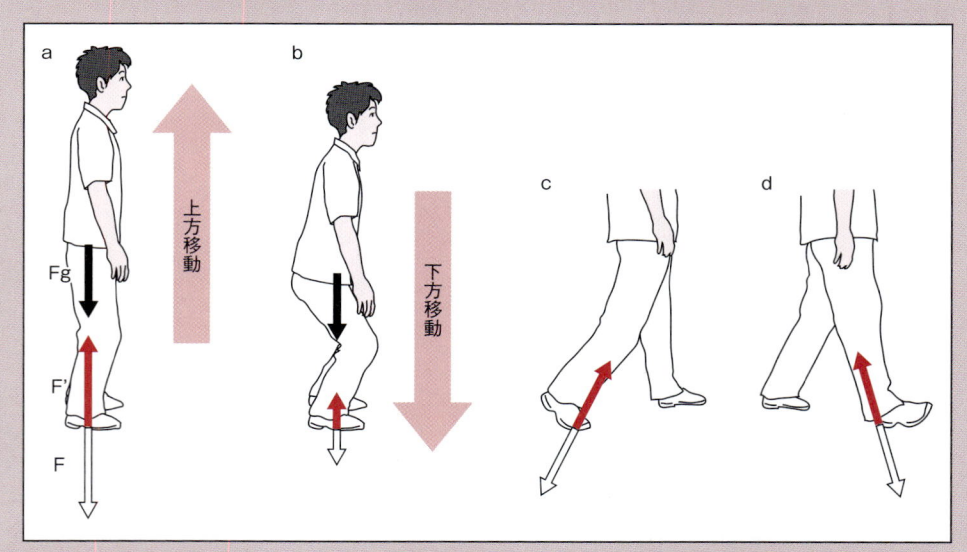

図6　床反力とは

抗重力筋の活動を強めて床に作用する力（F）を大きくすると床反力（F'）も同等に大きくなり，これが体重（Fg）よりも大きくなるので身体重心は上方移動する（a）．反対に抗重力筋の活動を減少させることで床に作用する力（F）を減少させることで，床反力（F'）が体重（Fg）よりも小さくなり身体重心は下方移動する（b）．

立脚後期には後下方に向かって床に作用する力を大きくすることで，前上方への床反力を強めて推進する（c）．これに対して立脚初期には前下方に向かって床に作用する力を大きくして，後上方への床反力を強めて制動する（d）．

Reference 力学的エネルギー保存則

高さは潜在的なエネルギーをもつことになりこれを位置エネルギーという．位置エネルギーをもつ物体は，重力という外力により自由落下し運動エネルギーを発生させうる．自由落下のスピードは落下するほど早くなり運動エネルギーを増大させるが，その分高さは低くなるので位置エネルギーは低下する．
力学的エネルギー保存則とは「位置エネルギーと運動エネルギーの和は常に等しい」というものである（図7）．

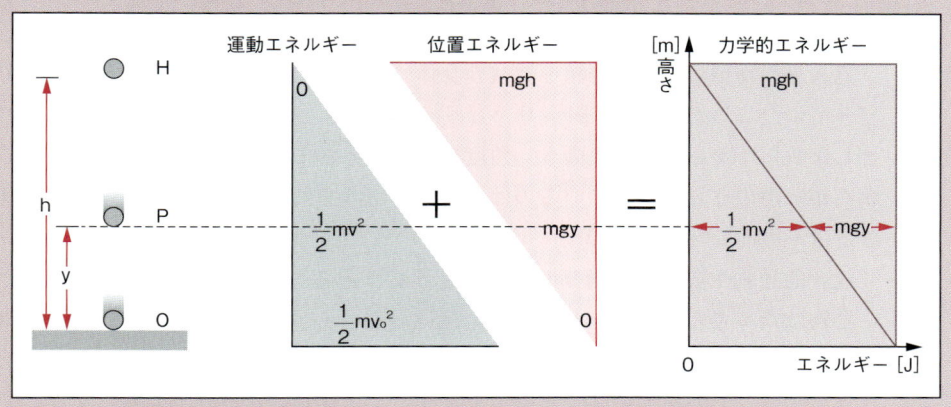

図7 力学的エネルギー保存則

hの高さまでボールを持ち上げるとmghの位置エネルギーが発生する（mはボールの質量，gは重力加速度）が，動いていないので運動エネルギーは0である．ここでボールを離すと位置エネルギーは運動エネルギーに変換され落下速度は増していく．そして高さp点に達した時には$1/2mv^2$まで運動エネルギーは増大するかわりに，位置エネルギーはmgyに減少する．しかしどの高さにおいても位置エネルギーと運動エネルギーの和は常に同じである．
「ろっとん（Rotton）：4-2-3-1 力学的エネルギー保存の法則［internet］，http://www.wakariyasui.sakura.ne.jp/4-2-0-0/4-2-3-1rikigakutekienerugi-.html［accessed 2014-04-18］，わかりやすい高校物理の部屋」より許諾を得て転載

Reference 力の法則

ニュートンが整理した運動の第2法則であり，F（力）＝m（質量）×a（加速度）というものである．質量は力であるということと同時に，物体の速度変化もまた力であることを物語っている．図8は床反力鉛直成分であるが，立脚初期および後期は体重以上の反力を受けていることがわかる．これは，立脚初期には一瞬生じる運動のブレーキ（減速）が，立脚後期には運動の推進（加速）という加速度がそれぞれ積算されることによって起こるものである（図6）．このことから，いわゆる全荷重歩行では体重の1.2倍程度の鉛直床反力を受けるということになる．

図8 立脚相における床反力鉛直成分

「重枝利佳：歩行バイオメカニクス概説．臨床実践 動きのとらえかた（山岸茂則 編），p165，2012．文光堂」より一部改変して引用

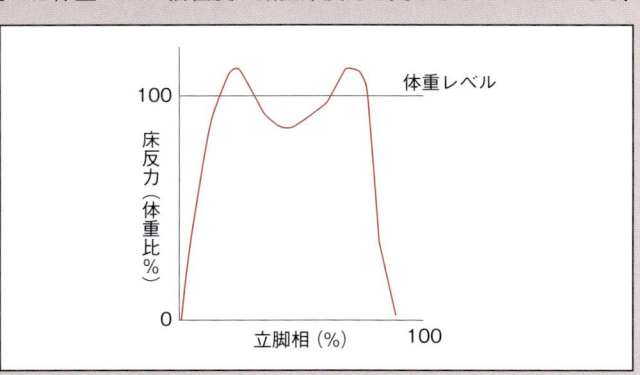

万有引力の法則，ニュートンの運動の法則，力学的エネルギー保存則，角運動量保存則などの力学的法則から我々も逃れることではできない．例えば，支持基底面外に身体重心がある状態で立位を維持することは，何らかの支えがない限り不可能である．またその法則性に関しては比較的理解が進んでいるので，人の運動生成の考察において力学はその基盤となる学問であることに疑いの余地はない．

3. 中枢神経系は環境からの情報をどうやって受け取るのか？　　　舟波真一

　近未来の物語で，脳と脊髄を機械の身体に移植し，サイボーグ刑事を造り出す映画を好んでみていたころがある（図9）．リハビリテーションの学生時代であったが，その当時は娯楽としか映らなかったこの映画も，角度を変えるとさまざまな示唆を与えてくれている．この映画が暗黙のうちに教えているのは，脳は脳だけで生きては行けない現実だ．脳だけで歩くことは不可能である（図10）．

　統合的運動生成概念を構築していくなかで，思考を一変させる言葉に出会った．「脳がない動物はたくさんいるが，身体のない脳はいない」という池谷裕二氏（⇒ CHECK！③）の一文である．神経科学を中心に運動というものを考えると，昨今の脳ブームも手伝って，脳が身体を制御しているという既成概念を疑うことは難しいだろう．要素に分解して制御理論に当てはめると理解しやすいからである．では，脳が運動の中枢であるとするならば，動く物すべてに脳が存在しなければならない．しかし，現実にはこの世界で脳がなくても動いている生物はたくさん存在する．身近なところではホヤの幼生やナメクジウオなどである（図11）．ナメクジウオは，神経索は有するが脳としての分化は認めない．つまり脳はないものの，魚のように運動して移動するのである．ホヤも卵から孵化した幼生の段階では，脳はないがオタマジャクシのように海中を移動する．移動という運動に，脳は必須条件ではない事実がそこにある．

> **CHECK!** ③池谷裕二：第3章 脳はゆらいで自由をつくりあげる，単純な脳，複雑な「私」，pp 184-306, 2009, 朝日出版社

　では，脳はどうだろうか？前述したように，脳は脳だけでは生きて行けない．つまり，脳は身体という入れ物がなければ存在しえないのである．脳が身体を制御・支配している，脳が偉いなどというのは妄想であり，身体というものがなければ存在できないのであれば，むしろ脳は身体の奴隷であると言えなくもない．脳で一方的に運動を制御しているのではないとすると，脳の本当の役割は何であるのか？それは，身体というインターフェースを介して入力されるさまざまな感覚情報を出力に変えるコンバーター，変換器であるといえる．身体感覚が入ってきて，これを脳の中で計算して，その演算結果を身体運動に替えるためのコンバーター，感覚を運動に替えるためのコンバーター，身体を入力と出力で結ぶためのコンバーターとして脳ができた．だから，脳は，絶対に身体と結びついていなければならない．ゆえに，脳を含めた中枢神経系は，環境からのありとあらゆる情報を，身体を介在にして，その外力を電気信号（インパルス）に変換して受け取っているのである．だから，身体という物体がなければ，外界からの情報入力も不可能であるし，外界に対して出力していくことも不

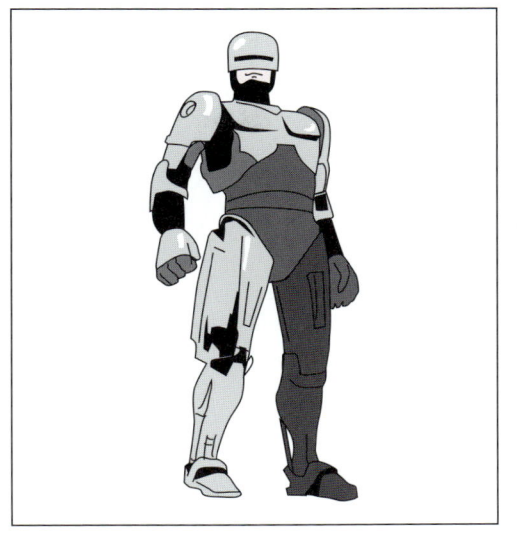

図9　ロボコップ
殉職した刑事の中枢神経系を，サイボーグの体に移植する！脳は必ず身体と結びつかなければならない．

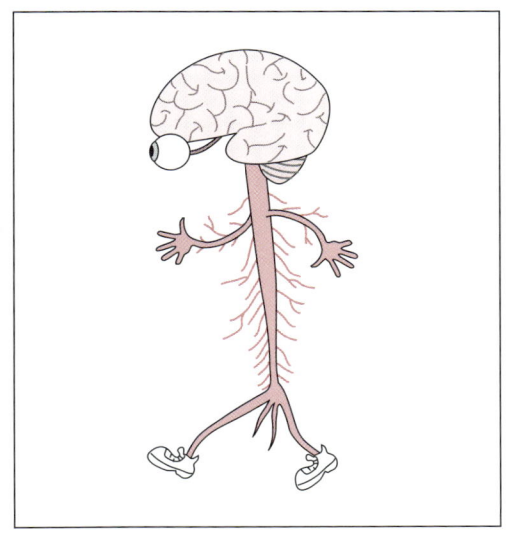

図10　脳が歩いている?!

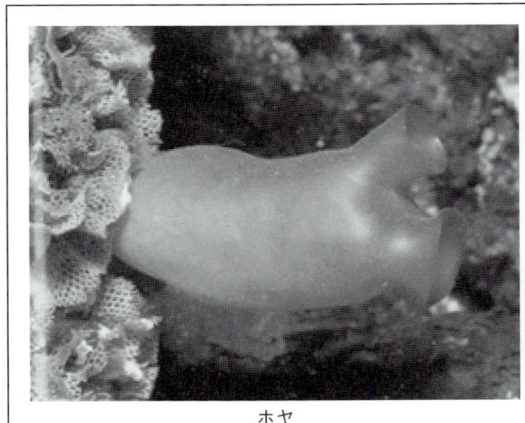

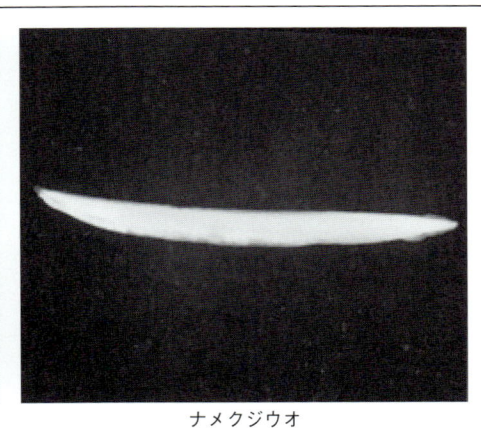

ホヤ　　　　　　　　ナメクジウオ

図11　脳がない動物

可能ということになる（図12）．

　ゆえに，身体というインターフェースが歪んでしまえば，歪んだ情報が脳には入力されてしまう．そしてその歪んだ入力は脳で変換されるので，出力をも歪んだものにしてしまうのである．環境から身体が受け取るものは，バイオメカニクスで観察される外力である．その外力を感覚受容器が電気信号に変換する．それを中枢神経系は「感覚」として受け取るのである．人の動き，運動を変えたければ，「感覚」を変えなければならない（図13）．

> CHECK! ④舟波真一：第1章 寝返り 第2節 神経学的視点から，臨床実践 動きのとらえかた（山岸茂則 編），pp104-115，2012，文光堂

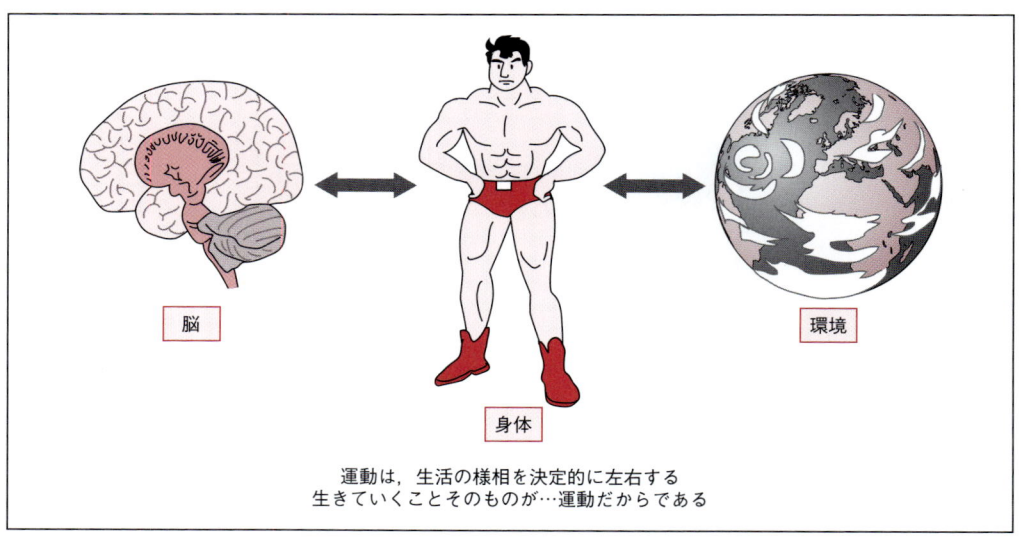

図12　身体は環境と脳のインターフェース

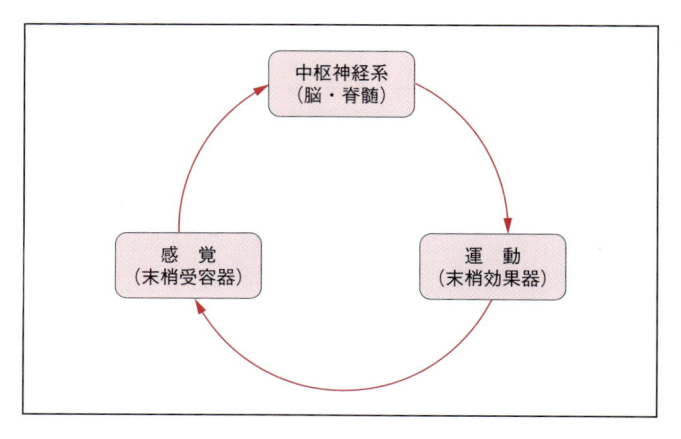

図13　感覚－運動連関
（⇒ CHECK！④ p104 より引用）

4. バイオメカニクスと神経科学の融合　　　　　　　　　　　　　　山岸茂則

　地球においては，重力の恩恵にあずかることができるために，我々の運動生成の多くは床反力を生みだすことで成り立っている．走行を例に，運動生成における出力と入力の関係を示した（図14）．神経系は，身体の運動効果器に命令を送ることで床という環境に対して働きかけることができるが，これは出力系であり黒線で示している．床という環境に対して出力を行えば必ずそこから反力が返ってくる．それが床反力である．床という環境から帰ってくる床反力は，身体の感覚受容器を介し，感覚情報として神経系に入力される．したがってこれは入力系であり赤線で示している．定常状態でうまく運動が行えているということは，この出力系と入力系の力のベクトルがほぼ一直線上に位置して釣り合っている状態である．時間的変化を伴いながらも一直線上で釣り合い続けようとする入力系と出力系それぞれのベクトルにおいて，中枢神経系・身体・環境の3要素すべてが関与しているので，これら3要素すべてがそれぞれそのときどきの運動を決定する変数として欠かせないということである．

図14 運動生成における出力と入力の双方向関係

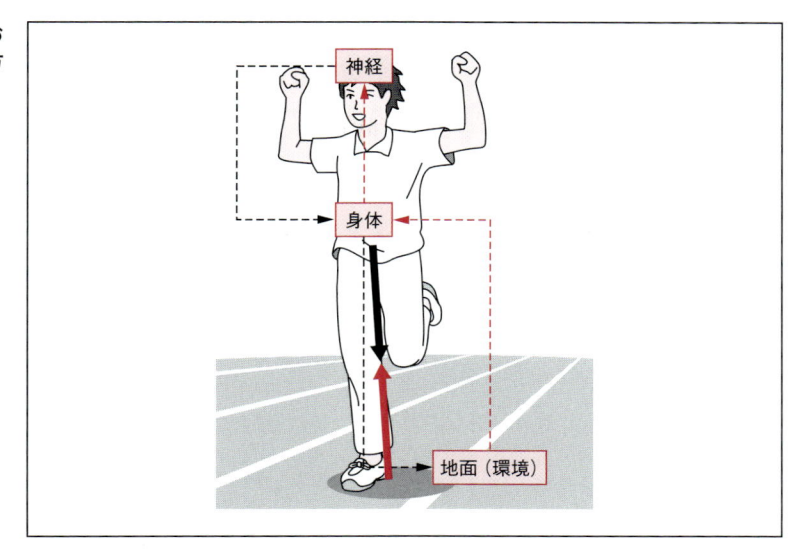

図15 脳波
個々のニューロン活動（onとoff）の干渉しあった結果が脳波として記録される．
個々のニューロンがあちこちで活発に作動していると，全体としての電気活動はバラけてしまってランダムな細かいものになる（非同期の干渉）．
逆にニューロンがあまり活動していないと，ある程度同期して干渉するためにゆったりした大きい活動になる．つまり脳波の活動の細かさが脳の活動の程度を表しているということになる．

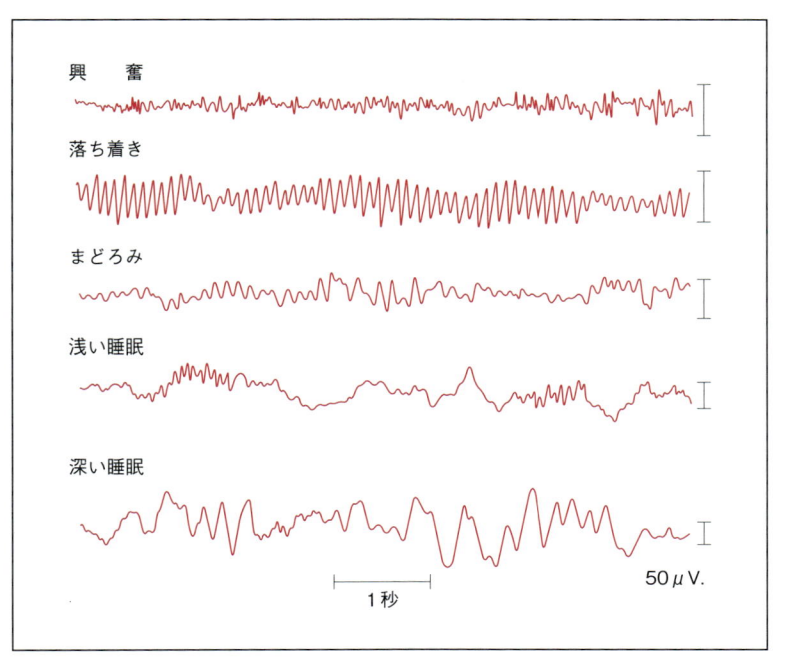

興奮
落ち着き
まどろみ
浅い睡眠
深い睡眠

1秒　　50μV.

「Penfield W, Jasper H：Electrophysiology and Experimental Epilepsy, Epilepsy and the Functional Anatomy of the Human Brain, p188, 1954, Little, Brown, Boston」より一部改変して引用

　したがって，そもそも力学的考察においては，神経・身体・環境を明示的に分離して扱ってはならないことになる．
　神経系・身体・環境はそれぞれが豊かなダイナミクスをもっている．神経系の振舞いは時々刻々と変化することは脳波（図15）の他，Functional MRIや近赤外線分光法（NIRS）で記録される振舞いにおいても明白である．また身体では心臓が力強く拍動し呼吸も行われている．さらには栄養状態や外傷などで身体の粘性・弾性といった力学的な状態も変化する．環境が

第2章

豊かなダイナミクスをもつことはいうまでもなく，床や地面のみをとっても，天気によってぬかるむこともあるし，硬い床や柔らかい床などさまざまな変化をみせる．このように豊かなダイナミクスをもっている3つの要素が変数となって，その一瞬一瞬の運動が決定されている．

仮に床反力が発生しない空中や水中での運動生成であっても，環境からの情報が運動に影響を及ぼすことにかわりはなく，神経・身体・環境の3要素はリアルタイムに相互に影響しあっているので，やはり3要素を明示的に分離することは認められない．

Reference　非線形力学

この世に存在するあらゆる系は絶え間なく時間的に変化し，発展している．このことは原子や分子の躍動するミクロな世界をはじめ，大気や海水などの流体系の振舞い，さらに惑星の運動や膨張を続ける宇宙のことなどを思い浮かべれば明らかである．われわれ自身の生命も，力強く拍動する心臓や，食物を消化運搬するために蠕動する胃腸系，さらにさまざまな情報を処理するために発火を続けるニューロンの集団（脳）など，諸種の生理学的な系のダイナミックな活動に支えられている．このように時間発展する系を力学系と呼び，このような時間的発展は非線形な振舞いをする．非線形を簡単に説明すると「簡単には解けない」ということで，その振舞いを解析し法則化によって説明しようとする学問を<u>非線形力学</u>という．

人の構造や運動を力学的に探究したり，その結果を応用することを目的とした自然科学が生体力学（バイオメカニクス）である．人の運動を力学的に考察するのに，神経系・身体・環境の3要素のすべての変数が必要であり，その一要素である神経系に関する研究を行う神経科学は当然バイオメカニクスに包含されていてしかるべきである．

なるほど　神経・身体・環境の相互作用

バイオメカニクスと神経科学を一体的に捉える必要があることを理解できる興味深い研究がある．図16Aにあるように身体重心を完全に動かないように固定した場合にどのようにCOP（18頁参照）が変化するかを調べた研究がある．人体にとってはこのような固定機器は環境にあたる．骨盤部固定という環境の変化は身体重心の動揺を完全に抑制することになる（図16B上段）．そのことは身体を通して神経系に感覚として取り込まれて即座に床への筋出力を変化させる．このことによってバイオメカニクスにおいて観察されるCOP前後動揺は増大した（図16B下段）．バイオメカニクスから考えると身体重心の動揺が完全になくなったのだから，それを補正するCOP移動は必要ないはずだが結果は全く異なるものとなった．人の運動は片一方からの考察のみでは立ちゆかないものである．

この結果の解釈は読者にゆだねるとして，神経・身体・環境を一体的に捉えること，バイオメカニクスと神経科学を融合しないと運動生成を捉えられないということをご理解いただけたであろうか．

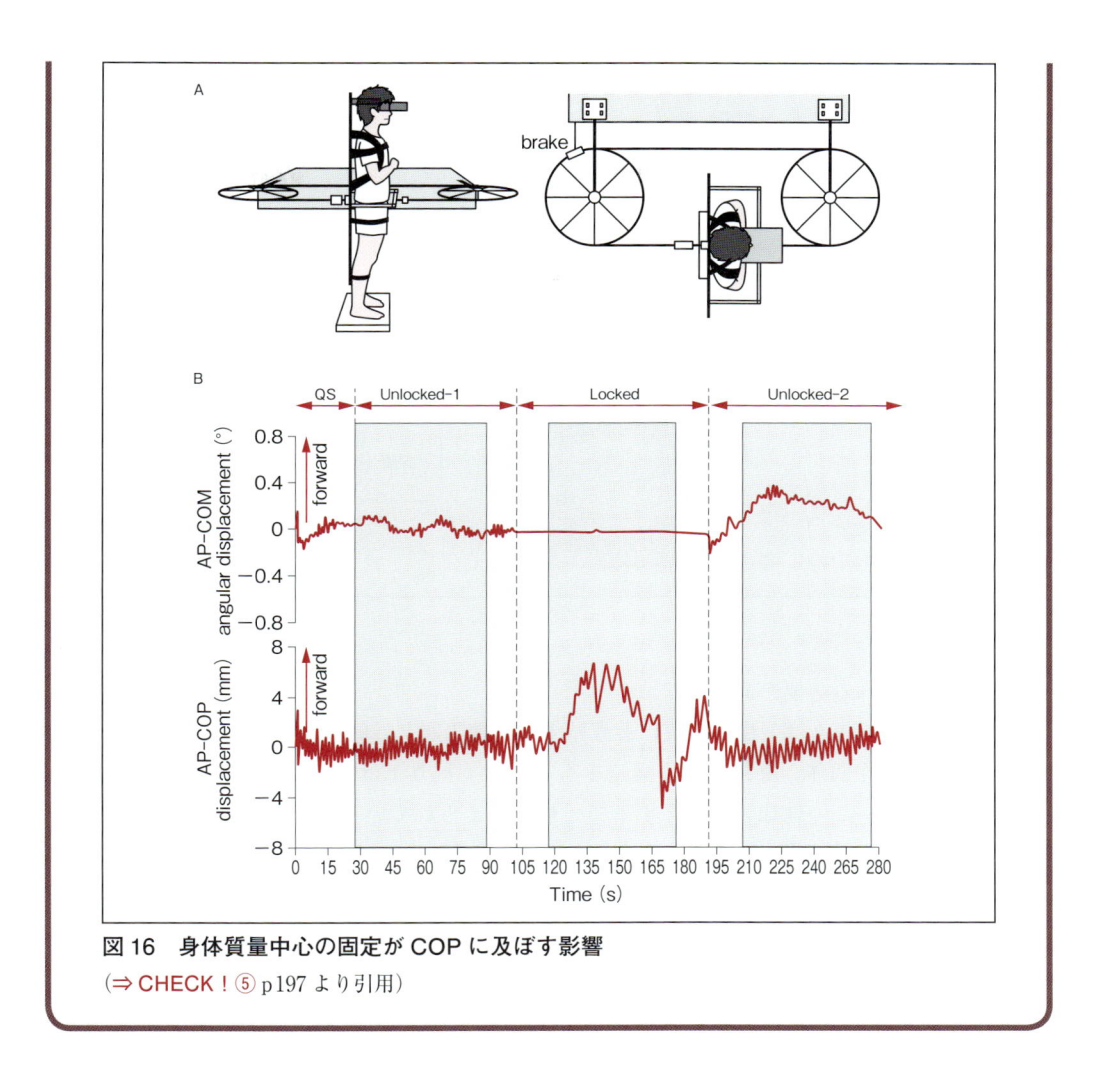

図16 身体質量中心の固定がCOPに及ぼす影響
(⇒ CHECK！⑤ p197 より引用)

> **CHECK!** ⑤Carpenter MG, et al：Shifting the balance：evidence of an exploratory role for postural sway, Neuroscience, 171(1)：196-204, 2010

5. 統合的運動生成概念図　　　　　　　　　　　　　　　　　　舟波真一

　これまで述べてきたことを踏まえ，我々が概念化した統合的運動生成について，その概念図を用いてまとめてみたい（**図17**）．Shumway-Cookらのモーターコントロール（⇒ **CHECK！**⑥）にある運動制御理論では，運動は，運動課題，環境，個体の相互作用から生じるとされている．運動制御にかかわる研究が目指すところは，運動の本質，そして運動がどのように制御されているかを明らかにすることであり，運動の根幹的メカニズムを統制もしくは指揮する能力と定義している．しかし，第1章でも述べたように，何が何を統制し指揮するのか，一方向的に考えることは，「生きている」という生命の動的秩序を本質的に語るにはどうしても無理が生じる．人の動きを理解するには「複雑系」という新しいシステムの捉え方までも

第2章

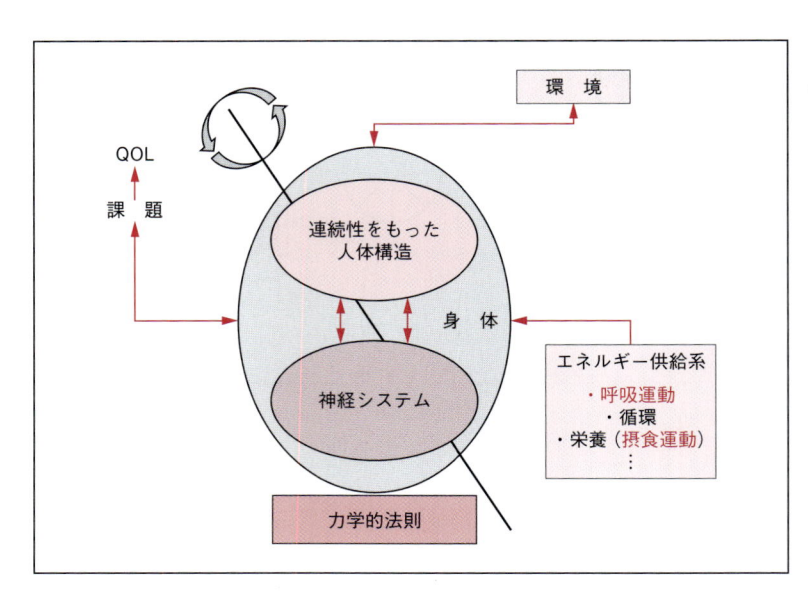

図17 統合的運動生成概念図
※体：肉体的なもの body をさす.
　身体：気・精神など心も包含.

取り入れる必要がある.

　そこで我々は，生活の質にも直結する運動課題と外的環境との相互関係を踏まえたうえで，人という個体，身体という構造をもっと深く掘り下げていく必要性を概念の根本に据えた. それは，この地球という環境下で一様に与えられている重力というエネルギーによって成り立つ力学的法則に立脚する「身体」を熟考することである. 我々は，地球上の力学的法則から逃れることはできない. 身体に働くこの法則性を十分に理解することが重要であり，この力学的法則こそ，身体を通して中枢神経系に入力される感覚となりうる. そして身体とは，精神・心理など心の在りようも包含したものであり，連続性をもった一構造体であることを踏まえなければならない. 人という個体は，神経システムと，連続性をもつ一構造体といえる. そして，個体が「生きている」というシステムならば，生きていくというエネルギー供給系も忘れてはならない. TCA回路による効率的なエネルギー生産を可能にしているのが呼吸であるが，この呼吸も運動である. 我々がほぼ意識していない，制御していない運動の1つである. 栄養を摂取するという活動も運動であり，咀嚼・嚥下運動も我々がほぼ意識しない運動である. 循環も運動であり，リズムを刻んでいる鼓動があることだけから考察しても，身体におけるCOGとCOPが厳密に一致することなく振動していることを説明できる. 人の身体構造を形成している細胞1つとっても，量子力学から考察すれば静止していることはなく，自己組織的に変化を遂げる.

　「個体」と安易に言ってしまうのではなく，細部に至って中身を検証していくことが統合的運動生成概念において重要視していることであり，そこに，我々臨床家が蓄えてきたエビデンスといえる新しい法則性を加えることで，人の運動生成の本質に迫ろうとする概念としたい. 図17の概念図では運動の法則性として我々が提唱している螺旋性の法則を現している. 向かって左上から右下の運動軸を記載した.

　この本では，バイオメカニクスと神経科学を統合した運動生成の新しい概念を順を追って解説していく. 最後までお付き合い頂いたとき，読者の中で何かが弾けて未来へ向かう力になることを切に願う.

CHECK! ⑥Shumway-Cook A, Woollacott MH:モーターコントロール 原著第4版―研究室から臨床実践へ―(田中 繁,高橋 明 監訳),2013,医歯薬出版

3 姿勢・運動の力学的課題

1. COG と COP

山岸茂則

1) 力のベクトルに関する決まり事

最初に力のベクトルに関する決まり事を述べる必要がある．まず図1A～Cのように，ベクトルはその延長線上であればどこへでも移動できる．また同一線上に複数の力が加わった場合は，単純な足し算や引き算を行うことができる．例えば図2Aにあるようにある一点に逆向きのF1・F2という2つの力が加わった場合，より大きなF2の大きさからF1の大きさを引いた力が右向きに加わることとなる．さらにある一点に別方向の力が加わった場合は，2つの力を合わせて1つの力（合力）にすることができる．例えば図2Bのように一点にF1・F2という力が加わった場合，平行四辺形をつくってその対角線までのベクトルを合力とすることができる．

2) COG とは？

center of gravity の略で身体重心をさす．通常の立位・歩行ではほぼ第2仙骨前方にある．平面体であれば指尖でバランスをとれる点を探すことで重心位置を確認することができる（図3）が，実際の身体で厳密な位置を求めるのは困難で，臨床的に簡便に近似位置を求める方法が広く知られている（図4）．

COM という言葉を耳にすることもあると思うが，これは center of mass（質量中心）である．結果的に身体重心と同じ位置にあるため COG と同義に捉えてよい．

3) COP とは？

床反力を受けて姿勢・運動生成しているときは，床と接触している面すべてから圧力を受けている．立位では両足底，背臥位では身体背面，端座位では殿部・大腿後面・両足底などであろうか．しかし接触している面すべてから同じ圧を同じ方向に受けているとは限らず，強い圧を受けている場所もあればそうでないところもある．例えば立位ではいわゆる土踏まずは圧をほとんど受けていないはずである．この圧力はまさに床反力であり，床と接触している面すべてから立ち上がる無数のベクトルで表すことができる（図5）．この無数のベクトルをすべて合成して最終的に1本のベクトルとしたものが床反力作用線であり，通常床反力ベクトルと称されるものは，この床反力作用線のことをさす．この床反力作用線が床から立ち上がる場所が center of pressure（COP）であり，結果的に圧の中心点になる．

定常状態で運動生成しているときは床反力作用線は COP から立ち上がりほぼ COG に向かう．

図1 ベクトル（実線）はその延長線（破線）上，どこにでも移動することができる

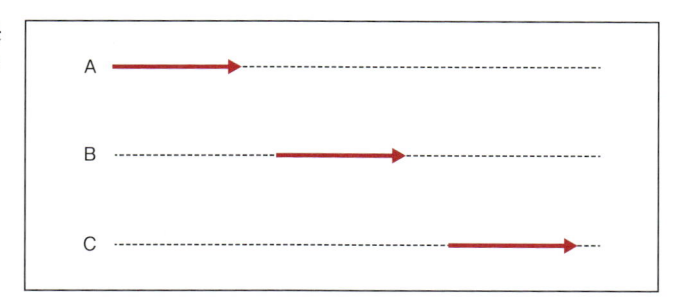

図2 ベクトル合成

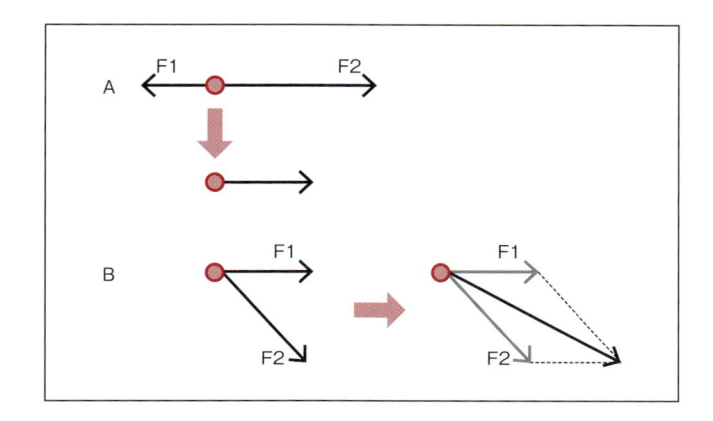

図3 平面体の重心

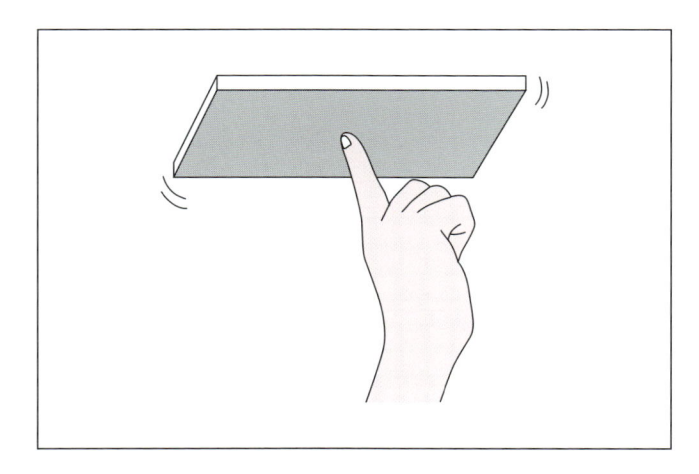

> **CHECK!** ①福井 勉：力学的平衡理論，力学的平衡訓練，整形外科理学療法の理論と実際（山嵜 勉 編），pp172-201，1997，メジカルビュー社
> **CHECK!** ②久保祐子，山口光國，大野範夫，他：姿勢・動作分析における身体重心点の視覚的評価の検討，理学療法学，33(3)：112-117，2006

4) 運動生成とCOG・COP

　COGとCOPの間には大変シンプルかつ重要な法則が成立する．ある姿勢をとっているとき身体重心（COG）には主として2つの力が加わっている．1つは鉛直下向きに引き付ける力である重力であり，もう1つはCOPから立ち上がった床反力である．COGに対して後方にCOPが位置した場合は，床反力と重力のベクトル合成した力がCOGを前方に移動させ

第3章

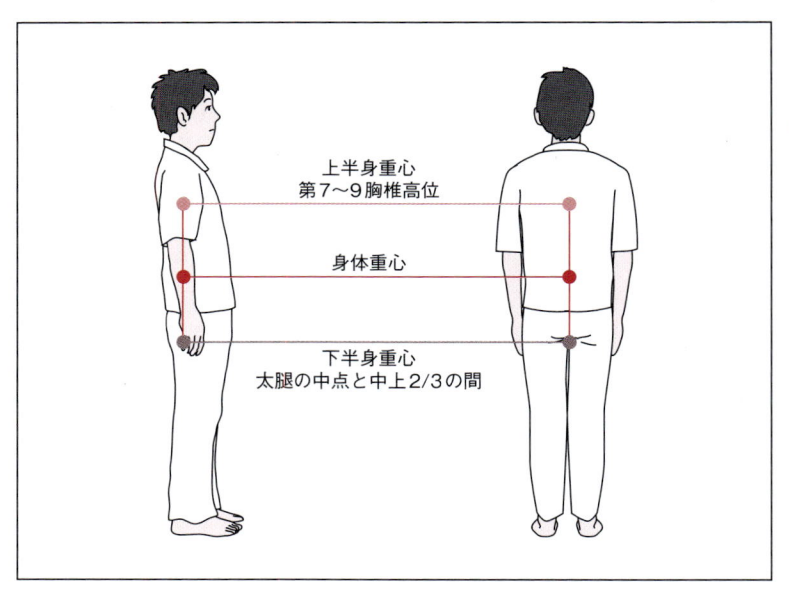

図4 観察による身体重心近似位置

(⇒CHECK！① p174，② p113 より改変して引用)
上半身重心と下半身重心の中点である．
深くお辞儀をすると身体重心は身体外に位置することになる．

上半身重心
第7〜9胸椎高位

身体重心

下半身重心
太腿の中点と中上2/3の間

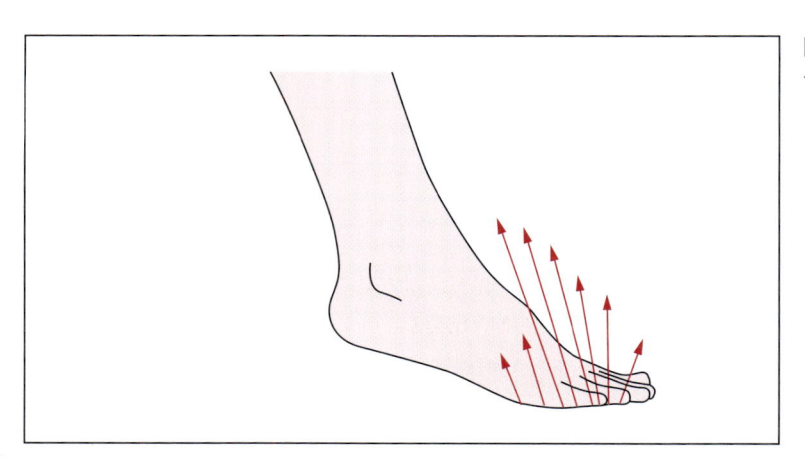

図5 床反力は無数のベクトルからなる

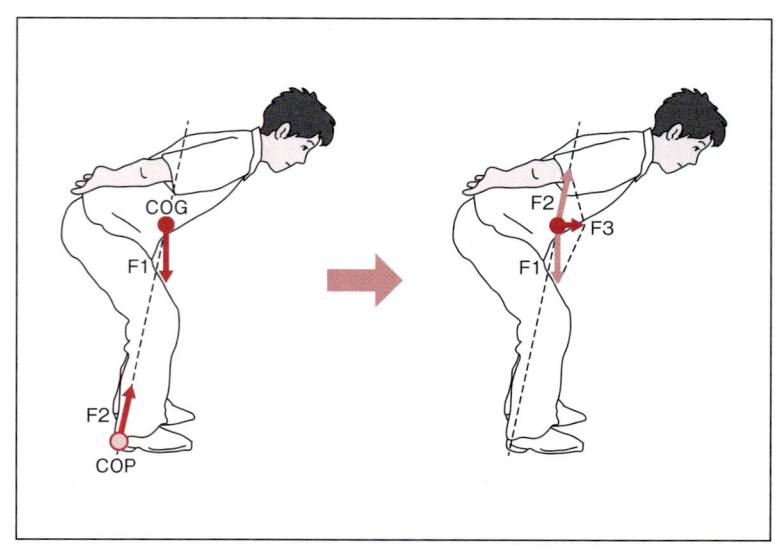

図6 床反力と重力の合力が重心移動を引き起こす

COGに対してCOPが後方に移動したとき（左図），COGに向かう床反力(F2)は前上方に身体重心を押す力となる．
床反力(F2)をベクトルの延長線上に移動して，重力(F1)との合力を求める（右図）．するとCOGを前方に押し出す力(F3)が生成されることがわかる．よって，この人は前に移動することになる．

ることになる（図6）．このようにCOGに対してCOPが存在する方向と全く逆にCOGは押し出されようとする．床反力以外の外力がない限りCOPの移動なくしてCOGの移動はありえず，COPが後ろに移動すれば身体重心は前方に動き，COPが右に移動すれば身体重心は左に動くことになる．

2. 静止と運動
山岸茂則

1）生命の基本は停滞せずに振動することである

　　COGの鉛直線上にCOPが位置するときは，いわゆる静的姿勢をとっていることになる．このようなとき身体を上方から観察するとCOGとCOPは一致していることになる（図7）．しかし生命は波や振動で表すことができる複雑なダイナミクスをもち，生を受けたその瞬間からこの世を去るまで振動を止めることができない．呼吸や心臓の拍動などの振動はCOGに対する外乱とも捉えられるため，例え静的姿勢に見えてもCOGの動揺を補償するためにCOPは忙しく動き回っている．COGが右に動揺すればCOPは左に，COGが前に移動すればCOPは後ろへと先回りしてCOGの動揺にブレーキをかけている．このようにCOPが忙しく動き回るさまは，いわゆる重心動揺計において観察できる（図8）．静止姿位をとっているようにみえてもCOPが動揺しているのは，姿勢調整に必要な体性感覚入力を十分にするために理にかなっているのかもしれない．

　　このように実際には静的姿勢など存在しないので，我々は「姿勢は運動である」と捉えている．

なるほど

重心動揺計？

重心動揺を本当に計測するのは非常に困難である．いわゆる重心動揺計とはCOPの移動軌跡を捉えているものである．高齢者やパーキンソン病などでは安定性限界が減少するために，重心動揺計で捉えられる外周面積などは減少する傾向がある．
いわゆる重心動揺計の結果は，面積が小さければ小さいほどよいというものではない．

2）振動から振動へと紡がれる

　　「姿勢という運動」から「観察することができる運動」へと切り替わるときの，COGとCOPの振舞いは興味深い．図9には左足から歩き出すときのCOGとCOPの振舞いを示す．左足を1歩前に出すという単純な動きのためにもCOPは実に合理的かつ先行的に動いている．また左足を降り出す前の立位においてもCOPは細かく動いている（図8）から，生きている限りCOPは振動から振動へと紡がれている．COGもCOPほど大きくはないが同様に振動から振動に紡がれ続けることになる．

3）安定性限界とバランス

　　COGを動かしたり，COGの動きにブレーキをかけるために，COPの動きは大変重要である．このCOPが実際移動できる範囲を安定性限界という（図10）．安定性限界が広い方

第3章

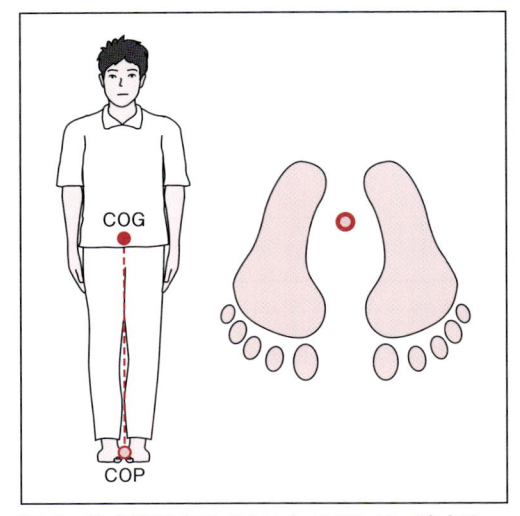

図7 静止姿勢ではCOGとCOPが一致する

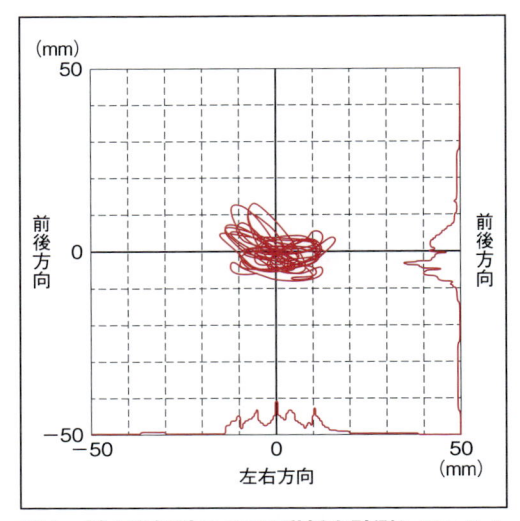

図8 重心動揺計はCOP動揺を計測している！

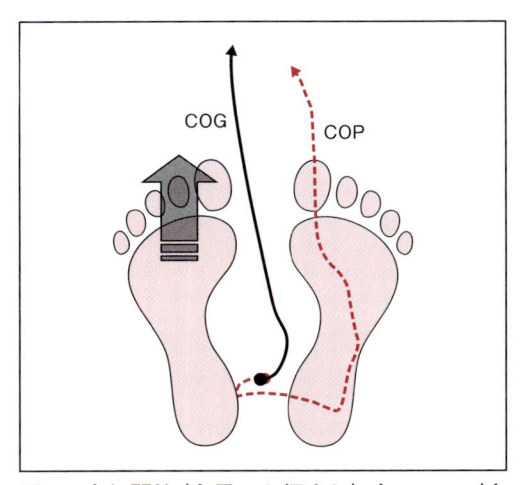

図9 歩行開始（左足から振出し）時のCOG（実線）・COP（破線）の振舞い

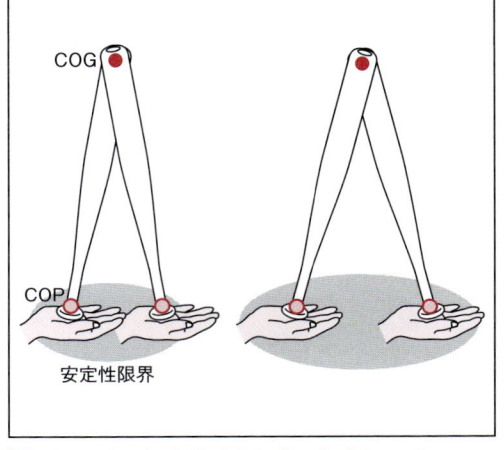

図10 COPによるCOGのコントロール

手の平にのせたバットが倒れないようにするさまに非常によく似ている．バットのヘッドをCOG，グリップ先端がCOPとすると，手を動かすことができる範囲が安定性限界である．
左図のように小さい範囲しか手を動かせないより，右図のように広い範囲に手を動かすことができたほうが早く大きなCOGの動揺に対応するのに有利である．

が速く大きなCOGの動揺に対しても対応可能である．COGを安定性限界内におさめることがバランスであると換言できるため，安定性限界は広いほど有利である．

　安定性限界は必ずしも支持基底面と一致しないために，バランスを補償し円滑な動作を実現するために，安定性限界を広げる作業が治療上必要になることがある．例えば，立位における支持基底面は両足部にまたがる．しかし例えば左片麻痺の影響のために左足底で床に対して力を発揮できない場合には，左足からは床反力が立ち上がらないことになる．このよう

図11　左片麻痺での安定性限界の1例

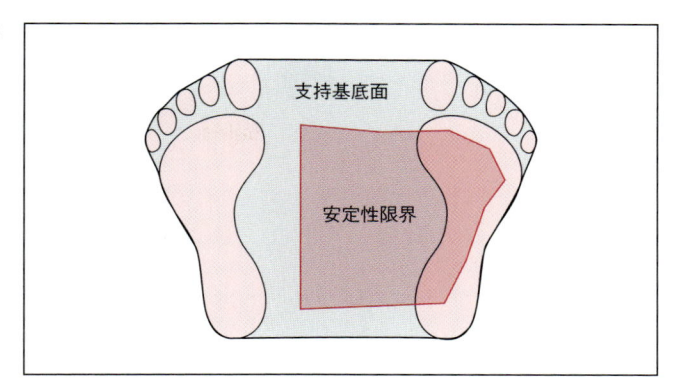

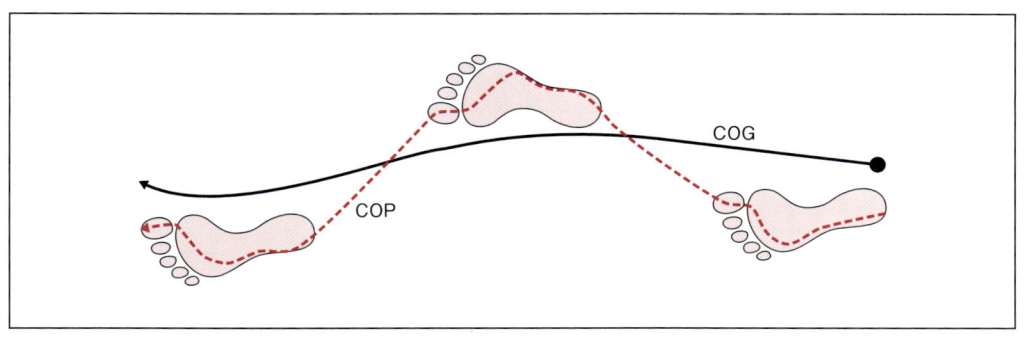

図12　効率的な動作はCOG（実線）とCOP（破線）の不一致が連続する！

な場合の立位では左足部側において安定性限界が減少している（図11）．左に安定性限界が減少しているというのは，右に身体重心を移動させたり，左に身体重心が動揺するのにブレーキをかけるのが困難になるということである．

4）停滞と運動

　　上方から観察したとき，COGに対してCOPが逸脱することで移動が生じるため，COGとCOPの一致は運動を静止に近い方向に導き，「運動の停滞」を生むとも換言できる．

　　図12には歩行時におけるCOGとCOPの振舞いを示した．COGは片足の支持基底面内に一度も収まることがないことがわかる．両脚支持期のときにのみ支持基底面内にCOGが収まることがあるため，我々が通常行っている歩行のことを準動歩行という．

　　いずれにせよ，COGとCOPが離れた状態にあるということは常に重心を移動させようとする力が発生するため，運動は停滞することなくスムーズな運動生成として観察される．

　　これに対して我々が対象とするクライアントの動作というのはCOGとCOPが一致に近づくことが非常に多い．床反力を受けて生成されるすべての動作において，このような状態のときは運動が停滞し動作のスムーズさに欠ける．図13には比較的よく観察される運動停滞時の方略をあげた．

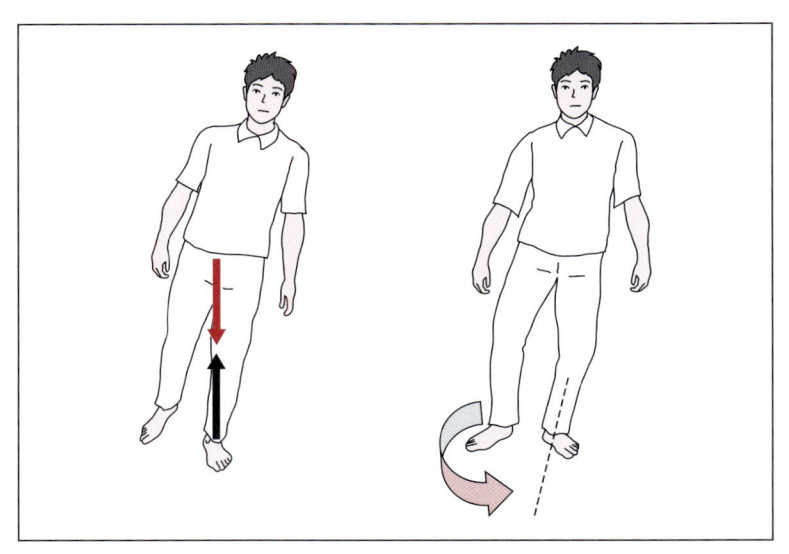

図13 COG・COPの一致方略

左図：COPの上にCOGを載せるような方略．デュシャンヌ・トレンデレンブルグ現象やメディアル・コラプスもこれに該当する．
右図：COGの下にCOPをもぐりこませるような方略．1本の線を歩くようなエクササイズも同様．

3. 慣性力とPower
山岸茂則

1）慣性力が円滑な運動生成を実現

　通常我々が行う準動歩行においては片足の支持基底面内に一度も身体重心が収まることがない（前項図12）．もし片足の支持基底面上に身体重心を収めながら歩くと身体重心の移動は左右に大きくなり動作の円滑さは失われる．

　しかし片足の支持基底面に身体重心が収まらないで運動を行うというのは「なぜ転倒しないだろうか？」という素朴な疑問を感じはしないだろうか？歩行に限らずさまざまな動作で支持基底面内に身体重心を収めることなく，身体重心の移動を最小限にする仕組みが使われているが，これを実現しているのが慣性力という加速度と逆向きに働くみかけ上の外力である．

　図14のように単独支持期では支持基底面に身体重心が収まることはないが，赤矢印の慣性力という力が立脚側方向に身体重心を引き付けてくれるので転倒することはない．

2）加速度は力の構成要素である

　加速度とは1秒間に速度がどれだけ変化したか？というものであり，加速したときには進行方向に向かって加速度が発生し，減速したときには進行方向とは逆向きに加速度が加わることになる．物体がどんなに速い速度で移動していたとしても，速度の変化がなければ加速度は生じていないことになる．

　物体を同じスピードで押していたとき，押すスピードを急に速くするとより強い抵抗感を感じたことがあるのではないだろうか？これが慣性力の仕業である．物体を押すスピードを速くするということは，その物体が進む方向に加速度を加えたことになる．よってこの加速度に相応した反対向きの力（慣性力）を受けることになるため，これによって抵抗感を感じるのである（図15）．

図14 歩行における慣性力の利用例

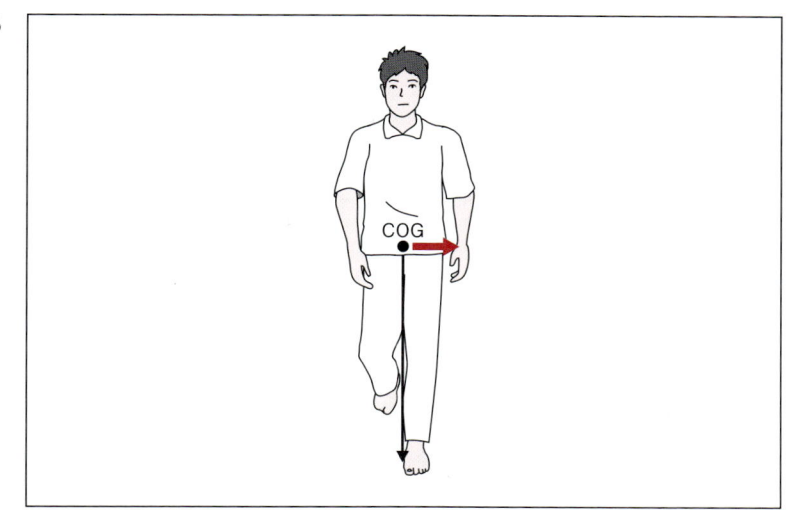

図15 慣性力は加速度と逆向きの力

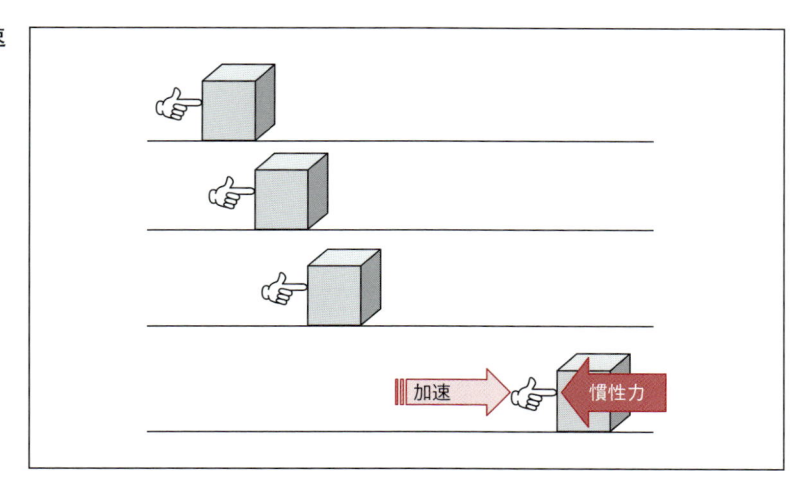

　ニュートンの力の法則（F＝m×a）から力は物体の質量と加速度の積であり，質量のある物体に速度の変化が生じると質量を超える力が発生する．まさに，加速度は力の構成要素である．

3) 慣性力とパワートランスファー

　通常我々は椅子から立ち上がるときは，両足部で形成される支持基底面内に身体重心が収まる前にすでに離殿が生じているが，これにも慣性力が大きく寄与している．立ち上がりの最初の相では体幹前傾によって身体重心が前方に移動するが，この体幹前傾に急速にブレーキをかけて減速することで身体の前から後ろに向かって加速度を発生させる．これにより身体前方に向かう慣性力が生成され，その力が身体重心を後ろから前へと押し出してくれるので，早期から離殿することが可能となる（図16）．

　またこのとき体幹前傾にブレーキをかけるのは股関節伸展筋であり，この活動によって股関節運動は固定されるため，慣性力は膝の伸展にパワートランスファーされる（図17）．

第3章

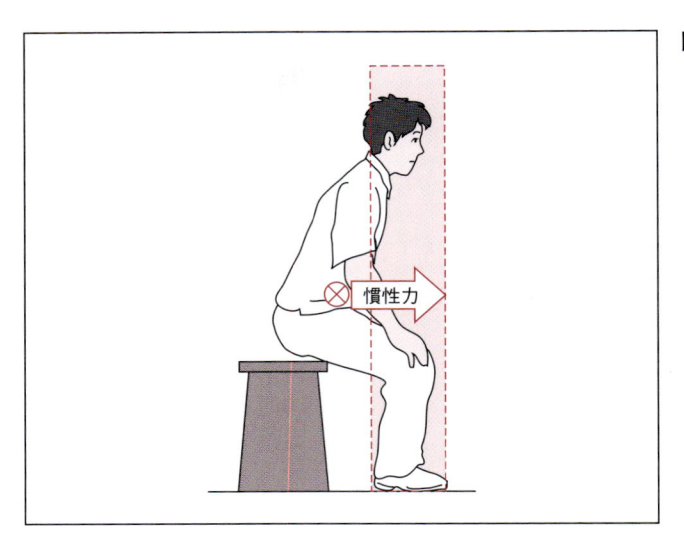

図 16　慣性力を利用した離殿

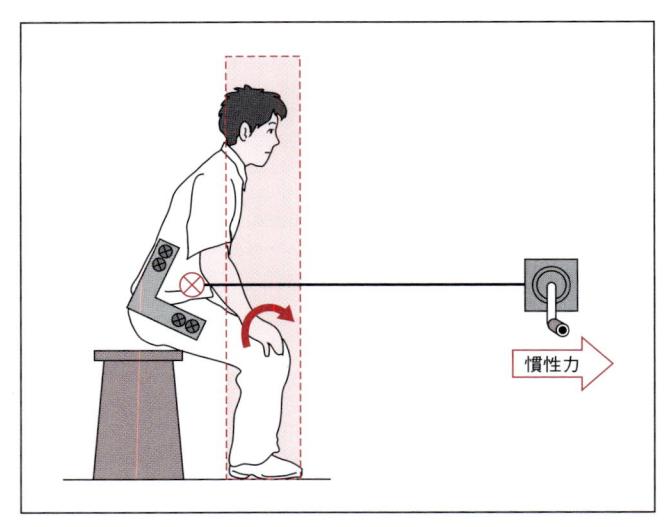

図 17　立ち上がり動作におけるパワートランスファー

股関節が屈曲しないように固定した状態で，慣性力が身体重心を前方に牽引すると膝の伸展運動に転換される．

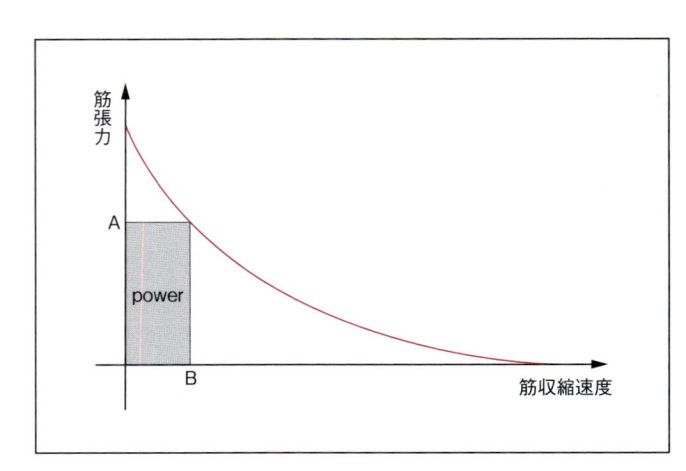

図 18　力と速度の積がパワー

A という筋張力を発揮するとき B の収縮速度で収縮することができる．この A×B の面積が power となる．
筋の収縮速度は筋の張力と逆相関の関係にある．

4）慣性力生成のために

このように慣性力生成は身体重心移動を最小限に抑え早く効率的な動作を提供することが可能である．この慣性力を生み出すためには加速度が必要であるので，速い筋収縮が要求される．つまり筋力でなく筋パワーがより重要な要素となる．

パワーとは力と速さの積で表すことができる（図18）．

4. ASIMOに学ぶ
山岸茂則

ゼロモーメントポイント（ZMP）とは，2足歩行ロボットの軌道生成法と制御法において，重力だけでなく慣性力を加えた合力が路面と交わる点のことである（図19）．ZMPが足部内に向かうような拘束条件を与えることで2足歩行が実現できる．ZMPが足部内から外れると動的安定は保てなくなる．

> **なるほど**
>
> **動的安定**
>
> 片脚支持期において，支持足の足部内に身体重心が収まっていると，その状態で静止しても安定できる状態である．このような状態を紡ぐ歩行を静歩行といい，我々でも慣れない路面（氷上など）ではそのような歩行をする．しかし，このような歩行は大変効率が悪い．我々が通常行っている歩行は動的安定した歩行で，片足の支持基底面上から身体重心が外れた状態で歩行可能であり，身体重心の移動を少なくできる．このように静的には安定できない局面を紡ぎながらも動的には安定している状態を動的安定という．
>
> 歩行に限らず，動的安定のためには「身体重心に対する加速度」つまり慣性力をアルゴリズムに組み込む必要がある．

ASIMOは本田技研工業が開発した世界で初めて本格的な2足歩行を実現したロボットであり，理想の歩行パターンをコンピューターで生成しこれに従うように身体制御を行っている．この理想的な歩行パターンはCOPとZMPの一致により実現されている（図20）．

> **CHECK!** ③本田技研工業：ロボット開発のプロセス TECHNOLOGY 2 歩行安定化の実現 [internet]，http://www.honda.co.jp/factbook/robot/asimo/200011/04.html [accessed 2014-03-17], 2000, The Honda HUMANOID ROBOT ASIMO

ZMPによる歩行はエネルギー保存則とは無関係な運動法則なので，エネルギーの消耗が激しく，人が行っている歩行と全く同じではない．またASIMOはプログラムを組んで制御しつくしているロボットであるため，想定されていない環境変化や外乱には対応できない．しかし予測運動制御による動歩行を実現しており，COPとZMPが常に一定になるように制御していることだけでも大変な技術であり，人の運動生成において学ぶべき点がある．また人においても，歩行に限らず床反力を受けての運動生成全般において，COPとZMPが一致していればその運動（姿勢を含む）は安定して行えているといってよいことになる．

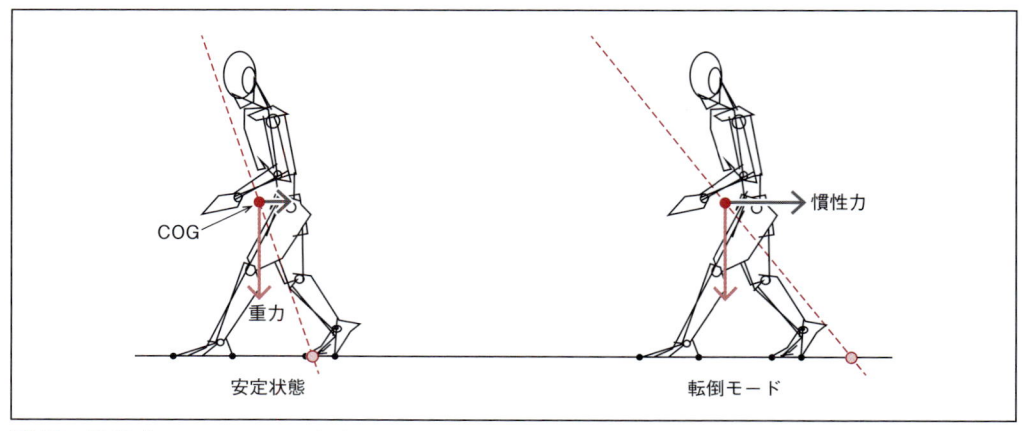

図19 ZMP（zero moment point）
図では進行方向に向かって加速しているため後向きの慣性力が発生している状態である．
左はZMP（赤点）が足部内に入っている安定状態．右図は足部外に出ており転倒モードに陥った状態．
「Taiko： http://commons.wikimedia.org/wiki/File:ZMP.GIF ［accessed 2014-04-21］，From wikimedia Commons/File:ZMP.GIF 20:21, 11 June 2008（UTC）License＝CC BY-SA 3.0」より一部改変して引用

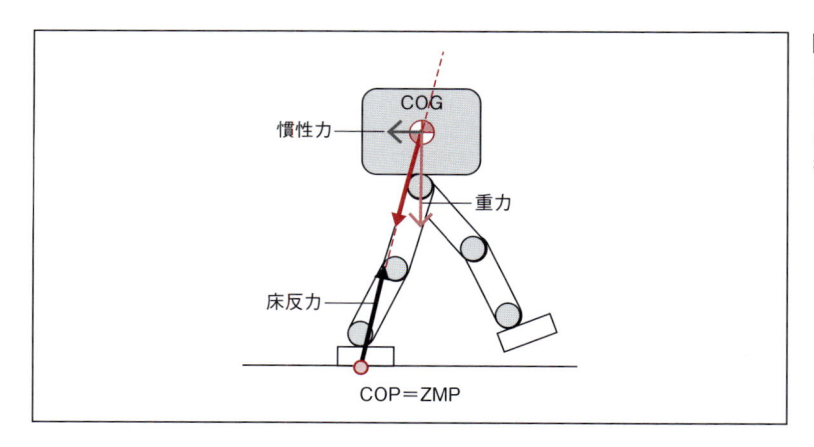

図20 理想的なバランスをとった歩行パターン
（⇒CHECK！③より許諾を得て一部改変し転載）

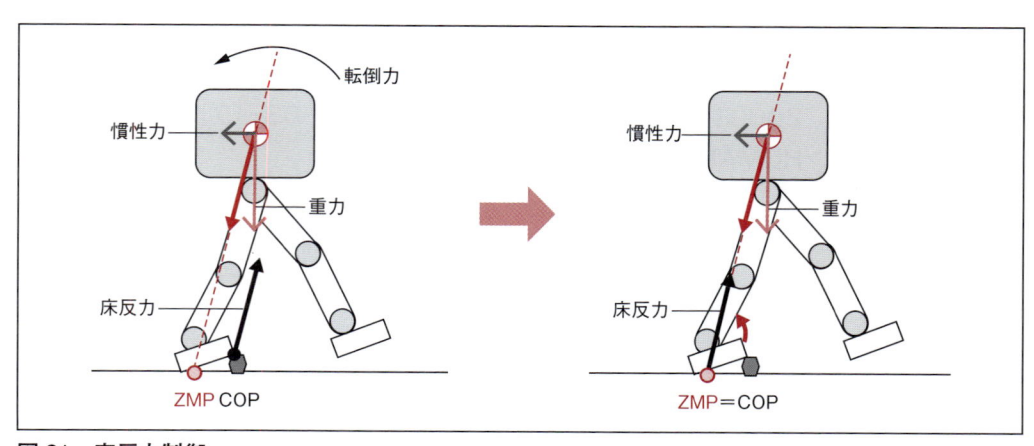

図21 床反力制御
（⇒CHECK！③より許諾を得て一部改変し転載）

姿勢・運動の力学的課題

　COPとZMPを一致させるということはどういうことであろうか？人にあてはめて考えてみたい．重力という外力は我々が自分自身で制御することができない普遍的な力であるが，床反力や慣性力は我々が神経・筋活動で調節可能な外力である．床反力は我々の神経筋活動によって「床に対してどのように力を加えているか」の裏返しであるし，慣性力は我々の神経筋活動によって発生させた「加速度」の裏返しとして加速度と反対向きに生成される見掛け上の力である．つまり神経筋活動によって床反力を調節することでCOPを調整し，身体重心に対する慣性力を調節することでZMPを調整して，ZMPとCOPが同じ位置になるようにしているということである（図20）．

Reference 内力と外力

本来，2つ以上の物体があって，その物体間にのみ働く力が「内力」であり，対になっていて互いに逆向きで同じ大きさの力である．その他の外から物体にかかる力が「外力」である．人におけるバイオメカニクスでは，内力は身体から外に向かって作用する力をさしている場合が多く，筋線維の収縮や並列・直列弾性要素（第8章，2．並列弾性要素と直列弾性要素参照）などが主な力源である．これに対して身体の外から身体にむけて作用する力が外力であり，主なものは重力・床反力・慣性力である．このうち重力は，地球上においてすべての物体にほぼ平等な重力加速度を与える普遍的な外力であるが，床反力と慣性力は我々が内力によって生成することが可能な外力である．
人は，重力を利用しながら，内力を用いて合目的な運動生成に見合った床反力と慣性力をつくり出しているといえる．

　常にCOPとZMPを一致し理想的なバランスを保ったまま歩行し続けられればよいが，ASIMOがもし転倒しそうになったとき，それを立て直すいくつかの方法が用意されているので紹介する．

① 床反力制御

　「床反力制御」は，床の凹凸を吸収しながらも，倒れそうになったときに足の裏で踏ん張る制御である．例えば，ロボットがつま先で石を踏んだ場合，COPはつま先側に移動するが，このときに床反力制御は，つま先側を少し持ち上げてCOPをZMPまで戻す（図21）．また例えば，何らかの原因でロボットが前傾してしまったときには，つま先を下げて踏ん張ることにより，COPを前にずらし，姿勢復元力を発生させる．ただし，COPは足部支持基底面の範囲から越えることができないので，姿勢の復元力には限界があり，ロボットが大きく傾いた場合には転倒してしまう．

② 目標ZMP制御と着地位置修正

　ロボットが大きく傾いた場合には，さらに「目標ZMP制御」が働いて転倒を防ぐ．前述のように，ZMPとCOPのずれによって転倒力が発生するが，「目標ZMP制御」は，この転倒力を逆に積極的に活用することで安定化を図る制御である．例えば，図22のように前方に倒れそうな場合，ロボットの上体を理想の歩行パターンよりもさらに速く強く前方に加速させていく．この結果，COGに対して後方への慣性力が生成されてZMPがCOPよりも後方に移動する．よってCOGを後ろに戻そうとする復元力が働き，姿勢の傾きが回復することになる．

　「目標ZMP制御」が働くと，目標としていた上体の位置が，より強く加速した方向にずれ

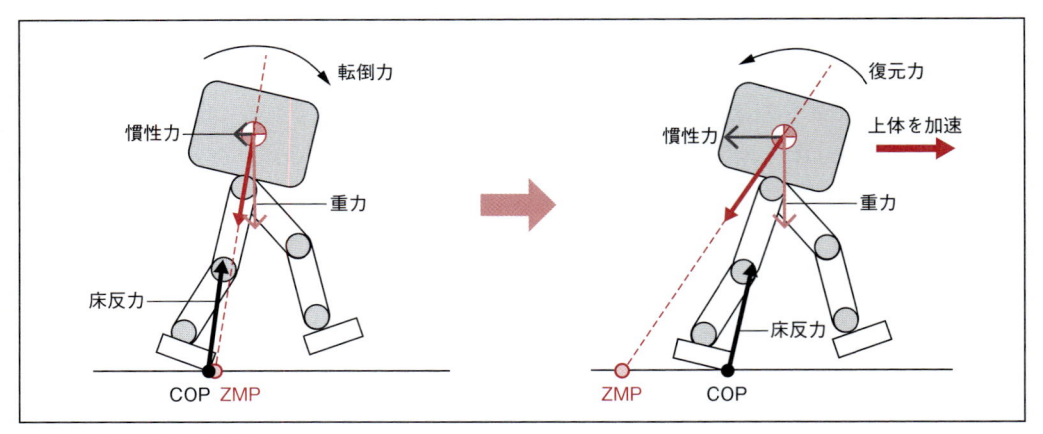

図 22　目標 ZMP 制御
（⇒ CHECK！③より許諾を得て一部改変し転載）

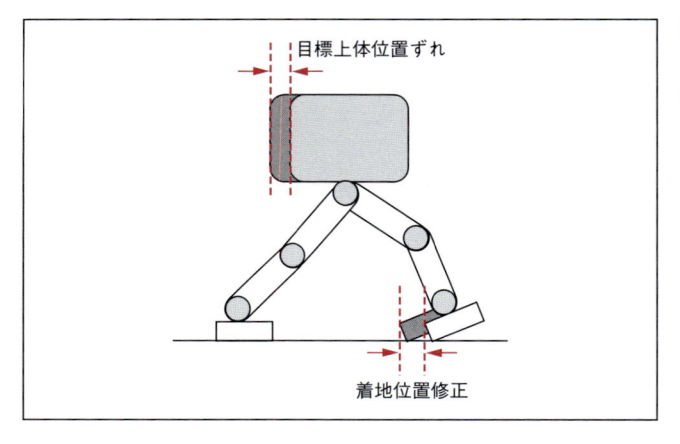

図 23　着地位置修正
（⇒ CHECK！③より許諾を得て一部改変し転載）

てしまう．このとき，いつもと同じ歩幅（理想の歩幅）で次の足を出すと，上体に対して足が取り残されてしまう．「着地位置制御」は，次の1歩を大きく踏み出すことで，上体と足の理想的な位置関係を取り戻す（図23）．

我々人もこのようなことは無意識的かつ反応的にしかもいとも簡単に行えているはずで，人の運動生成というのは何と素晴らしいことかと感嘆せずにはいられない．同時にこのような運動生成システムが，強い意識を伴う運動学習においては，果たして本当に実現できるのであろうかと疑問を感じる．

5. 角運動量保存則とは　　　　　　　　　　　　　　　　　　　　　　　山室英貴

角運動量保存則の前に角運動と角運動量とは何か説明する．角運動とは回転運動であり角運動量とは，等速回転運動をしている物体の慣性モーメント（I）と角速度（ω）の積となる．慣性モーメント（I）は，回転する物体の質量（m）と回転半径（r）の2乗の積で求めることができ（$I = mr^2$），慣性モーメントが高い物体ほど，回転させづらく，いったん回転しだすと

図24a 独楽の回転
同じ重さで半径が異なる独楽（A）と半径が同じで重さが異なる独楽（B）．

A

同じ重さでも，回転半径が大きくなると，回転し始めるまでが遅くなり，一旦回りだすと回転を止めづらくなる

B 質量が重い　質量が軽い

同じ回転半径でも，重さが重くなると，同様に慣性モーメントが大きくなる

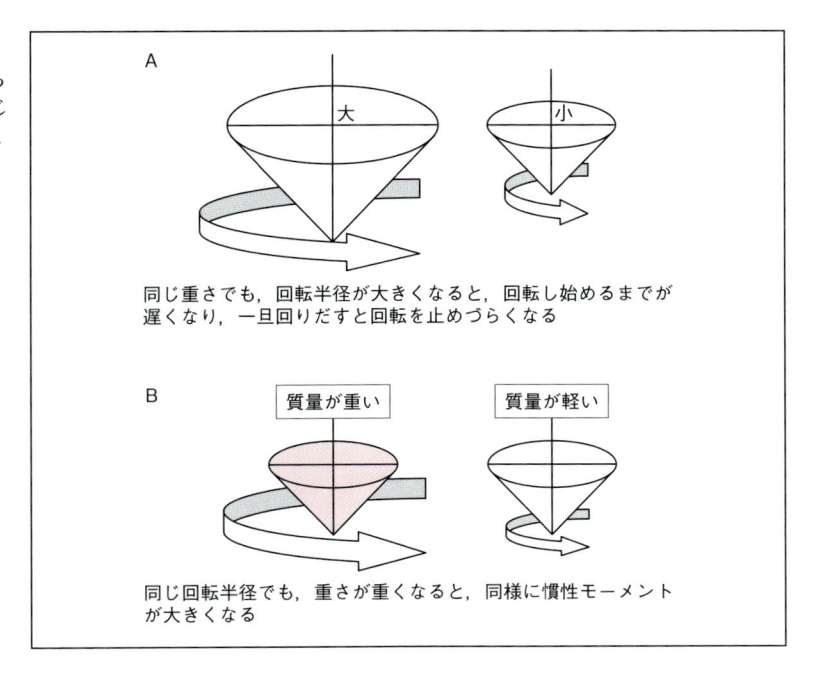

図24b 身体における角運動の例

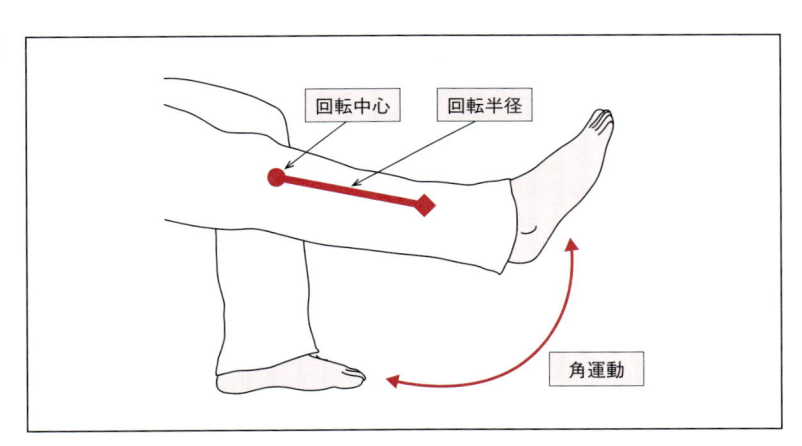

回転中心　回転半径

角運動

止めづらくなる（図24a）．

したがって，角運動量（L）＝I×ωという公式が成立する．質量が大きいほど，回転半径が大きいほど，角速度が速いほど，角運動量は増大することになる．

膝関節の伸展という角運動を例に上げると，膝関節が回転中心となり，膝関節から下腿・足部の質量中心点までが半径となる（図24b）．膝関節を伸展させることで角運動が起こり，膝関節が1秒間に伸展する角度であり，角速度は1秒間に回転する速さで単位は（rad/s）ラジアン毎秒（1 radは180°/π）で表される．

また，歩行の遊脚の例では，膝関節屈曲位（図25a）と膝関節伸展位（図25b）での振出しを比較すると，膝関節伸展位での振出しでは回転半径が増大することで，慣性モーメントも増大する．そのため振出し始めや振出しを制動するのに大きなエネルギーが必要となる．

次に角運動量保存則とは何か説明する．角運動量保存則は外力が働かなければ，角運動量は一定に保たれるという法則である．

第3章

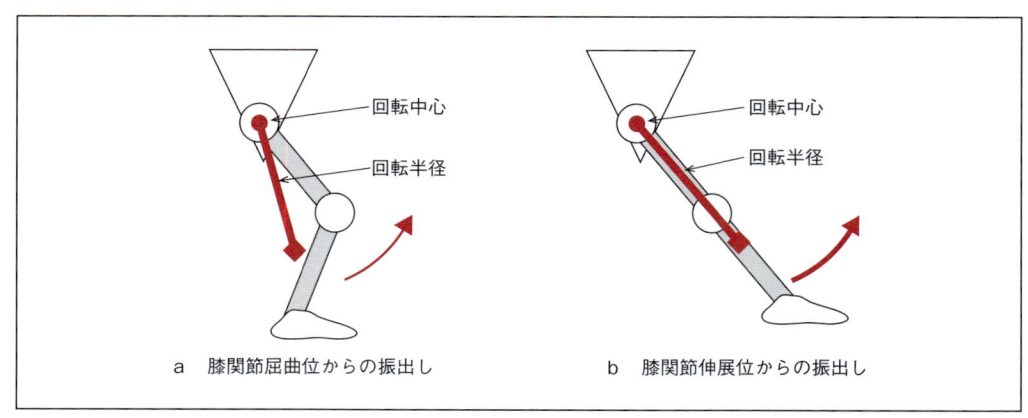

a 膝関節屈曲位からの振出し　　b 膝関節伸展位からの振出し

図25　歩行の遊脚期の例

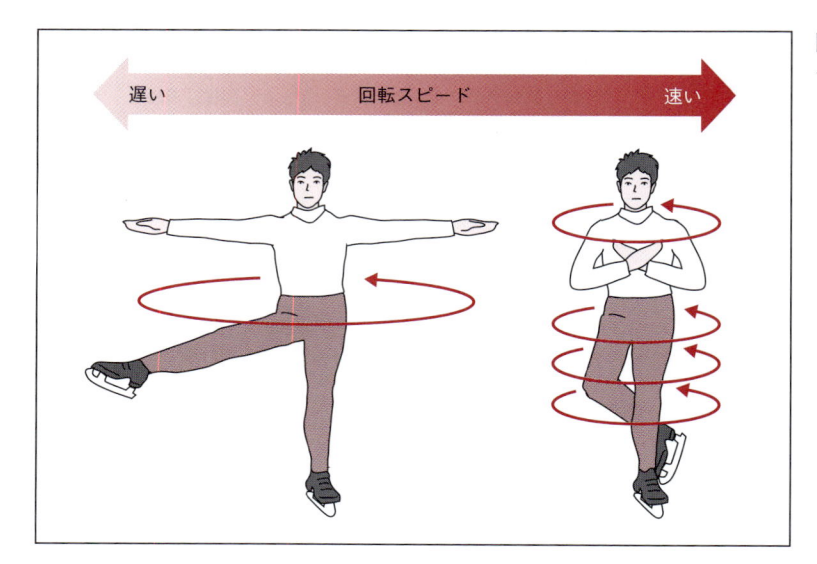

図26　フィギュアスケートでの回転

　角運動量保存則を説明するときにフィギュアスケートの例（図26）がわかりやすい．回転し始めるときには筋活動により床反力を生成する．その後，外力が働かない場合は，角運動量は一定に保たれ保存されることとなる．回転してから両手を広げると回転半径が増大する分，回転速度は勝手に遅くなり角運動量が一定に保たれる．両手を組むことで回転半径が減少する分，回転速度が勝手に速くなる．

　いずれの運動も自動的に起こることであり，角運動量保存則に従って生成されたものである．

　身近な動作の中では歩行がわかりやすい．立脚期では骨盤の回旋に対して胸郭での反対側の回転が起こることにより身体を定位し歩行を行っている．歩隔が狭くなるような歩行では，骨盤の回旋を増長させるために，角運動量保存則に基づき相殺する胸郭の逆回転運動も増長することとなる（図27）．

　また，バレーボールのスパイクを例にみてみると（図28），スパイクを打つ瞬間ジャンプをし，胸郭を回旋させボールを打とうとするが，その際胸郭の回旋とは逆方向に骨盤は動く，

姿勢・運動の力学的課題

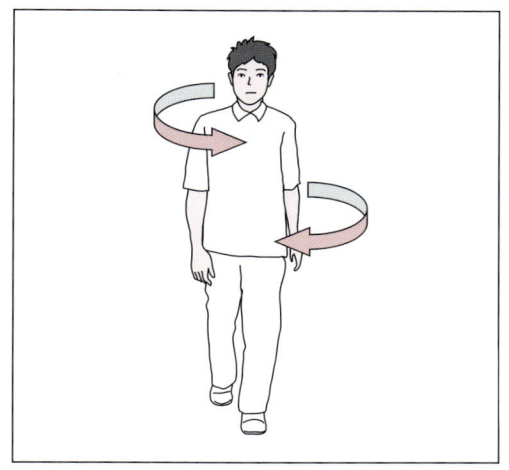

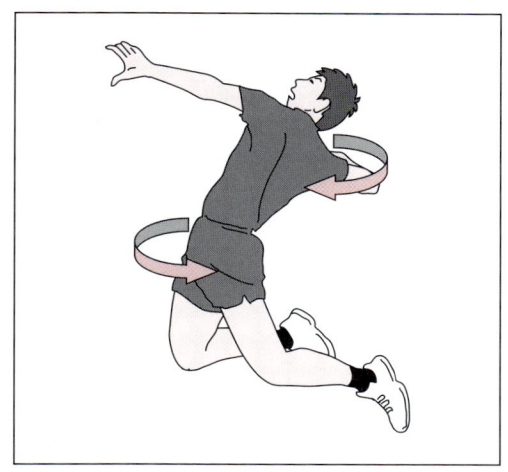

図27　歩隔の狭い歩行

図28　バレーのスパイク

　これにより2つの角運動量を相殺するための運動が起こることで身体を定位させ安定した動作の保障が行われ，身体では角運動量は保存される．また上半身の後方への回転に対して下半身の回転が逆に生成されている．仮に膝伸展位になった場合，下半身の回転半径が大きくなり慣性モーメントが増大する．すると上半身の逆回転は，速度を速めるか過緊張で固めて回転半径を増大させるかのいずれかが必要となる．いずれの場合もパフォーマンスの低下を招き，2つの回転の軸となった腰部付近には過剰運動のストレスが発生することになる．
　このように床反力を受けない動作においては角運動量保存則に従う割合は大変大きくなる．
　角運動量保存則はすべての動作で共通する法則であり，この一連の運動は物理的法則の基に起きてしまう運動であり普遍的な物である．

Reference　角運動を実際に体験

回転する椅子に腰かけ手を組んで前に伸ばし上半身を素早く回転させてみよう．体幹の回旋とは反対に骨盤・下肢が勝手に動いてしまうのが体験できると思う．

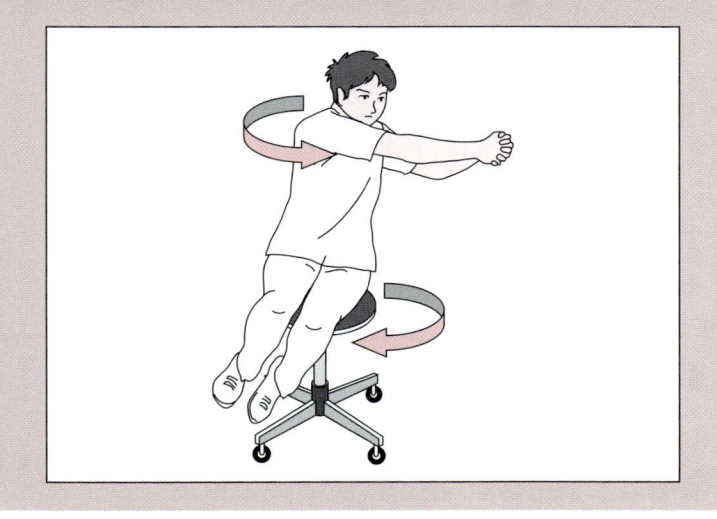

4 人体の連続性からみた運動生成

山岸茂則

1. 骨連鎖

　骨は骨膜にパッキングされている．その骨膜は関節においては関節包と名前を変える（図1）．つまり骨膜―関節包という筋膜系により全身の骨・関節は連続的にパッキングされていることになる．さらに靱帯・支帯といった組織が関節の結合を補完するが，これらの組織も発生の過程で骨膜―関節包という筋膜系から分化した組織である．

　このように隣接する骨同士は筋膜系によりつなぎとめられているために，他動的に1つの骨を動かすと特定のパターンをもって隣接する骨の動が誘導される．この特定のパターンの波及は関節面の形状と靱帯の張力により形成されていると考えられる．このような関節構造に応じた連鎖の波及を，我々は「骨連鎖」と呼んでいる．

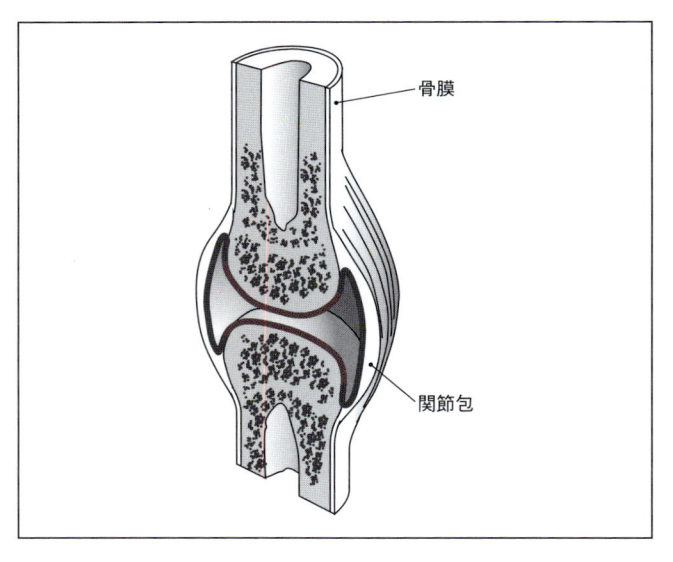

図1　骨膜・関節包の連続性

なるほど　形が動きをつくる

　骨連鎖は関節構造に応じた動きが連鎖的に波及しようとする仕組みである．骨連鎖に大きな影響を与える関節構造とは，関節面の形状と靱帯の配置であろう．図2では関節面の形状の観点からの例を，図3では靱帯の張力の観点からの例を記載した．

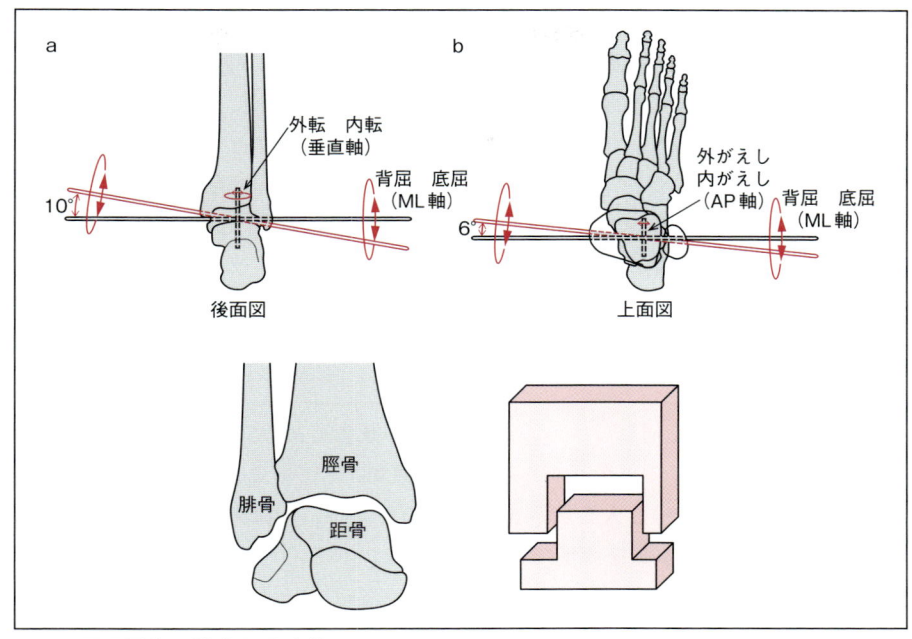

図2 距腿関節の構造と骨連鎖

距腿関節の関節構造によって背屈には若干の外反と外転が組み合わさって生じる（上段に運動軸を示す）．したがって足底面を床についた立位において距腿関節が背屈運動をするときは，床に固定された足部に対して脛骨は前傾（背屈による作用）するのに加え，外側傾斜（外反による作用）することになる．しかしこのとき距骨下関節や横足根関節の運動が内側縦アーチを低下させる方向に動いた場合，脛骨は内側傾斜の要素を強めるためにあくまでも距腿関節のみの考察である．また下段に示すとおり距腿関節はほぞ継ぎ構造をしているため，足底を床についた状態での距腿関節背屈運動では足部に対して距骨を内転させるため（外転による作用），それがほぞ継ぎ構造を介して脛骨内旋に変換されることになる．
上：「Neumann DA：Chapter 14 Ankle and Foot, Kinesiology of the Musculoskeletal System 2nd Ed., p583, 2010, Mosby, St. Louis, MO」より一部改変して引用
下：「Neumann DA：Chapter 14 Ankle and Foot, Kinesiology of the Musculoskeletal System 2nd Ed., p580, 2010, Mosby, St. Louis, MO」より一部改変して引用

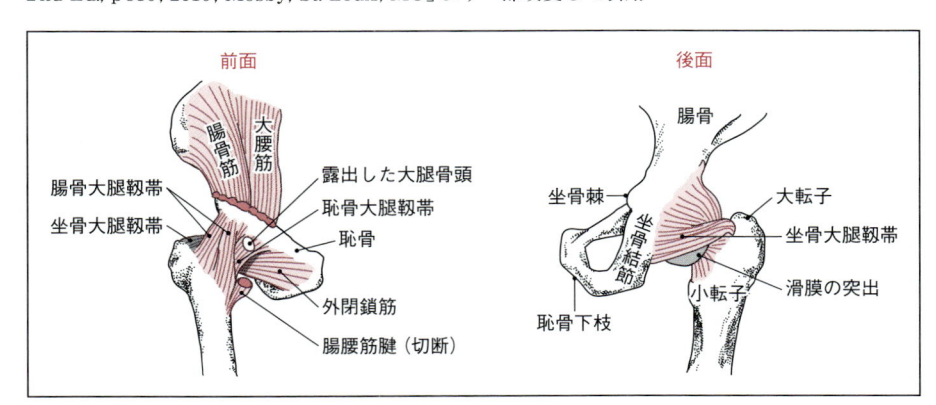

図3 球関節の靱帯構造と骨連鎖

球関節のように自由度が高い関節は特に靱帯構造が骨連鎖に与える影響が大きくなる．股関節に存在する3つの靱帯はすべて伸展では緊張する構造となっている．そのため股関節伸展運動における大腿骨の動きは，屈曲運動のそれに比べてより早期に，かつ強力に骨盤運動に波及する．股関節伸展は骨盤を前傾誘導する．
同様に肩関節の関節包靱帯である肩甲上腕靱帯は前方に存在するため，肩関節水平外転運動における上腕骨の動きは，水平内転運動のそれに比べてより早期に，かつ強力に肩甲骨運動に波及する．
「Neumann DA：Chapter 12 Hip, Kinesiology of the Musculoskeletal System 2nd Ed., p475, 2010, Mosby, St. Louis, MO」より一部改変して引用

第4章

　骨連鎖は他動的なシステムであり，関節構造に応じた一様のパターンで波及する．しかし靱帯・関節包などの筋膜系の伸張性の高低によって個体間で連鎖の鋭さには違いがあり，関節弛緩性があれば当然鋭さは減少する．また嵌め込みがしっかりとして複雑な関節面をした関節では連鎖の波及は当然鋭いが，嵌め込みがしっかりとしてない関節においては骨連鎖の波及の鋭さは減少する．したがって，嵌め込みが浅い関節をまたいだ骨連鎖においては，筋膜などの我々の身体を支持する結合組織全体の緊張バランスや筋活動パターンの影響の方を強く受けて，骨連鎖パターンとは全く異なる連鎖パターンが発生しやすくなる．

2. 運動器の連続性

　2005年秋，ある研修でanatomy trainsの概念を初めて知った．2000年から筋連結に興味をもち複数の筋につながりがあるという認識はしていたが，「このように広範囲にわたるつながりがあるのか」と大変驚きを覚えたのと同時に，臨床で感じていた「介入箇所とは別の場所が変化する」事象を説明できるのではないかと心を躍らせた．しかし翌年，著名な理学療法士T先生の「結局みんなつながっているのだけどね」の一言で，その真意を全く理解できない私は，筋骨格系の解剖学書とにらめっこの日々をしばらく強いられた．そしてやっと至った結論，それは「固有の筋の線維が直接別の筋の筋線維と連続することはない．しかしその筋を包む筋膜は比較的強い層の連結をもって別の筋膜とつながる部分をもったり直列的に全身を覆っているので，筋は筋膜を介してすべてつながっていることになる」ということである．さらに筋膜は骨膜や関節包へも連続的につながる．

　では運動にそのような事実がどのような影響を及ぼしているのであろうか？その1つは構造的シナジー効果であり，もう1つは筋膜系の緊張による運動軸形成であると考える．

　筋は筋膜系組織によって間接的に構造的なつながりをもつ以上，1つの筋の活動が筋膜系のつながりを介して伝搬するということである．この伝搬は筋連結部分で特に強くなるように思われる．また，コアスタビリティの向上によりトレンデレンブルグ歩行やデュシャンヌ歩行が寛解または消失することは良く経験する．胸腰筋膜を含むコアを形成する筋の筋膜は大腿筋膜に移行するが，この大腿筋膜は外側で肥厚した腸脛靱帯というバンドをもつ．したがってコアの活性化による下部体幹の筋膜の緊張は腸脛靱帯を緊張させる（図4）．この筋膜系の緊張が結果的に股関節外転力を形成することが一要因ではないかと推察している．

> **Reference** 筋連結ってなに？
>
> 異なる筋の筋線維が直接的に連結するわけではなく，それぞれの筋線維の先端同士が，腱，各種の筋膜，筋間中隔，骨間膜，関節包，靱帯を介して接続することをいう．例えば大内転筋の一部は大腿内側筋間中隔に停止をする（この停止部分の筋間中隔は別名，広筋内転筋板と呼ばれ，長内転筋の一部も停止する場合がある）．そしてその大腿内側筋間中隔は内側広筋斜頭の起始部となる．このように筋膜系組織を介して筋線維がつながっている場合は，その2つの筋のうちどちらか一方の張力が間接的にもう一方の筋の張力に強く影響を与えることは想像に難くなく，膝の努力的最終伸展に股関節内転を伴いやすい臨床像と合致する．

図4 コア活性化による股関節外転作用形成の模式図

中枢部の風船（コア）が減衰しているとそれと連続性をもつ腸脛靱帯の緊張が低下してしまうが，コアが活性化（ここでは風船に空気を入れることで表現）すると，腸脛靱帯の緊張が高まり股関節外転作用を形成する．

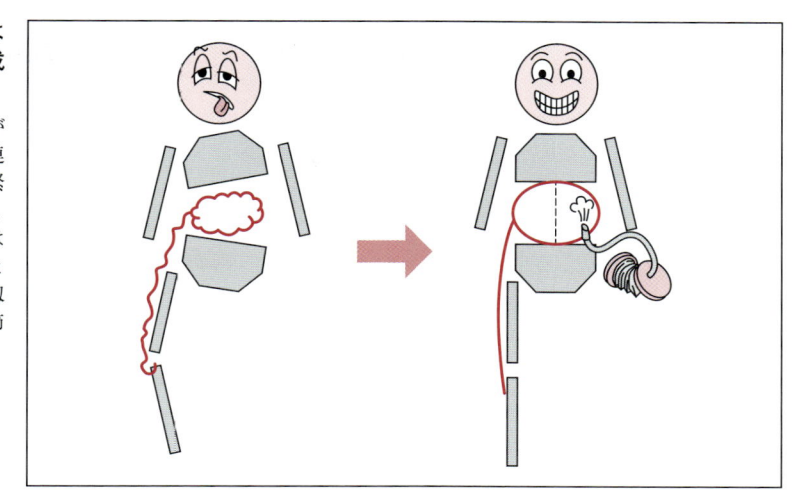

> **なるほど**
>
> ### 筋膜は筋出力に影響を与える
>
> カエルの大腿に存在する膝屈筋と膝伸筋を境界する深在筋膜を切離することにより，生体内筋長範囲における膝伸展筋（カエルにおいては大腿三頭筋）の張力が約10％低下する（図5）．筋膜の存在やその緊張バランスは筋出力に直接影響を与えるようである．
> 筋膜という結合組織への介入は筋出力に直接的に影響を及ぼす可能性が高い．
>
> **図5 筋膜切離が緊張力に与える影響**
> （⇒ CHECK！① p20 より引用）

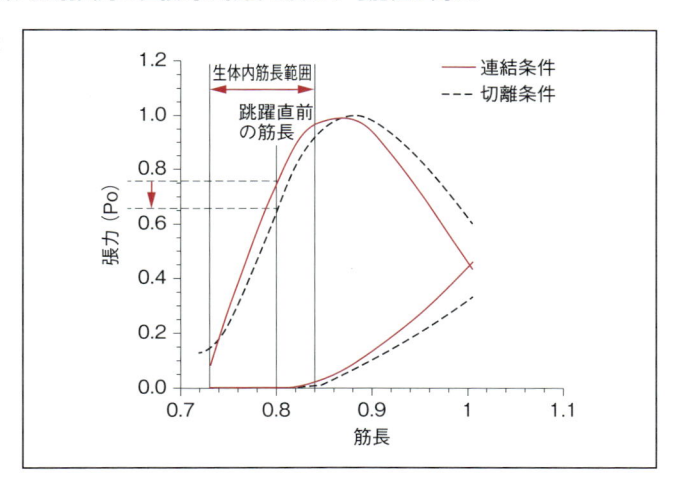

CHECK! ①石井禎基，他：筋膜による筋間連結の機能的役割—ウシガエル膝伸筋を用いた研究，理学療法学，40(1)：16-23，2013

そしてもう1つ，筋膜系の緊張による運動軸の形成とは何かであるが，座位での重心移動の誘導や四肢の誘導から全身の反応を観察しているときに，身体内に緊張の糸のようなものを感じたことはないだろうか？比較的新しい研究（⇒ CHECK！②）によれば，不動に伴う骨格筋の伸張性低下に対する筋線維の関与は否定的である．これに対し筋膜中のコラーゲンの質的・量的変化により骨格筋の伸張性が低下することが，骨格筋由来の拘縮メカニズムに

第4章

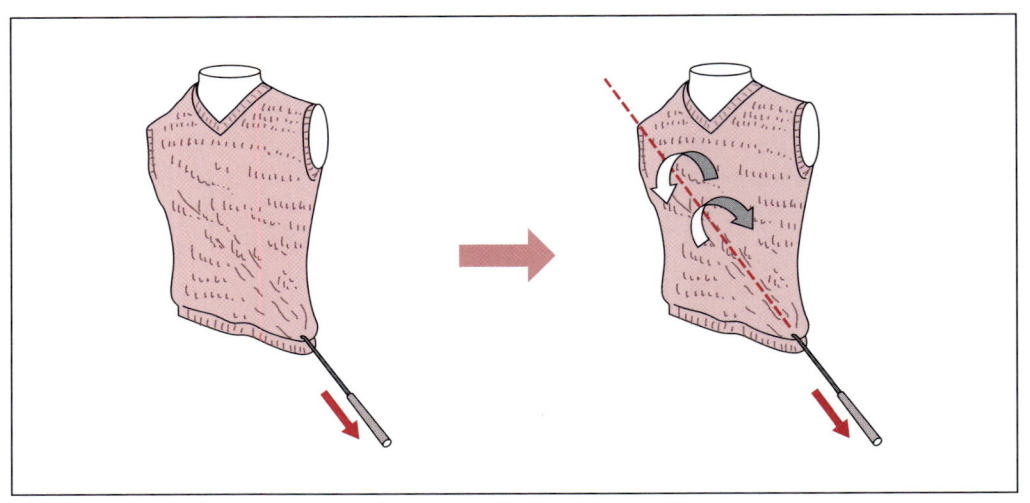

図6 筋膜の緊張線と運動軸の形成（セーターを筋膜に見立てた図）
左図のように左下からの牽引力が筋膜に作用しその張力が右肩にむけて伸びた場合，右図の破線のような緊張線が運動軸となり，動作の中ではその軸上回旋が優位になりやすい．
（⇒ CHECK！③ p39 より引用および一部改変して引用）

強く関与していると推測されている．拘縮の本態が筋膜であるとすると，拘縮においては筋膜系の硬化・短縮が発生していることになるが，その筋膜は全身を連続的に覆っているために，ある部分の筋膜の伸張性低下による運動性の低下は身体の他部位に牽引力を形成して緊張線をつくりうることになる．緊張線はその線上での軸回転運動を誘発しやすくなり運動パターンに直接的に影響を及ぼす（図6）．

> **CHECK!** ②Udaka J, Ohmori S, et al：Disuse-induced preferential loss of the giant protein titin depresses muscle performance via abnormal sarcometric organization, J Gen Physiol, 131(1)：33-41, 2008
> **CHECK!** ③Rolf IP：Rolfing：The integration of human structures, 1977, Dennis-Landman, Santa Monica, CA

　筋膜を形成する膠原線維や弾性線維の間は水分に富むゲル状の基質によってうめられている．不動に伴う拘縮モデルでは，膠原線維の高密度化および不規則配置，ヒアルロン酸量増大などに伴う基質の過剰なゲル化などの発生が観察されている．不動に限らず筋膜の変性の原因には種々の要因があるようである（表1）．

> **CHECK!** ④竹井 仁：筋膜マニピュレーション，新人・若手理学療法士のための最新知見の臨床応用ガイダンス　筋・骨格系理学療法（嶋田智明，他編），pp46-60, 2013, 文光堂

　運動生成にかかわる我々が忘れてはならないのは，筋膜系には非常に多くの感覚受容器が存在しており，筋膜系の緊張は体性感覚入力として中枢神経系に取り込まれるということで

表1　筋膜の変性の原因

機械的	急性	捻挫，骨折，直接的な外傷
	慢性	過用，姿勢，作業，スポーツ
身体的(物理的)	温度	熱，寒冷，風，湿度
	精神的緊張	苦悶，葛藤，うつ
化学的	栄養	過多，アンバランス，中毒
	内分泌	ホルモン
感染	代謝	
固定	膠原線維間の異常な小網の発生 膠原交代力学(合成と分解)の変性 新しい膠原線維の分裂 より少ない水とグリコサミノグリカン(glycosaminoglycan：GAG)による無定形物質の量と質の変動	

(⇒ CHECK！④ p48 より引用)

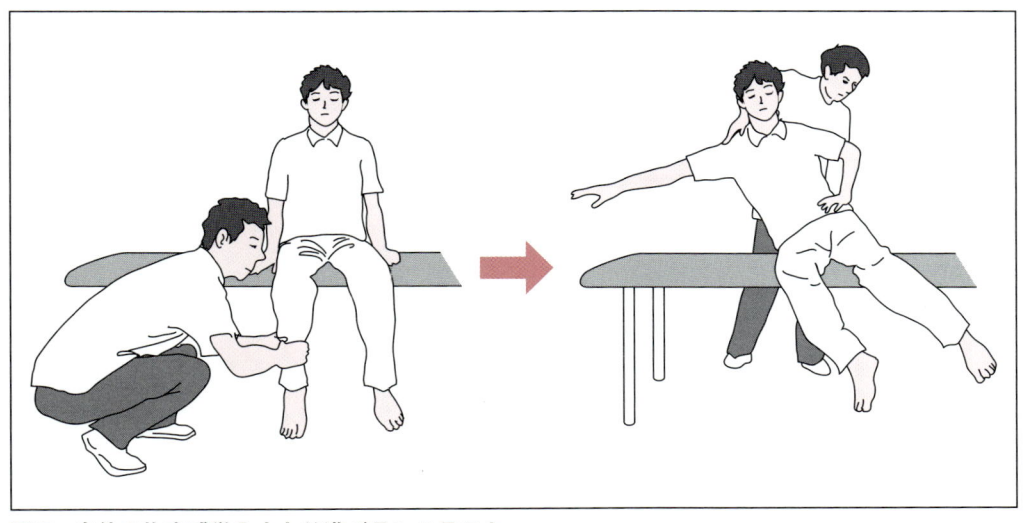

図7　身体の拘束感覚入力と並進バランステスト
並進バランステストにおいてよりコアの活性化がみられる側の下腿を2秒ほどしっかりと圧迫して筋膜系に拘束を与える．その後すぐさま拘束を解除し，もう一度並進バランステストをするとコアの減衰をみる．

ある．例えば，体のどこでもよいので比較的硬度が高い深筋膜レベルまで到達するように拘束してみる．このままの状態で並進バランステストを行うと減衰するが，これは全身を覆う筋膜系の緊張により体幹の運動が制限されている可能性を否定できない．しかしながら拘束を一瞬つくって解除した後であっても，並進バランステストは減衰し続ける．このような現象は，筋膜系の緊張変化のみで考察することはできない．筋膜系を含む身体の結合組織の拘束感覚は中枢神経に入力され，運動出力系の振舞いを即座に変化させたと考えるのが妥当ではないだろうか(図7)．

Reference 結合組織

上皮組織, 筋組織, 神経組織, 結合組織どうしを結合して身体を構築する組織であり, 大部分が中胚葉に由来する. 広義には軟骨・骨・血液も結合組織に含まれるが, 狭義には浅筋膜などの疎性結合組織と深筋膜・靱帯などの密性結合組織に加え, 細網組織, 脂肪組織からなる.

結合組織はその多くが, 線維と基質からなる細胞外マトリックスで形成されており, これに加えて, 線維芽細胞や脂肪細胞などの細胞成分も存在する. 細胞外マトリックスにおける線維は同じ太さのピアノ線よりも強靱な膠原線維と, 1.5倍の長さまで伸びることができる弾性線維からなる(図8). 線維と細胞成分の間隙に存在する基質は, 水, グリコサミノグリカン(ヒアルロン酸・コンドロイチン硫酸など), プロテオグリカン(コア蛋白にグリコサミノグリカンが共有結合したもの), 加えて接着性蛋白(成分同志の結合作用をもつ)からなり粘性をもっている. この粘性は形態保持や衝撃緩衝に重要であるが, ゲル化が著明になり粘性が高まると結合組織の柔軟性は低下する.

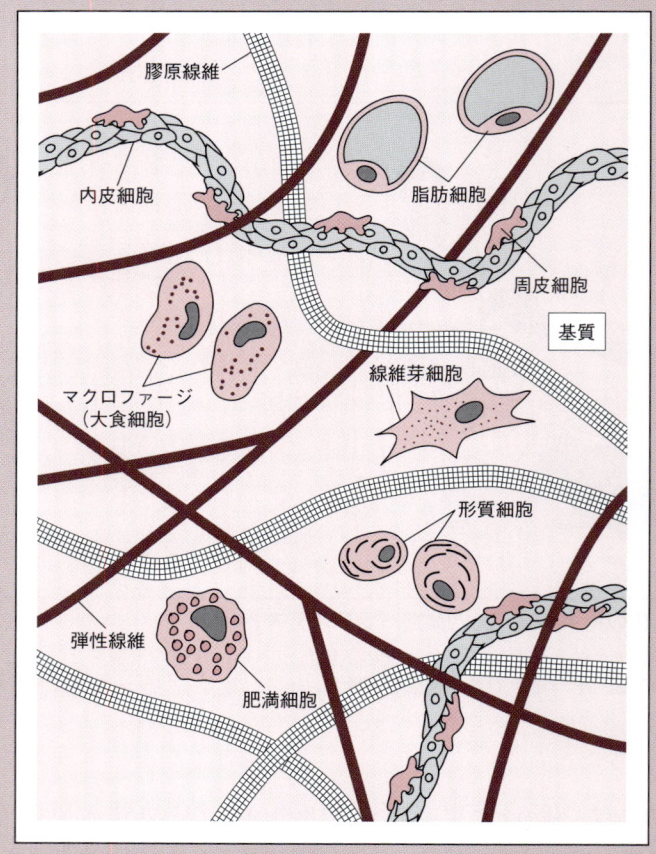

図8 疎性結合組織の模式図
細胞の大きさは実際より拡大されている.
(Gartner LP, Hiatt JL：6 Connective Tissue, Color Textbook of Histology 2nd Ed., p111 6-3, 2001, WB Saunders, Philadelphia, PA より一部改変して引用)

CHECK! ⑤Gartner LP, Hiatt JL：結合組織, 最新カラー組織学(石村和敬, 他監訳), pp95-111, 2003, 西村書店
結合組織に関してわかりやすく解説されている.

図9　人体における層構造

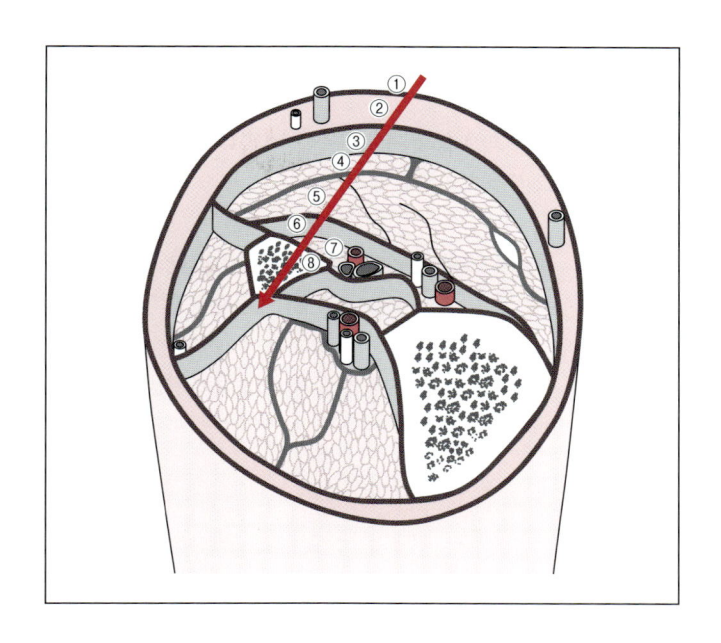

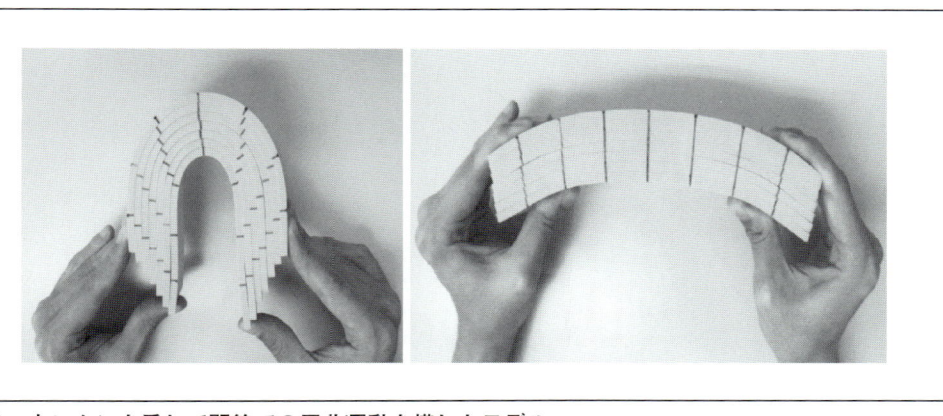

図10　ウレタンを重ねて関節での屈曲運動を模したモデル
左は7枚のウレタンの間での滑りを許したモデルである．ウレタンの両側には段差ができ，層間での滑りが生じているのが確認できる．
右はウレタン同士を接着し層間での滑りを阻害した．屈曲可動域は極端に障害されているのが観察される．

3. 層間の滑り

　人体は層構造のモデルをしても表現することができる．図9には下腿の断面図を示したが，矢印の方向に，①皮膚，②浅筋膜，③深筋膜，④固有の筋上膜に包まれた腓腹筋外側頭，⑤固有の筋上膜に包まれたヒラメ筋，⑥横筋間中隔，⑦固有の筋上膜に包まれた長母趾屈筋，⑧腓骨の骨膜といったように何層もの構造をなしている．このような層の構造は関節をまたぎながら全身をつなげていく．層構造をなした分節が運動を起こすためには必ず層間での滑りが必要であり，これは単純なモデルにより容易に説明できる（図10）．
　さらに各筋固有の筋上膜と筋線維の間は水を多く含むぬるぬるとした基底膜が存在してい

るため，筋線維と筋上膜間においても摩擦を減じながら層の滑りを担保する仕組みが存在している．

　このような層間の滑りの障害は可動域制限を引き起こす因子となるが，術創部の瘢痕などはこの最たる例である．

> CHECK! ⑥河上敬介：筋・筋膜の連結，新人・若手理学療法士のための最新知見の臨床応用ガイダンス　筋・骨格系理学療法（嶋田智明, 他編），pp61-63，2013，文光堂
> 筋連結や基底膜に関する解説がある．

5 神経科学の観点からみた運動生成

舟波真一

1. 制御と自己組織化

　神経リハビリテーションと叫ばれて久しいが，治療結果に対する考察を神経科学に求めるようになってから，脳はどうやって人の運動を制御しているのかと頭を悩ませている臨床家も多いのではないだろうか．そうなると，運動制御と名の付く本を探し求め，運動制御を理解することが，人の運動を理解することだと信じて疑わなくなる．しかし，この制御という言葉には，実は大きな落とし穴が存在している．制御という概念では，暗黙裡のうちに制御主体（制御する側）と，制御対象（制御される側）とが分離されているのである（図1）．運動制御という考え方の根底には，脳を制御主体，身体を制御対象とする仮定が内在している．大脳などで運動の計画やフィードフォワード制御に必要な信号の生成が行われ，脊髄などで筋肉の収縮を通して実際に生じた運動のフィードバック制御が行われるという制御理論は，半ば常識的な考えとして現在のリハビリテーション教育に浸透している（図2）．

　よくよく考えてみると，意識的・無意識的にかかわらず脳が人の運動のすべてを制御できているとすれば，その延長線上で人間のような形をしたヒューマノイドロボットの設計がで

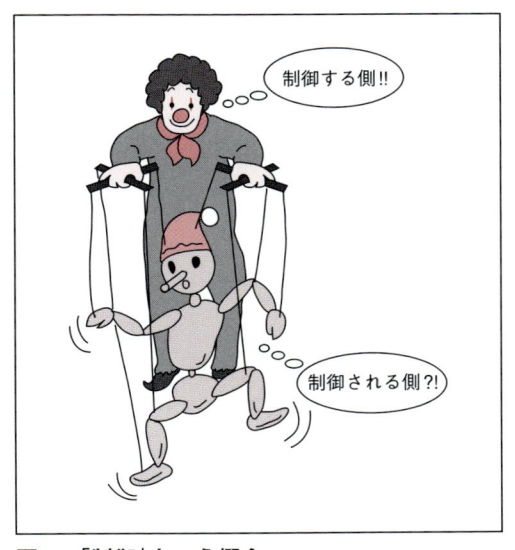

図1　「制御」という概念
暗黙裡のうちに制御主体（制御する側）と，制御対象（制御される側）とが分離されている．

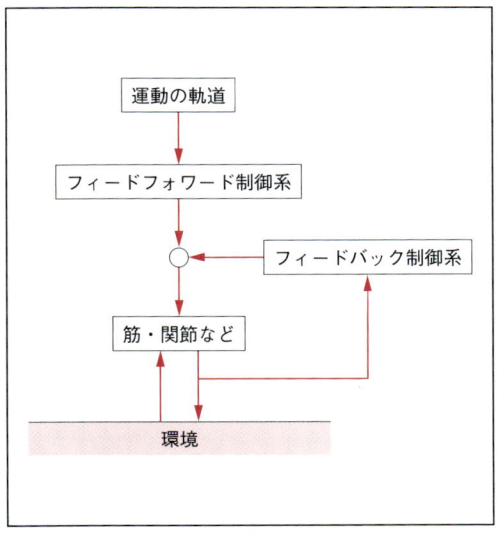

図2　フィードバック制御とフィードフォワード制御

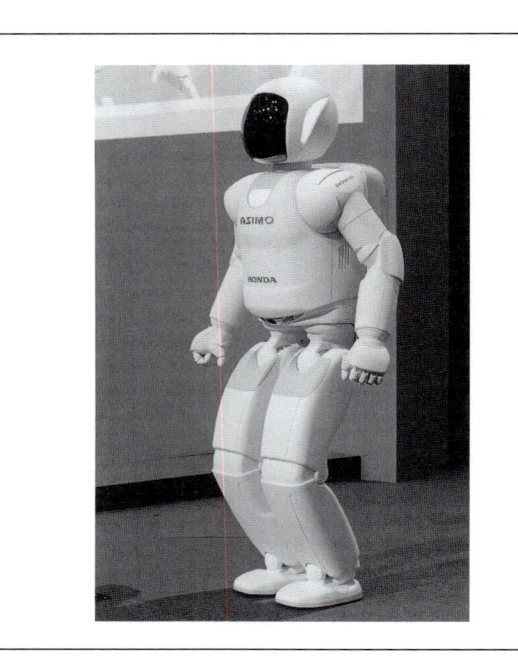

図3　本田技研工業 ASIMO

「Morio：http://commons.wikimedia.org/wiki/File:Honda_ASIMO_(ver._2011)_2013_Tokyo_Motor_Show.jpg ［accessed 2014-04-21］，From wikimedia Commons/File:Honda ASIMO（ver. 2011）2013 Tokyo Motor Show.jpg 14:01，2 December 2013（UTC）License＝CC BY-SA 3.0」より引用

　きるのではないかという期待が当然のように生じる．日本人が夢見た鉄腕アトムは近い将来完成するのだろうか？1996年に日本が誇る革命的なロボットが発表された．世界のホンダが開発したヒト型2足歩行ロボット，ASIMOである．2足歩行することはもちろん，軽快に走ってみせ，階段を昇り降りし，凸凹道でも安定して歩行し，人をよけながら歩けるその姿は，今まで開発されたどんなロボットよりも洗練されており，見るものを魅了した．21世紀にならなければ無理だと思っていた我々にとってそれは衝撃の事実であった（図3）．

　確かに見事な2足歩行である．が，我々が夢見た鉄腕アトムの姿はそこにはない．どうしても人の歩行には見えないからである．テレビを賑わすニュースの中には，世界各地で発生した痛ましい災害映像が流されているが，例えば，この2足歩行ロボットが人間の変わりに災害現場の作業をすることができるだろうか？未知の現場で，その状況に適応した作業を効率よく遂行することなど，コンピューター制御ではプログラムできるはずもない．歩行だけではなく，人の運動を考えたとき，制御理論には根本的な問題点がある．第1に，人間の身体は非常に多くの自由度があり，運動軌道計画の最適化が困難なこと．第2に，身体の力学的な不安定性が顕著であり，安定性の保証が難しいこと．第3に，環境の不確定な変化にリアルタイムで適応することが難しいこと，である．

　我々は運動の専門家である，と前述した．人の運動について，制御理論では破綻してしまうのであれば，それに基づいて治療を展開していては運動の真理に近づけない．これまでどおり，その運動の場面や要素を分解して理解しようとしてはならない．運動は，姿勢の連続である，という考えや，神経・筋・骨・関節を部分的に切り取って問題点を抽出する還元的な手法や観点を疑わなくてはならない．制御理論とは対極にある考え方，それが自己組織化理論である．

　自己組織化とは，無秩序状態の系において，外部からの制御なしに秩序状態が自律的に形成されることをいう．ここでいう「外部からの制御なしに」とは，外部から細かく手を加え

てパターンを作成するような作用がないということを意味する．ベルンシュタインの時代から，人が持つ冗長な自由度の問題を克服することが運動であると言われてきた（⇒ CHECK！①）．人の構造こそ無秩序状態の系といえる．筋や骨だけではない，中枢神経系のニューラルネットワークや，上皮組織，結合組織などのさまざまな構成要素から，ため息が出るほどに美しい運動が織り成される．運動とは，外部から細かく手を加えずとも自律的に形成されるのである．この考えを我々の臨床に落とし込むとすれば，クライアントの運動はクライアントのものであり，我々がつたない知識の中でその運動を，「こうして」「ああして」「意識して」訓練させてもいいものなのか，と思われる．我々セラピストが制御する側で，クライアントが制御される側なのか？そうであってはならない．クライアントの運動は，クライアント自身に組織化していってもらわなければならない．我々はそのための感覚を提供するだけである．その感覚こそ，バイオメカニクスで語られる外力などであり，身体構造であると考える（第1・2章参照）．その自律的に形成される仕組みの一部がシナジー（synergy）であり，中枢神経系の運動連鎖とも表現できる．

> **CHECK！** ①ニコライ A. ベルンシュタイン：第Ⅱ章 運動制御について，デクステリティ 巧みさとその発達（工藤和俊 訳，佐々木正人 監訳），pp24-48，2003，金子書房

> **なるほど**
> **歩行の誘導 ?!**
> 誰しも，中学や高校時代，いろいろなスポーツ場面において，自分が選手として試合に出場したり，友達の試合を応援した経験があるだろう．そんな時，どのような声をかけていただろう？「いつもどおりに！」「肩の力を抜いて！」「楽に楽に！」「意識しないで！」こんな言葉であったに違いない．そう，我々は暗黙裡に，効率的な運動は頭で考えて力を入れて意識したのではうまくいかないことを知っている．治療家ではない，どんな人達も知っているのである．それが，治療場面となると…？口頭指示を入れ，意識的に制御しようとする．スポーツ現場であればフォーム指導というものが入るかもしれない．しかし，歩行のフォーム指導とは…？歩行は，強力に内部モデルとして学習されている．症例よりも人生経験の少ない我々が歩行を指導して，制御する側になる…？もう一度，運動を捉え直さなければならない．

2. synergy

人の構成要素を考えれば，きりがないほどにたくさんの組織で形成されており，その莫大な自由度の問題は想像を絶する．ここでは，我々に身近な筋肉と骨だけを抽出して考えてみる．骨同士で関節を形成し，筋肉がその関節の主たる動作を担当するわけだが，筋と骨だけ，といっても人の身体には約200個の骨と約400個の筋肉がある．それらが織り成す関節や筋との組み合わせたるや，それだけでも莫大なものになるがどうやって安定した運動を生成しているのであろうか？その1つの答えがシナジー（synergy：協同収縮系）である（⇒ CHECK！①）．三省堂の辞書で調べると，シナジー（synergy）は，「共同作用」「相乗作用」を意味する．2つ以上のもの・人・事柄などが，相互に作用し合い，1つの効果や機能を高めることをいう．また，特に，経営戦略おいて，販売・設備・技術などの機能を重層的に活用することにより，

第5章

利益が相乗的に生み出されるという効果をさして用いる場合もある．筋・骨の関係においては，特定の運動，たとえそれが単関節運動であっても，その運動を生むためには，複数の筋が，作動的（主動的），協同（共同）的，拮抗的など，さまざまに寄与する．それぞれの筋活動は，単に解剖学的特徴や起始・付着からだけでは理解できず，その関節を取り巻くすべての筋群の寄与の仕方について考えねばならない．このような関節運動における関係筋群の協同（共同）性をシナジーと呼ぶ．つまり，ある運動の瞬間では，400個の筋肉すべてが1つのユニットとして機能的に収縮しているのである．

なるほど　問題点は「中殿筋の筋力低下」なのか？

生活の中で，単一筋だけを動かすことは，このシナジーから考えても不可能である．運動している最中に，「おい，今日のおれの中殿筋は利きが良いな」などとは全く意識しない．そうであるにもかかわらず，クライアントには，運動を意識させて制御させるのか？という疑問が出てくるのは当然のことである（図4）．

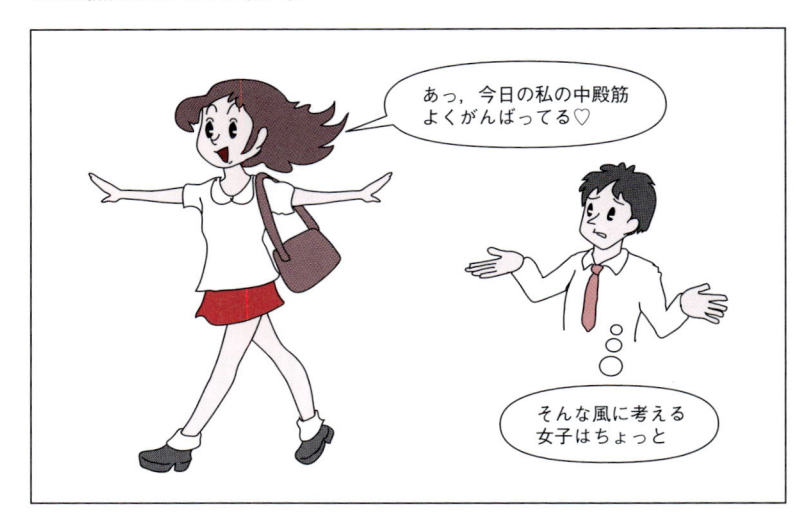

図4　普段の生活では，1つの筋肉を意識して動かすことはありえない

中枢神経系は，筋肉を1つ1つ制御しているわけではなく，シナジーという機能的なシステムを使って冗長な自由度を拘束し，美しい運動を生成している．あるシナジーの信号を発することで，400個の筋肉が瞬時に1つの秩序を生み出すのである．まさに中枢神経系の運動連鎖とも言い換えることができる（図5）．筋収縮は最終的にα運動ニューロンが発火しなければ成立しない．インパルスという電気信号による伝達である．上位中枢からの定常信号や脊髄後根から入ってくる感覚信号など，ありとあらゆる電気信号がある秩序を形成し，400個の筋群に存在するα運動ニューロンプールに伝達される．そしてその電気信号こそが最終的に筋線維を収縮させるのである．しかも，生まれた瞬間から滞ることなく止まることなく行われ続ける．この留まることを知らない筋群のダイナミックシステムがシナジーである．数多の電気信号がある秩序を形成する理論が神経振動子同士の引き込み現象である（第14章参照）．

これだけを考えても，「〜筋の硬さの問題」とか「〜筋の筋力低下が」などという問題点の

図5 シナジー（協同収縮系）

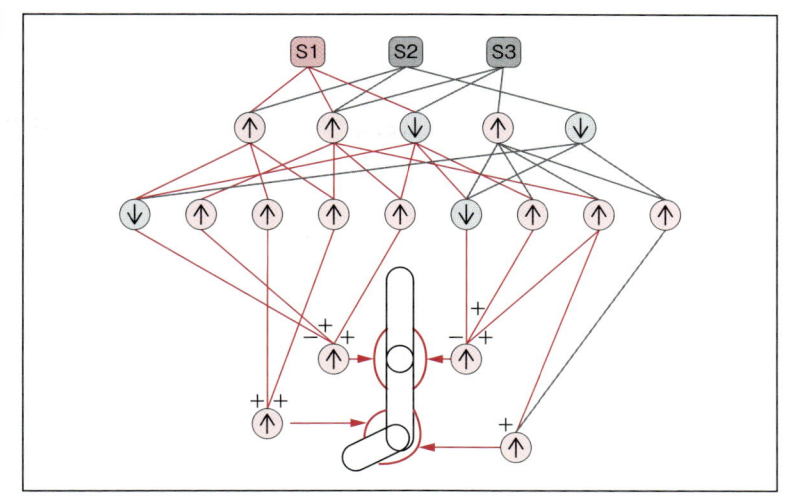

抽出がいかにナンセンスであるかが理解できる．また，単に400個の筋肉の冗長性を拘束するシステムというだけでなく，重層的に働くことで，相乗的に効率がアップすることがシナジーの本質であることに注目したい．単関節運動の働きだけを考えるのではなく，運動の文脈の中で，筋肉はその働きを幾重にも変化させうるということを頭に入れておかなければならない．ある関節の主動作筋は，別の運動のサブユニットとして働いている可能性が十分にある．これこそ，生命の複雑系であり，運動の自己組織化システムといえる．

CHECK! ②Shumway-Cook A, Woollacott MH：モーターコントロール 原著第4版─研究室から臨床実践へ─（田中 繁，高橋 明 監訳），2013，医歯薬出版

第6章

6 これだけは押さえておきたい！神経科学

西村　晃

1. ニューロンネットワーク

　神経系における最小の機能単位はニューロンと呼ばれ，人間の脳にはおよそ100億個から1,000億個のニューロンがある（⇒ **CHECK！①**）といわれている．1つのニューロンには1本の軸索があり，その先端は軸索終末や神経終末と呼ばれ，何本にも分岐している．その神経終末が他のニューロンの細胞体や樹状突起にシナプスを形成する．これらシナプスの総数は天文学的数字に及ぶ．中枢神経系はこのニューロンが膨大なネットワーク（図1）を形成し機能している．脳とはニューロンの集合体である．

> **CHECK!** ①久保田競：手と前頭葉，手と脳 増補新装版，p27，2010，紀伊國屋書店

　このニューロンネットワークは，身体の宇宙といえる．

> **なるほど　イノベーション**
>
> 宇宙の謎が完全に解明されてはいないように脳の機能も完全には解明されていない．しかし，解明されていないからといって治療家が中枢神経系に対する介入に手をこまねいているわけにはいかない．古くから常識とされている事実も，見方や切り口を変えればそこから新たな発見が生まれる．
> 既存の知識を新しい切り口でとらえ展開していく．BiNI Approachは理学療法におけるイノベーションである．

　治療家によるマニュアルコンタクトの情報は，直ちにニューロンネットワークを駆け巡ることになる．瞬間的なタッチであってもその影響は絶大であることは容易に想像がつく．

2. 細胞・生体膜

　人体は細胞の集まりによって形成されている．その細胞は細胞膜（図2）で包まれている．この膜は半透膜という部分透過性を有しており細胞の内外が完全に独立して分け隔てられているわけではない．この膜によって外界からの情報を取り込みつつ細胞質を保護し，その機能を維持している．細胞同様に身体全体も筋膜や皮膚によって包まれている（第4章，2．運動器の連続性の項参照）．そして，身体は神経系を介して外界との情報交換を行っている．

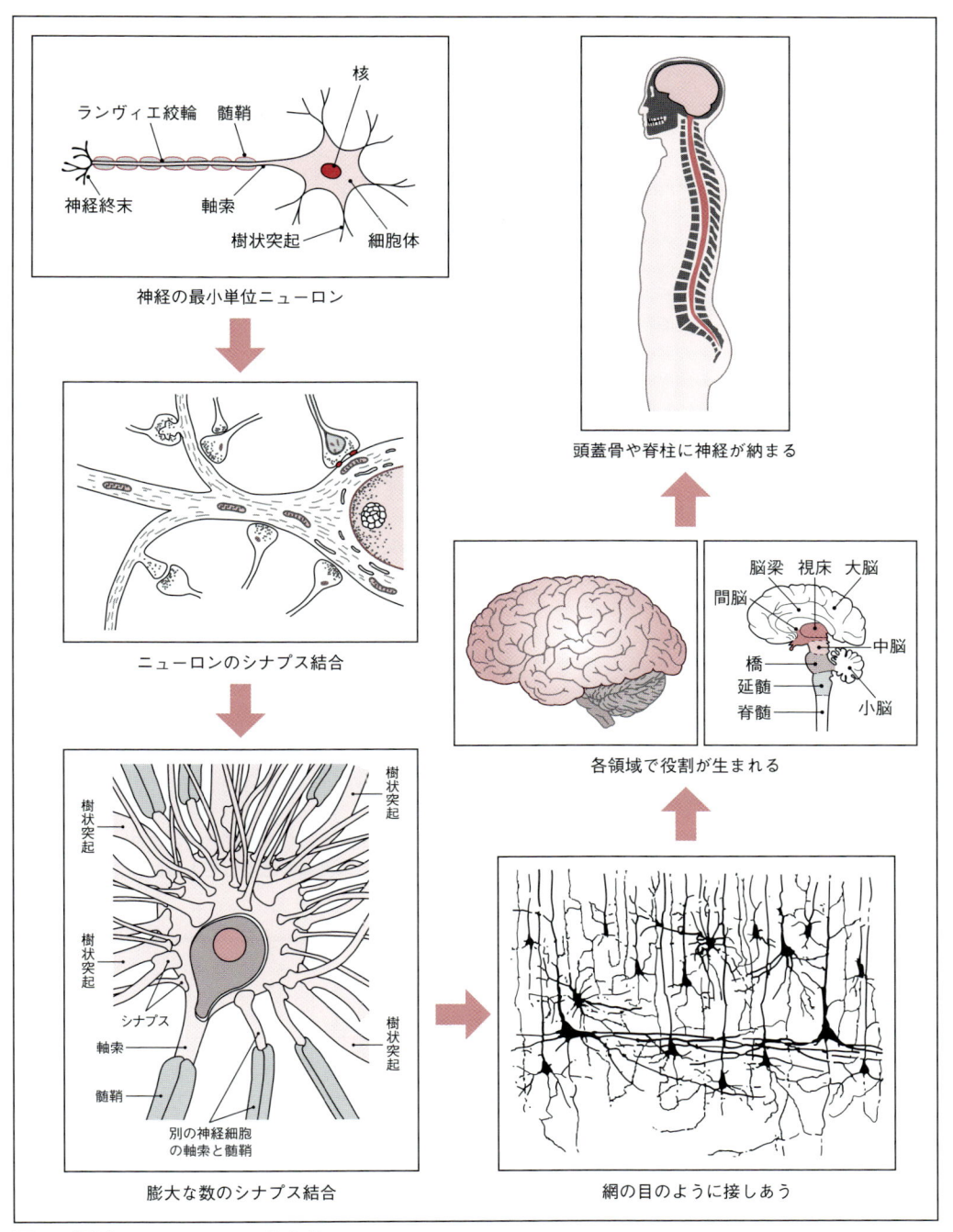

これだけは押さえておきたい！神経科学

図1 「脳」はニューロンの集合体
膨大な数のニューロンが膨大な数でシナプス結合している．

まさに，身体全体も神経系により部分透過性（半透膜）を有しているといえる．

49

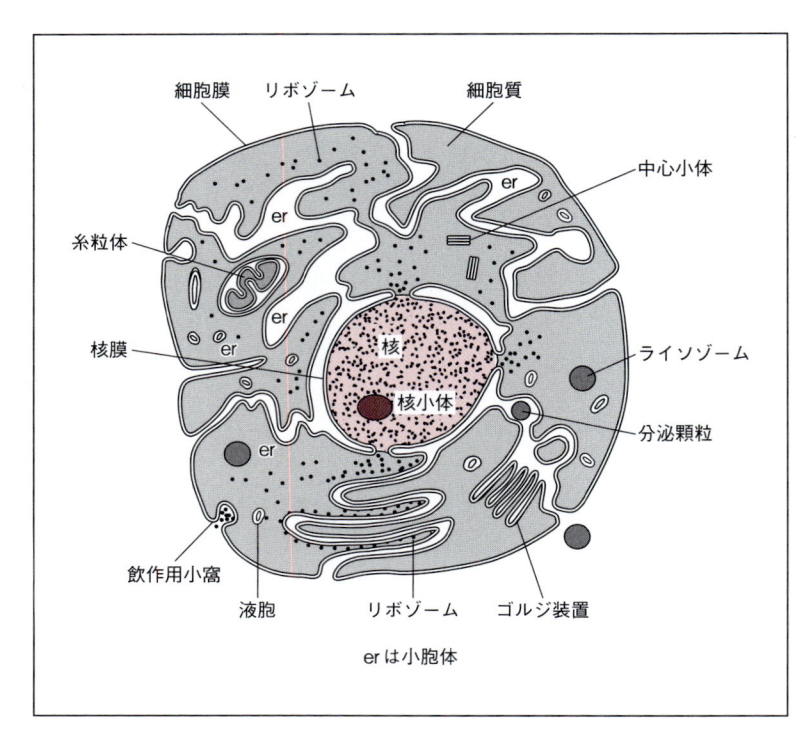

図2 細胞の微細構造模型図

細胞膜は部分透過性を有しており半透膜といわれる.

「真島英信:細胞の微細構造, 生理学(改訂第18版), p7, 図1-6, 1998, 文光堂」より引用

> **なるほど**
>
> **開国による発展**
>
> 他国と交流をもたない鎖国状態の国に発展はない. 開国したことでさまざまな文化が取り入れられ発展が遂げられた現在の日本があるように, 膜の半透過性によって人間は進化してきたのではないだろうか.

3. 大脳皮質

　大脳皮質の表面積は約2,000〜2,500 cm, 厚さが2〜4 mmであり6層に分けられ, コラム構造を呈している.

　コラム構造(図3)とは脳における情報処理の最小単位であり, 脳の内部へ垂直な方向に同じ性質をもつ1万ほどの神経細胞が集まったものである. コラムの集合体が"領野"である. その領野と身体の関係を記したPenfieldやBrodmannの脳の身体地図は広く知られている(図4, 5).

図3 大脳皮質のコラム構造

コラム構造により整然と神経細胞が配列されている．

「Schünke M, Schulte E, Schumacher U：4.2 Cerebral Cortex, Histological Structure and Functional Organization, THIEME Atlas of Anatomy：Head and Neuroanatomy（Ross LM, Lamperti ED, Taub E eds.），p201 C, 2010, Georg Thieme Verlag, Stuttgart」より一部改変して引用

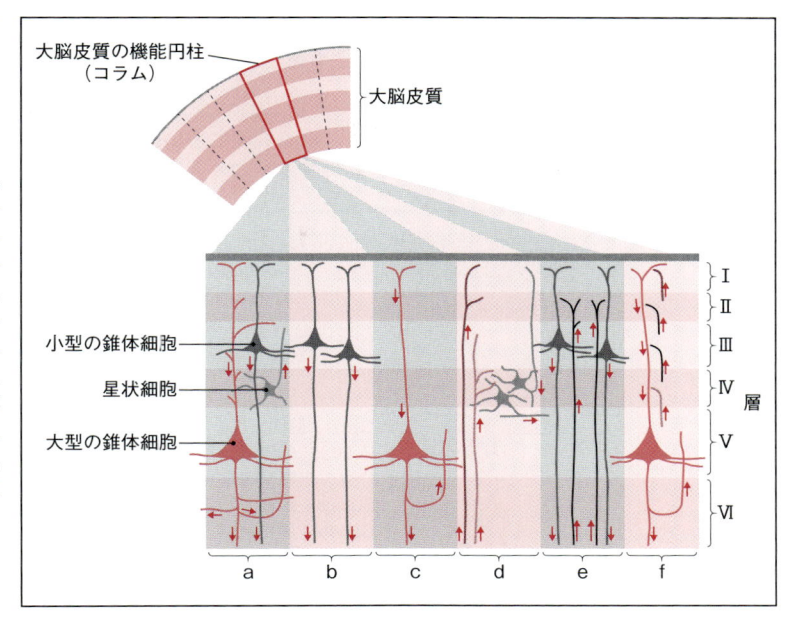

図4 Penfieldによる脳の中の身体地図

脳の中の小人（ホムンクルス）は，重要な身体部位再現が大きな領域を占めている．

「Penfield W, Rasmussen T：Somatic Sensation and Movement, The Cerebral Cortex of Man, pp214-215, 1950, Macmillan, New York」より一部改変して引用

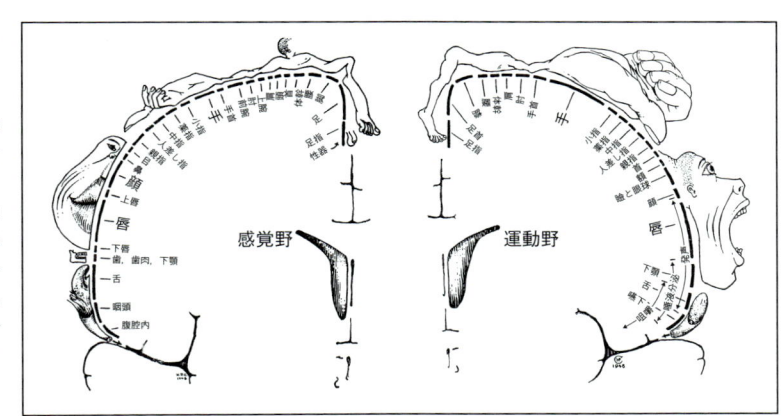

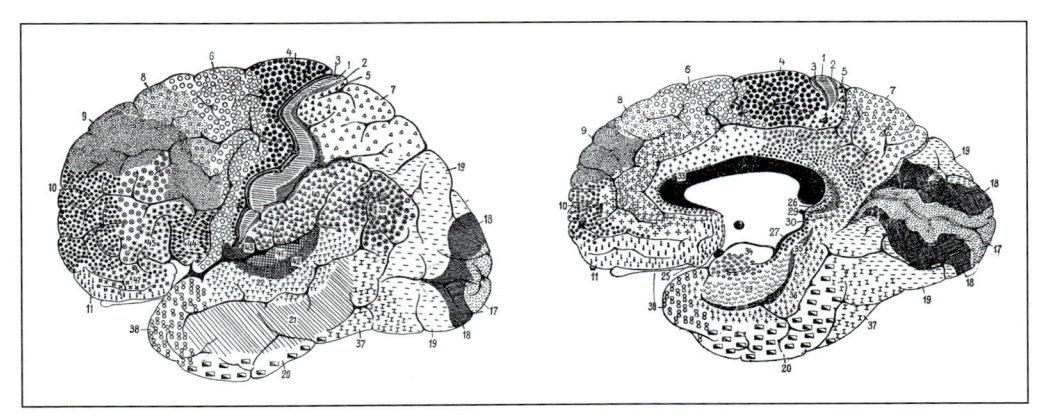

図5 大脳皮質におけるブロードマン・エリア

ブロードマン（1909）は細胞構造学的に皮質を52の領野に分類した地図をつくった．

「Brodmann K：Die Hirnkarte des Menschen, Vergleichende Lokalisationslehre der Großhirnrinde, p131, 1909, Johann Ambrosius Barth, Leipzig」より引用

第6章

> **Reference** 新しい運動野の発見
>
> Jean-Alban Rathelot と Peter L. Strick によるアカゲザルの実験により中心溝の前壁で新しい運動野が発見された．大脳皮質表面に古い運動野があり新しい運動野は中心溝の前壁で発見された．肩・肘・指の筋肉を支配する運動神経細胞に単シナプス結合をしている．
>
> Gyrus：脳回
> Rostral：吻側部
> CST：皮質脊髄路（介在路）
> Sulcus：脳溝
> Caudal：尾側部
> CM：皮質運動ニューロン（錐体路）
> In：脊髄介在ニューロン
> MN：脊髄運動ニューロン
>
> 新しい運動野・古い運動野
>
> Old M1 は介在ニューロンを介し，運動ニューロンに結合する．New M1 は α 運動ニューロンに直接シナプス結合している
>
> 中心溝の前壁
>
> 新しい運動野（New M1）は中心溝の前壁で発見された
>
> 「富永孝紀，市村幸盛，大植賢治，他：一次運動野，リハビリテーション臨床のための脳科学，p22，2012，協同医書出版社」より引用
>
> 「Schünke M, Schulte E, Schumacher U：12.2 Sensory System：Stimulus Processing, THIEME Atlas of Anatomy：Head and Neuroanatomy（Ross LM, Lamperti ED, Taub E eds.），p329 D, 2010, Georg Thieme Verlag, Stuttgart」より一部改変して引用
>
> 「久保田競：脳科学とリハビリテーション，作業療法ジャーナル，45（7）：626-635，2011」および
> 「Rathelot JA, Strick PL：Subdivisions of primary motor cortex based on cortico-motoneuronal cells, Proc Natl Acad Sci USA, 106（3）：918-923, 2009」を参考

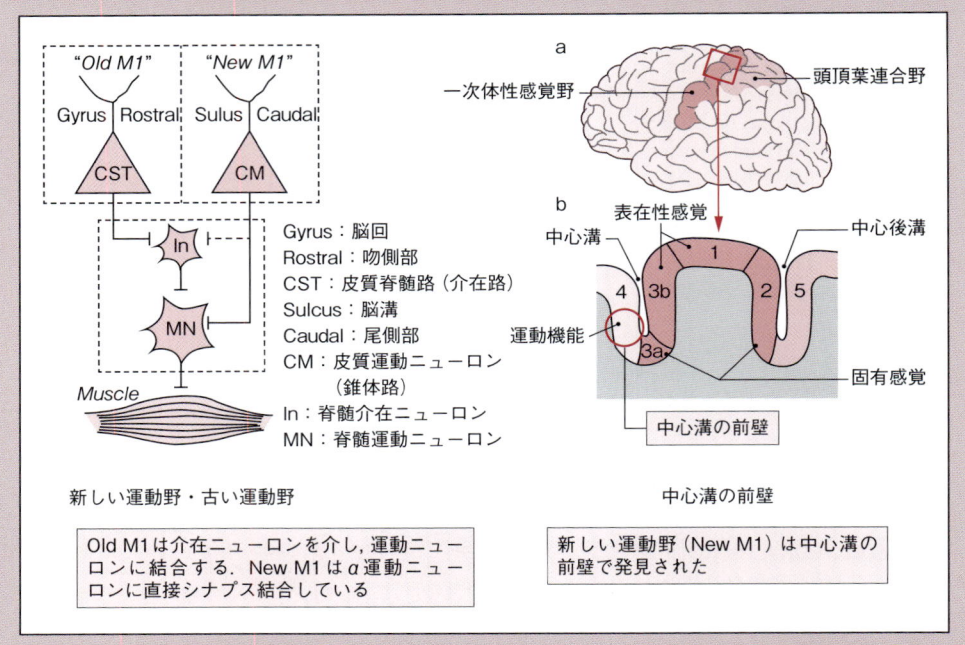

4. 中脳

　中脳の中脳水道上部には上丘（視蓋）と下丘（図6）と呼ばれる四丘がある．中脳の被蓋（図7）と呼ばれる場所には赤核という神経核が存在し筋紡錘の錘内筋線維に接続するγ運動ニューロンに関与している．上丘は視覚と関係があるため視蓋とも呼ばれているが聴覚にも関与している．下丘は聴覚における中継核として機能している．

　中脳被蓋の腹側には腹側被蓋野（ventral tegmental area：VTA）と呼ばれる領野が存在し，運動学習に必須な運動野へのドーパミン投射がある．また，VTA は報酬系の一部であり，側坐核へのドーパミン投射も重要である．報酬が与えられることで運動パフォーマンスの向

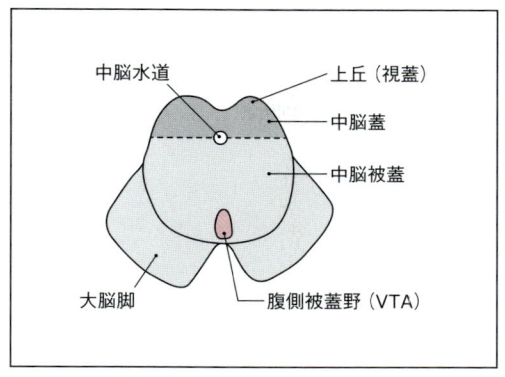

これだけは押さえておきたい！神経科学

図6 中脳の被蓋と視蓋
上丘は視蓋と呼ばれ，被蓋の腹側にはVTAが存在する．

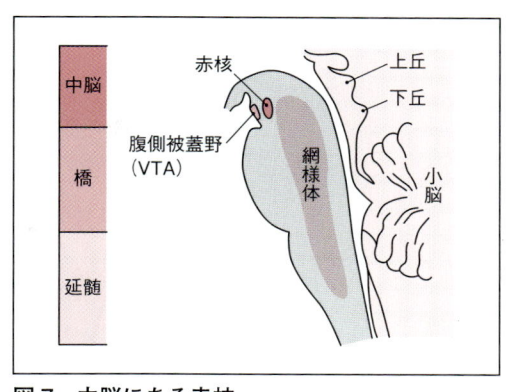

図7 中脳にある赤核
赤核は固有感覚にかかわる．

上と運動学習の長期的効果（⇒ CHECK！②）がもたらされる．このVTAに対する適刺激は「快」である．

> **CHECK!** ②森岡 周：私は知る 強化学習，リハビリテーションのための神経生物学入門，p194，2013，協同医書出版社

なるほど 「快」刺激の入力

BiNI Approachは，苦痛を伴わない「快」の感覚入力が多用される．痛みの寛解という「快」も運動学習に影響を与えると捉えている．「快」刺激であるが故に，治療介入中に対象者が眠りについてしまうこともしばしば認められる．それは，良好な「快」が入力され，VTAが発火している証拠でもある．

5. 脳幹

　脳幹（中脳・橋・延髄）の内部は神経線維と大小種々の神経細胞体が網状に交錯する構造がみられ，これを（脳幹）網様体（図7）と呼ぶ．網様体は脳のあらゆる領域から入力を受ける（図8）．また出力系として上行性網様体賦活系を形成し意識レベルに影響を与える．
　網様体から起こる網様体脊髄路は長い軸索を脊髄全長にわたって投射し体幹と四肢近位筋の活動に重要な役割がある．補足運動野や運動前野からも皮質網様体路を介して網様体に投射している（図20）．

　　　　網様体脊髄路―延髄網様体脊髄路－同側および対側の前索・前側索・背側索を下行：同側および反対側の体幹・四肢近位筋に関与．

　　　　　　　　　―橋網様体脊髄路－同側の前索・前側索を下行：主に同側の体幹・四肢近位筋に関与．

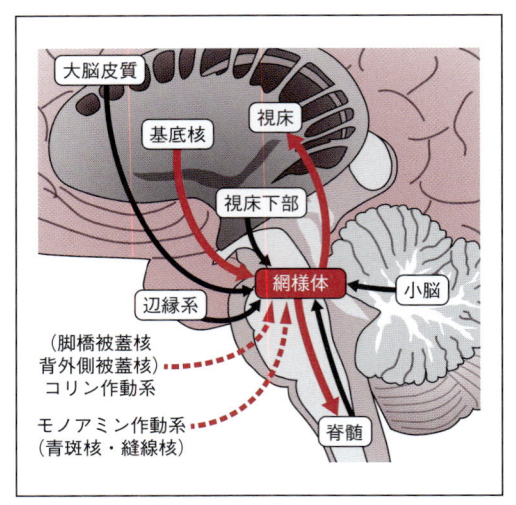

図8　脳幹網様体の入力系
網様体は脳のあらゆる領域から入力を受ける．
「土屋和雄，他：脳幹網様体，シリーズ移動知 第2巻 身体適応，p11，図1.6，2010，オーム社」より引用

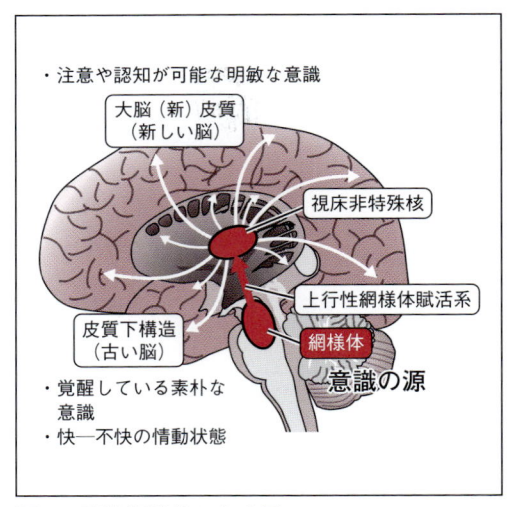

図9　脳幹網様体の出力系
脳幹網様体は意識レベルに影響を与える．
「土屋和雄，他：脳幹網様体，シリーズ移動知 第2巻 身体適応，p11，図1.6，2010，オーム社」より引用

6. 脊髄（α motor-neuron, intelligent terminal）

　中枢神経系において，さまざまな情報が処理され出力系に情報が伝達されてもα運動ニューロンの発火がなければ身体は動くことができない．つまり，脊髄前角にあるα運動ニューロンの発火をもって，はじめて筋収縮が生じる．元来，α運動ニューロンは運動出力系の最終共通路と認識されていた．しかし，α運動ニューロンプール（図10）での発火は一様ではなく筋収縮の強度や持続時間によって，動員されるα運動ニューロンは異なる．したがってα運動ニューロンプールが存在する脊髄前角を最終中継基地，そこからの出力を最終路と表現する方が適切である．

> CHECK!　③山下謙智：身体運動の制御，多関節運動学入門 第2版（山下謙智 編著），p62-64，2012，NAP
> CHECK!　④丹治 順：第二章 運動細胞の働きとその調節，脳と運動 第2版（大村 裕，他編），p10-18，2009，共立出版

　このα運動ニューロンプールにはさまざまな領域からの入力（図11）があり，脊髄のこの部分で情報の統合がなされる．この最終中継基地は，まさに知的端末として呼ぶにふさわしい機能が備わっている．
　脊髄の灰白質には大型の運動ニューロンや脊髄を上行する起始ニューロンや軸索が脊髄内で終始する小型ニューロンが存在し，脊髄介在ニューロン（図12）と呼ばれている．上位脳からの下行路は脊髄介在ニューロンに結合したり，直接α運動ニューロンにシナプスを形成する．上位脳からの情報を伝える脊髄下行路の介在ニューロンと，脊髄反射にかかわる末梢入力性の介在ニューロンは共通と考えられている．したがって，脊髄は単に信号を伝達する

図10 α運動ニューロンプール
脊髄前角には大小さまざまなα運動ニューロンがプールされている．筋収縮に先立って，どのニューロンが動員されるかは，要求される筋収縮の強度や持続時間によって異なる．

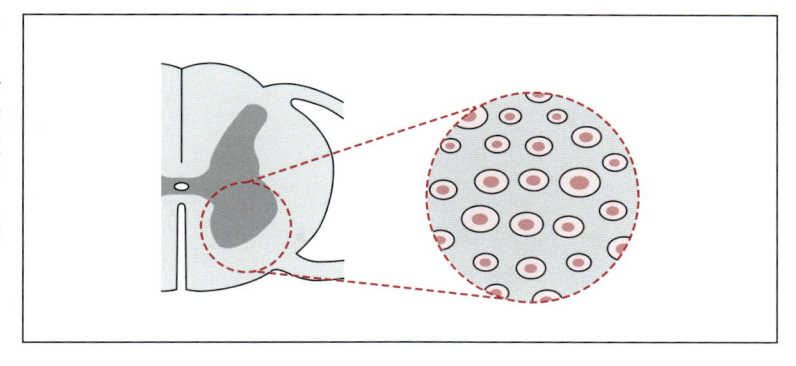

図11 最終中継基地としてのα運動ニューロン
中枢・末梢からの情報は最終中継基地のα運動ニューロンに伝達される．「Schünke M, Schulte E, Schumacher U：9.4 Spinal Cord：Reflex Arcs and Intrinsic Circuits, THIEME Atlas of Anatomy：Head and Neuroanatomy（Ross LM, Lamperti ED, Taub E eds.），p273 E，2010, Georg Thieme Verlag, Stuttgart」より一部改変して引用

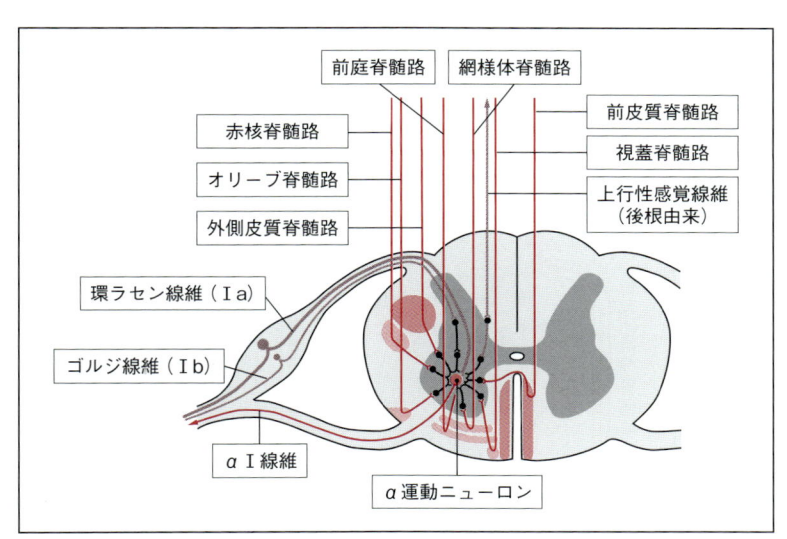

だけではなく，中枢や末梢からの信号を統合する場として機能している．体幹と上下肢のすべての運動は大脳皮質や脳幹からの信号と末梢からの感覚情報が脊髄で統合されて誘発される（⇒CHECK！⑤）．つまり，脊髄自体が独自の情報処理機能を有するインテリジェント・ターミナル（⇒CHECK！⑥）（知能端末）といえる．このインテリジェント・ターミナルは神経振動子モデルとして表される（第14章参照）．

> **CHECK!** ⑤土屋和雄，他：運動機能の神経機構，シリーズ移動知 第2巻 身体適応，p3，2010，オーム社
> **CHECK!** ⑥丹治 順：運動細胞の働きとその調節，脳と運動 第2版（大村 裕，他編），p18，2009，共立出版

7. 運動下行路

脊髄前角にあるα運動ニューロンが発火することで運動が生じるが，そこに至るまでにはさまざまな経路が存在する．各運動下行路は脊髄内の背側かつ外側を通過する経路や腹側か

第6章

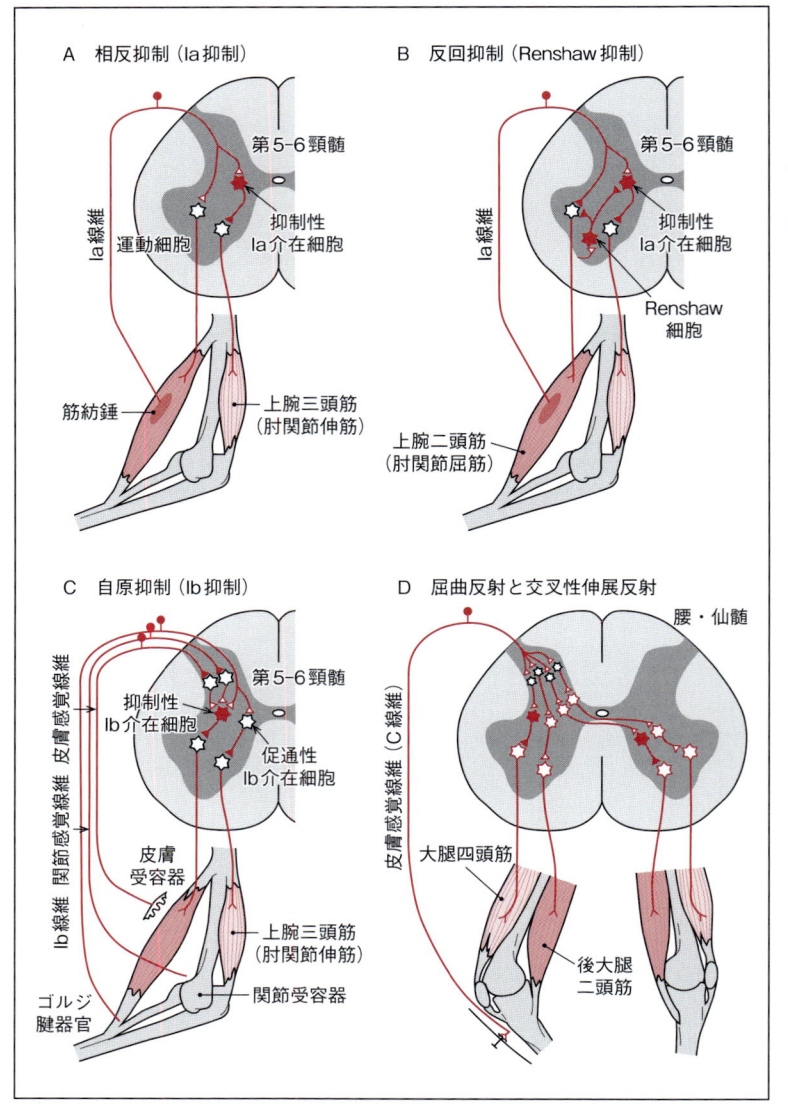

図12 脊髄反射にみる脊髄介在ニューロン

興奮性や抑制性の介在ニューロンを通して情報が統合される．

「土屋和雄，他：脊髄反射．シリーズ移動知 第2巻 身体適応，p21，図1.11，2010，オーム社」より引用

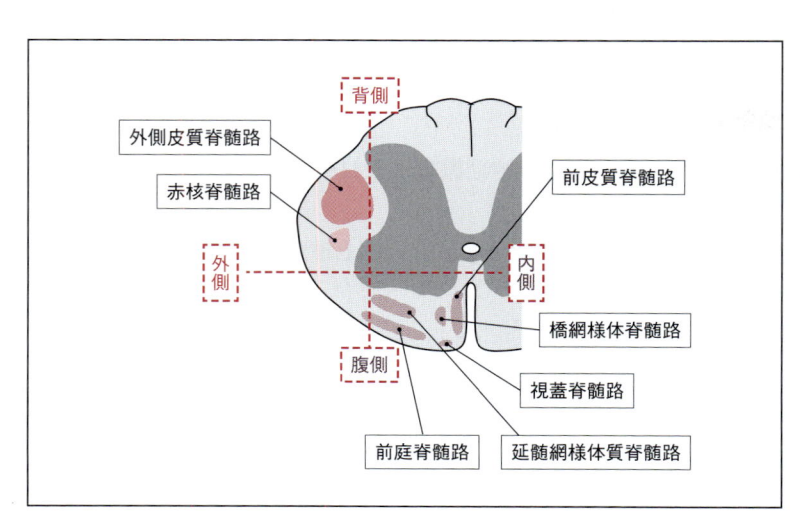

A 相反抑制（Ia抑制）
- 第5-6頸髄
- Ia線維
- 抑制性Ia介在細胞
- 運動細胞
- 筋紡錘
- 上腕三頭筋（肘関節伸筋）

B 反回抑制（Renshaw抑制）
- 第5-6頸髄
- Ia線維
- 抑制性Ia介在細胞
- Renshaw細胞
- 上腕二頭筋（肘関節屈筋）

C 自原抑制（Ib抑制）
- 第5-6頸髄
- 抑制性Ib介在細胞
- 促通性Ib介在細胞
- 皮膚感覚線維
- 関節感覚線維
- Ib線維
- 皮膚受容器
- ゴルジ腱器官
- 関節受容器
- 上腕三頭筋（肘関節伸筋）

D 屈曲反射と交叉性伸展反射
- 腰・仙髄
- 皮膚感覚線維（C線維）
- 大腿四頭筋
- 後大腿二頭筋

図13 脊髄内における各伝導路の位置

脊髄の背側かつ外側を通過する背外側系と腹側かつ内側を通過する腹内側系に分けられる．

- 背側
- 外側
- 内側
- 腹側
- 外側皮質脊髄路
- 赤核脊髄路
- 前皮質脊髄路
- 橋網様体脊髄路
- 視蓋脊髄路
- 前庭脊髄路
- 延髄網様体脊髄路

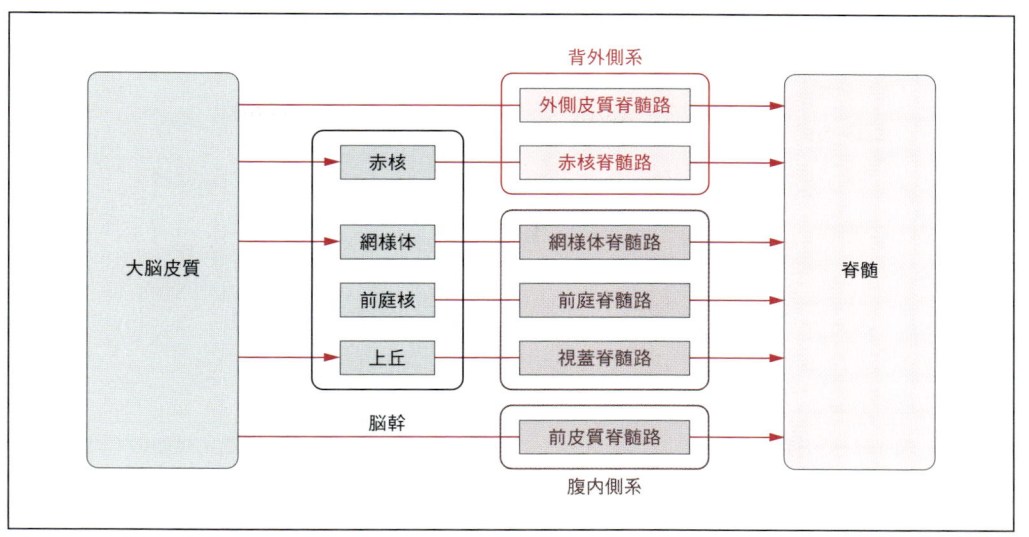

図14 並列性に機能する脊髄下行路
前庭脊髄路以外はすべて大脳皮質を起始としている．

つ内側の経路を通過する群（図13）によって背外側系（外側運動制御系）と腹内側系（内側運動制御系）として表される．並列性に機能しているこれらの経路は前庭脊髄路を除きすべて大脳と脊髄を結んでいる（図14）．

皮質脊髄路（図18）は一次運動野に始まり大部分は延髄下端で左右が交叉して対側の側索を下行する．これを外側皮質脊髄路と呼ぶ．主に上下肢の遠位筋を優位に支配している．交叉しない線維は同側の前索を下行する．これを前皮質脊髄路という．体幹および上肢の近位筋は前皮質脊髄路によって両側性に支配を受ける．

（橋・延髄）網様体脊髄路（図19）は姿勢調整や歩行，頭・頸部・体幹・下肢の協調的な運動機能に関与している．眼球運動と頭頸部の協調的な運動機能にもかかわっている．体幹のコアユニットを司る機能を有している．

> **なるほど**
> **網様体脊髄路系の賦活**
> BiNI Approach で用いられる良好な感覚入力は，網様体脊髄路系の賦活が図られていると推測されている．

赤核脊髄路（図19）は介在ニューロンを介して，屈筋を支配するα運動ニューロンへ促通作用，伸筋へは抑制作用を及ぼす．γ運動ニューロンへも作用し，筋紡錘の調整にも関与している．

前庭脊髄路（図19）は外側前庭脊髄路（LVST）と内側前庭脊髄路（MVST）の2経路が存在する（図15）．前庭神経は前庭上核・下核・内側核・外側核の4つで構成されている．LVSTは前庭神経外側核を，MVSTは前庭神経内側核を起始としている．LVSTはすべて

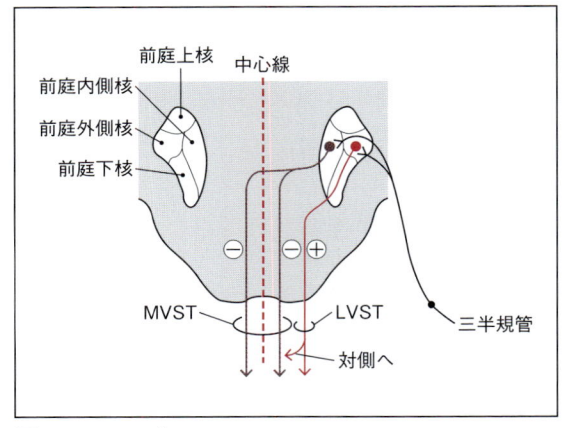

図15　LVSTとMVST
LVSTは興奮性，MVSTは抑制性に下行している．

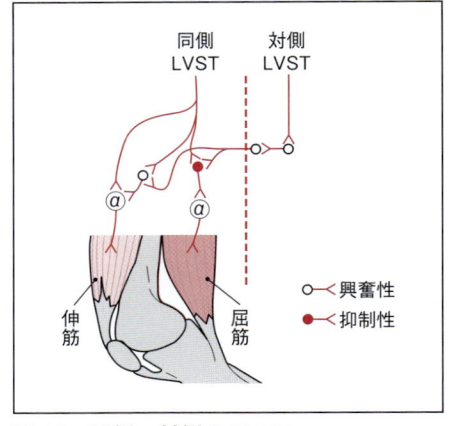

図16　同側・対側のLVST
膝関節と足関節の伸筋運動細胞には単シナプス性に入力している．

興奮性であり，同側性に下行し，下肢伸筋運動細胞に興奮をもたらす．特に膝と足関節の伸筋運動細胞には単シナプス性の入力を及ぼす（図16）．同側の下肢屈筋の運動細胞には抑制性の介在ニューロンを介して2シナプス性の抑制を及ぼす（図16）．MVSTは両側性に下行し，上部頸髄から下部頸髄付近に至る．前庭入力様式の中で，頸筋を主とした体幹筋運動細胞へは，興奮性入力と抑制性入力の特異的で直接的な前庭脊髄路が存在し，上位中枢による制御がより直接的であり，他からの入力の影響を受けにくい．前庭系が障害されると抗重力筋への興奮作用が弱化し，重力に対して身体を支えることが難しくなる．

> **Reference　前庭系**
>
> 前庭神経核は前庭系，固有感覚系，視覚系からの入力（図17）を受ける．この前庭神経核は身体のバランスを保持に重要な役割を果たす運動系（図18）へ出力している． 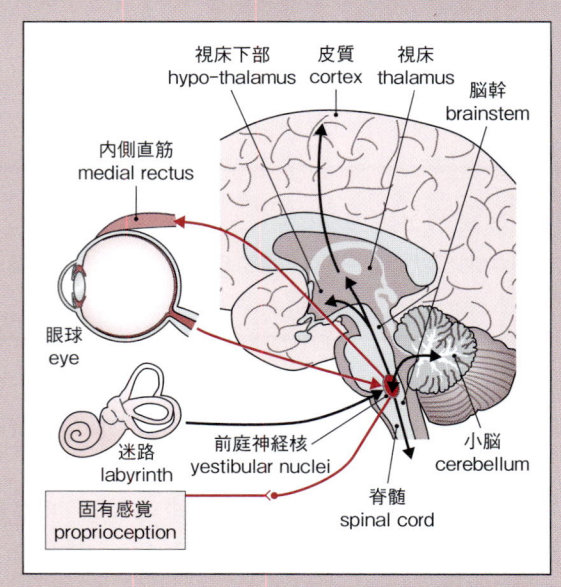
>
> **図17　前庭系，固有感覚系，視覚系からの前庭神経核への入力**
> 身体のバランス保持に前庭系，固有感覚系，視覚系は重要な役割を果たしている．「Schünke M, Schulte E, Schumacher U：12.22 Vestibular System, THIEME Atlas of Anatomy：Head and Neuroanatomy（Ross LM, Lamperti ED, Taub E eds.），p369 B, 2010, Georg Thieme Verlag, Stuttgart」より一部改変して引用

図18 皮質と脊髄を直接結ぶ経路
外側皮質脊髄路と前皮質脊髄路は大脳皮質と脊髄を直接結んでいる．
前皮質脊髄路は同側性の脊髄下行路として機能する．
「Schmidt RF：6 Motor Systems, Fundamentals of Neurophysiology 3rd Ed., p176 6-10, 1985, Springer-Verlag, New York」より一部改変して引用

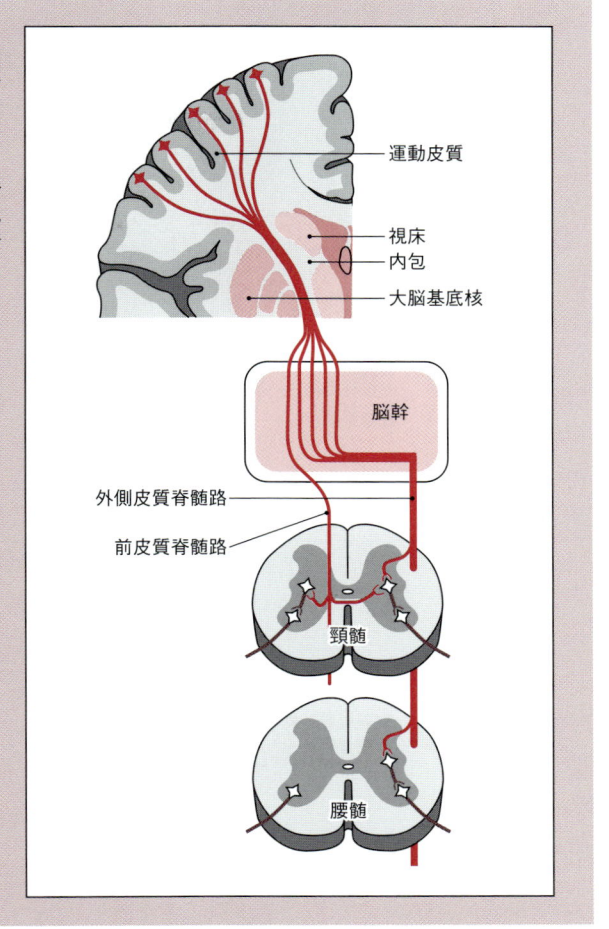

　視蓋脊髄路（図19）は中脳（上丘）から起こり，交叉して前索を下行し頸髄の前角に達する．主に視覚刺激に対応して行う眼球や頭部の動きに関係がある．姿勢や体位の維持や運動に影響を与える．

　感覚野から直接的に脊髄へ連絡している経路（図20A）も存在している．運動感覚のgating（通過制御）に関与し，精緻運動をアシストしている．

　各伝導路を機能的に整理すると，主に姿勢機能を司る腹内側系（図21），随意運動・精緻運動を司る背外側系（図22）と考えることができる．

　動作の多くはコアユニットの活動を基盤として遂行される．これらは主に腹内側系を中心に活動している．

　腹内側系と背外側系は相反関係にあり，背外側系の活動を強めると腹内側系が減弱する傾向にある．これらは臨床上，多く観察される（図23）．

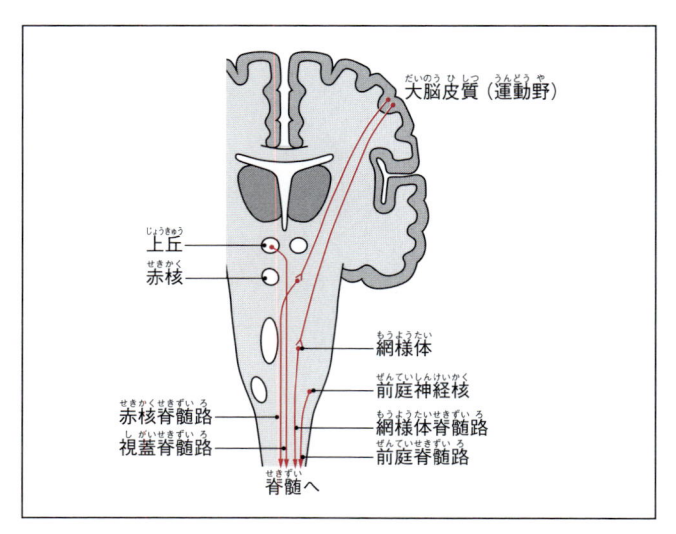

図19 脳幹の核がかかわる下行路
脳幹に中継核を有する経路や脳幹を起始とする経路が存在する.
「安井幸彦：Ⅱ 中枢神経系，標準理学療法学・作業療法学 専門基礎分野 解剖学 第3版（野村 嶬 編），p353，2010，医学書院」より引用

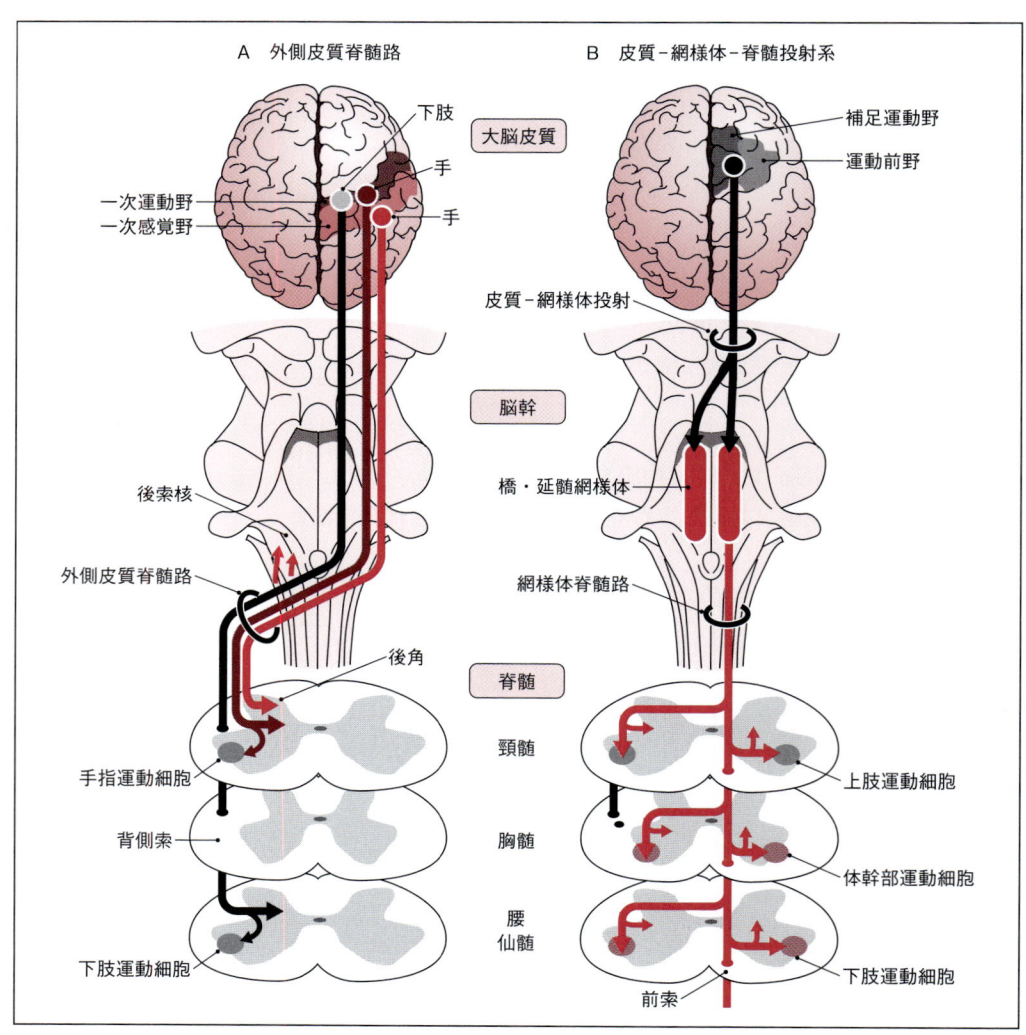

図20 外側皮質脊髄路（A）と皮質-網様体-脊髄投射系（B）
「高草木薫：姿勢筋緊張の調整と運動機能, Clinical Neuroscience, 28(7)：735, 2010」より引用

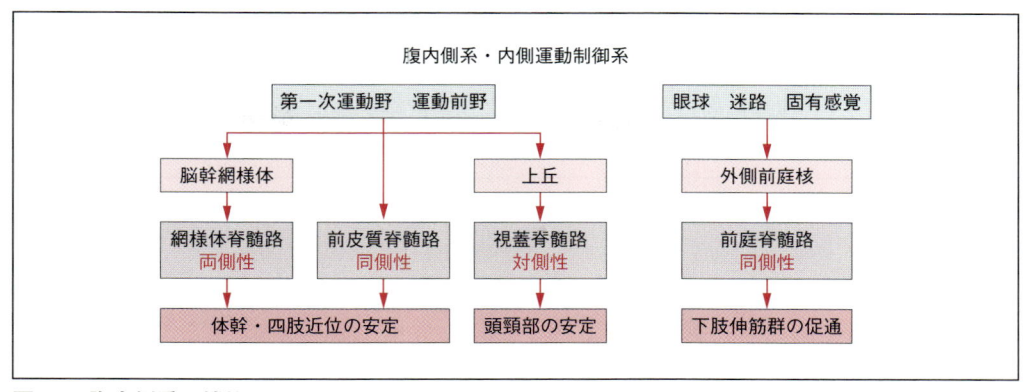

これだけは押さえておきたい！神経科学

図21　腹内側系の機能
網様体脊髄路は両側性，前皮質脊髄路と前庭脊髄路は同側性，視蓋脊髄路は対側性の支配である．

図22　背外側系
赤核脊髄路，外側皮質脊髄路ともに対側性の支配である．

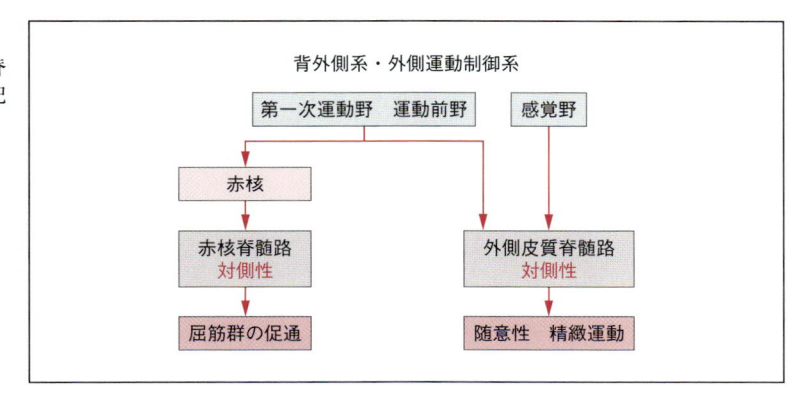

図23　腹内側系と背外側系の相反関係概念図
背外側系の活動の高まりは腹内側系が減弱する傾向にある．

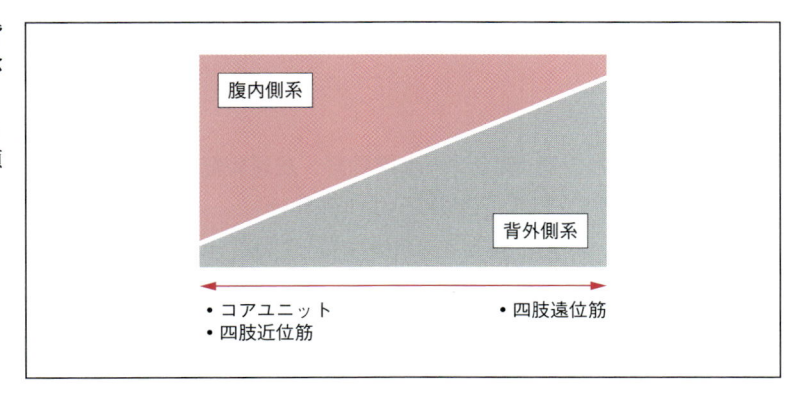

なるほど アクセスポイント

BiNI Approach では，身体のいかなる部位からの感覚入力が，腹内側系の活動を賦活するのか？ 感覚を入力するポイント（アクセスポイント）に関して日々検証・発見が進められている．また，腹内側系を減衰させてしまう入力ポイントも存在するため，介入時に注意が払われる．

> **CHECK!** ⑦高草木薫, 他：第1章 運動機能の神経機構, シリーズ移動知 第2巻 身体適応, p18, 2010, オーム社
>
> 腹内側系と背外側系の経路と役割がわかりやすくイラストでまとめられている.

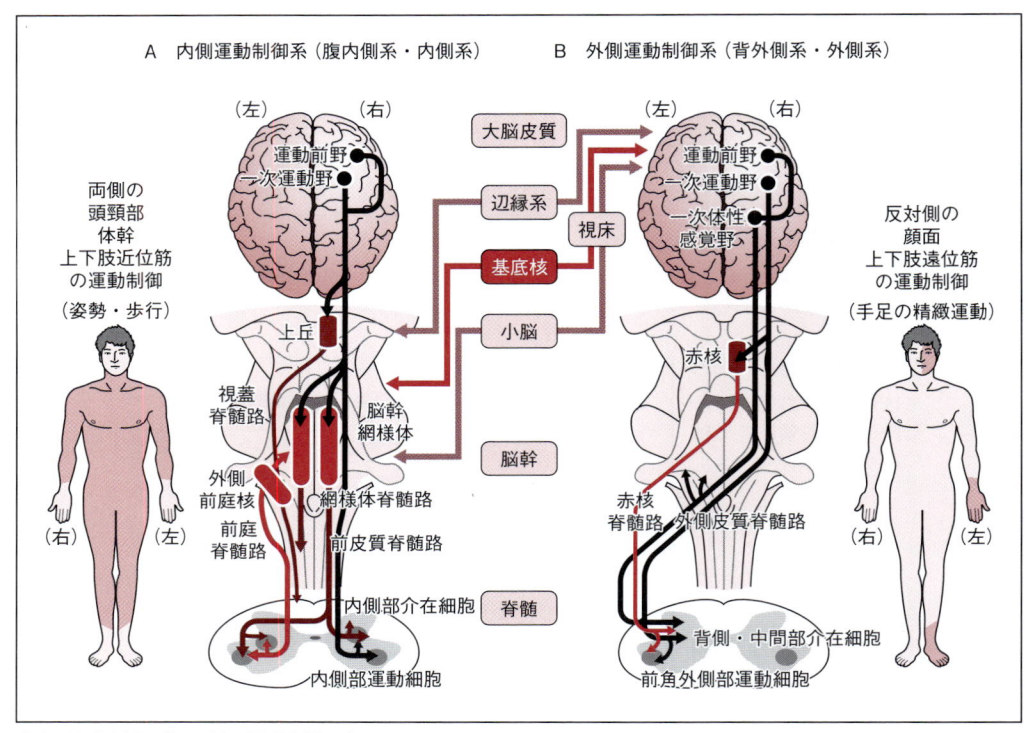

内側運動制御系と外側運動制御系

「高草木薫, 他：第1章 運動機能の神経機構, シリーズ移動知 第2巻 身体適応, p18, 2010, オーム社」より引用

> **CHECK!** ⑧筧 慎治：一次運動野・皮質脊髄路, Clinical Neuroscience, 27(7)：737-741, 2009, 中外医学社
>
> 山下勝幸：赤核脊髄路, Clinical Neuroscience, 27(7)：742-745, 2009, 中外医学社
>
> 杉内友理子：前庭脊髄路, Clinical Neuroscience, 27(7)：747-750, 2009, 中外医学社
>
> 高草木薫, 松山清治：網様体脊髄路, Clinical Neuroscience, 27(7)：752-756, 2009, 中外医学社
>
> 皮質脊髄路・赤核脊髄路・前庭脊髄路・網様体脊髄路などの下行路に関する細かい解説が記されている.

> **CHECK!** ⑨山田 深：片麻痺の回復パターンと同側性運動路の関与, Clinical Rehabilitation, 16(10)：919-924, 2007, 医歯薬出版
>
> 同側性の脊髄下行路に関する細かい解説が記されている.

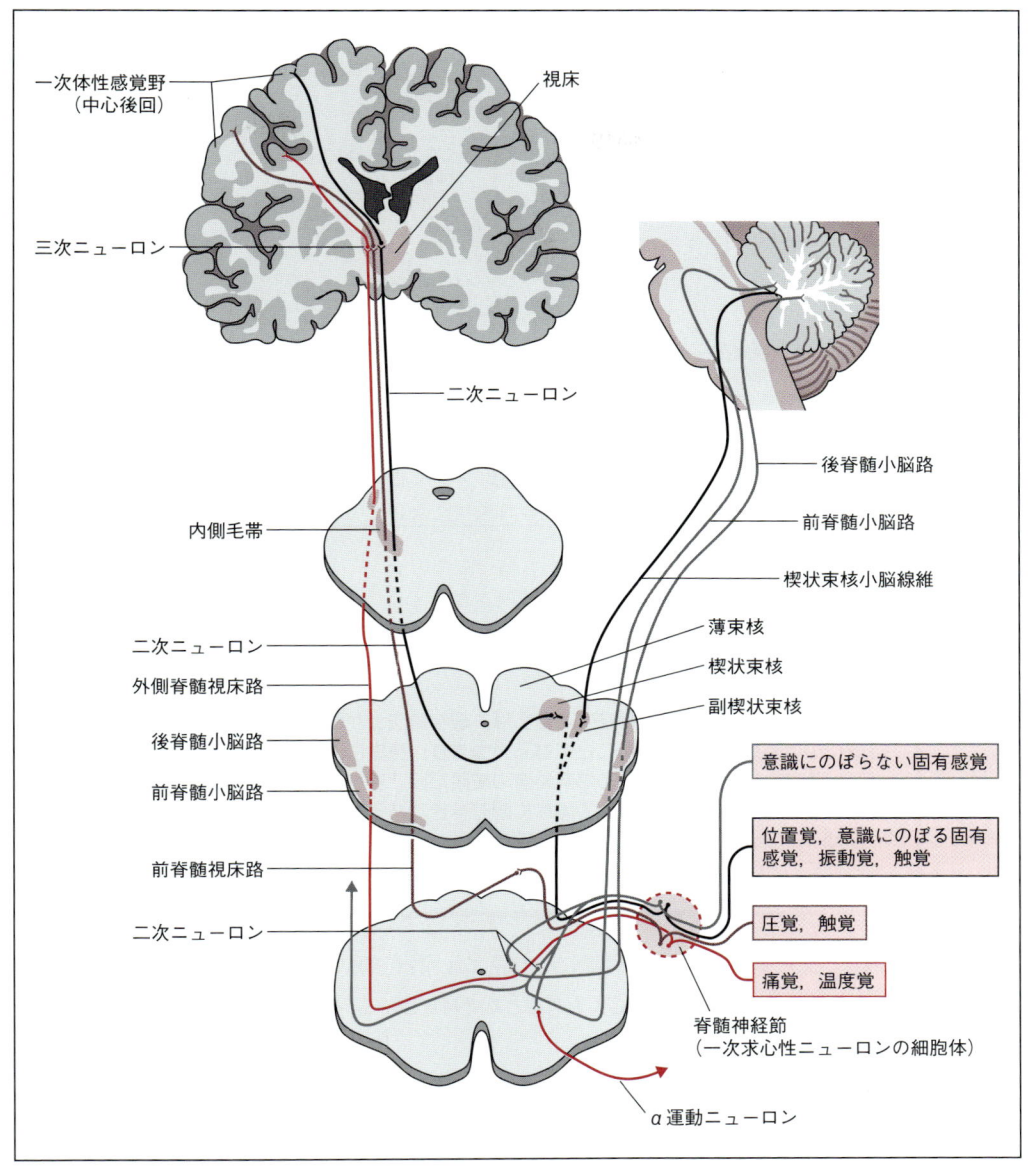

図24 感覚入力の経路
感覚には意識にのぼる感覚と意識にのぼらない感覚がある.
「Schünke M, Schulte E, Schumacher U：12.1 Sensory System, Overview, THIEME Atlas of Anatomy：Head and Neuroanatomy（Ross LM, Lamperti ED, Taub E eds.）, p326 A, 2010, Georg Thieme Verlag, Stuttgart」より一部改変して引用

8. 感覚上行路

　BiNI Approach は感覚入力を治療手段として用いていく．感覚入力を中枢神経系が運動出力に変換し運動としての表出が変化していく．感覚には（図24）意識にのぼる感覚と意識にのぼらない感覚が存在する．

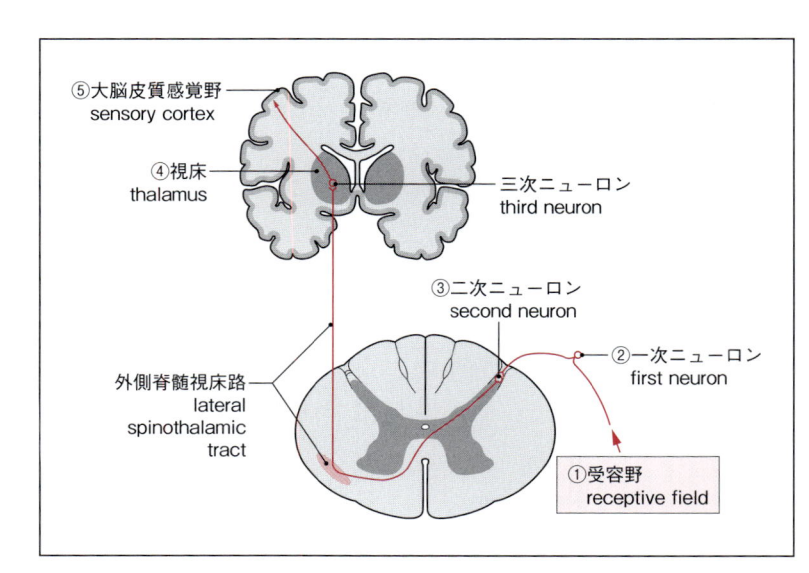

第6章

図25　外側脊髄視床路
温・痛覚に関与する意識性の感覚を伝えている．
「Schünke M, Schulte E, Schumacher U：9.5 Ascending Tracts of the Spinal Cord：Spinothalamic Tracts, THIEME Atlas of Anatomy：Head and Neuroanatomy（Ross LM, Lamperti ED, Taub E eds.），p275 C, 2010, Georg Thieme Verlag, Stuttgart」より一部改変して引用

図中ラベル：
- ⑤大脳皮質感覚野 sensory cortex
- ④視床 thalamus
- ③二次ニューロン second neuron
- 三次ニューロン third neuron
- 外側脊髄視床路 lateral spinothalamic tract
- ②一次ニューロン first neuron
- ①受容野 receptive field

なるほど　意識にのぼらない感覚

意識にのぼらない感覚が存在するならば，理学療法士が臨床で多用している感覚検査はすべて意識にのぼる感覚を診ていることになる．つまり，意識にのぼらない感覚を無視して事象を解釈していることになる．いわゆる感覚検査の結果だけですべてを解釈するには無理がある．意識にのぼらない感覚の存在も考慮して臨床に臨むべきである．
BiNI Approachでは治療対象者に関節の動きや筋の収縮に焦点を当てさせ，感覚を故意に意識させることは行わない．そのため治療中は終始，お互いに無言のまま時間が経過することが多い．

知覚・認知系においても意識にのぼらない潜在的に知覚された情報が身体運動にも大きな影響を与えている（⇒ CHECK！⑩）といわれている．

CHECK! ⑩樋口貴広：意識にのぼらない知覚，身体運動学，p55，2008，三輪書店

以下に主要な感覚経路について解説する．
　外側脊髄視床路は温・痛覚に関与する意識性の情報を伝える．脊髄神経節へ情報が入力され後根から二次ニューロンへ投射される．白交連を通って交叉し，反対側の側索を上行し視床を経由して大脳皮質へ投射される（図25）．
　前脊髄視床路は粗大な触・圧覚に関与する．脊髄神経節へ情報が入力され後根から二次ニューロンへ投射される．白交連を通って交叉し，反対側の側索を上行し視床を経由して大脳皮質へ投射される（図26）．
　後外側路は意識にのぼる感覚を司る．識別性触・圧覚，振動覚に関与している．脊髄神経節へ情報が入力され後根から脊髄へ入りそのまま同側性に後索を上行し延髄へ至る．二次ニューロンとなり交叉して反対側で内側毛帯を形成し視床へ，視床から三次ニューロンとなり大脳皮質へと投射される（図27）．
　後脊髄小脳路は意識にのぼらない感覚を司る．下肢の非意識性の深部感覚に関与している

これだけは押さえておきたい！神経科学

図26　前脊髄視床路
粗大な触・圧覚に関与する意識性の感覚を伝えている．
「Schünke M, Schulte E, Schumacher U：9.5 Ascending Tracts of the Spinal Cord：Spinothalamic Tracts, THIEME Atlas of Anatomy：Head and Neuroanatomy（Ross LM, Lamperti ED, Taub E eds.），p275 B, 2010, Georg Thieme Verlag, Stuttgart」より一部改変して引用

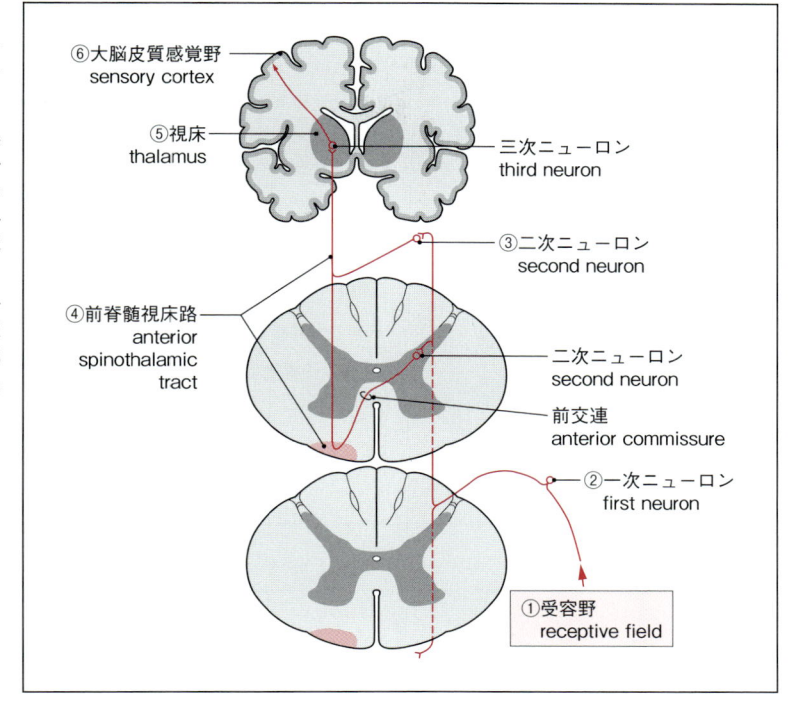

⑥大脳皮質感覚野 sensory cortex
⑤視床 thalamus
三次ニューロン third neuron
③二次ニューロン second neuron
④前脊髄視床路 anterior spinothalamic tract
二次ニューロン second neuron
前交連 anterior commissure
②一次ニューロン first neuron
①受容野 receptive field

図27　後外側路
下肢の深部感覚は薄束を上行し，上肢の深部感覚は楔状束を上行する．
「Schünke M, Schulte E, Schumacher U：9.5 Ascending Tracts of the Spinal Cord：Fasciculus gracilis and Fasciculus cuneatus, THIEME Atlas of Anatomy：Head and Neuroanatomy（Ross LM, Lamperti ED, Taub E eds.），p277 C, 2010, Georg Thieme Verlag, Stuttgart」より一部改変して引用

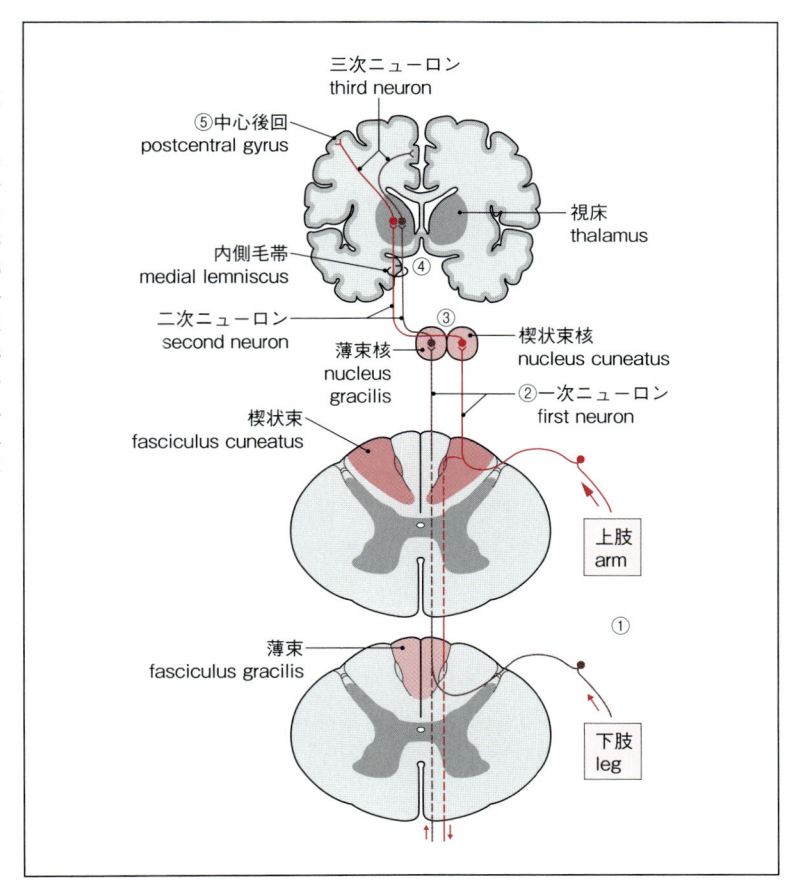

三次ニューロン third neuron
⑤中心後回 postcentral gyrus
視床 thalamus
内側毛帯 medial lemniscus
二次ニューロン second neuron
薄束核 nucleus gracilis
楔状束核 nucleus cuneatus
楔状束 fasciculus cuneatus
②一次ニューロン first neuron
上肢 arm
薄束 fasciculus gracilis
①
下肢 leg

65

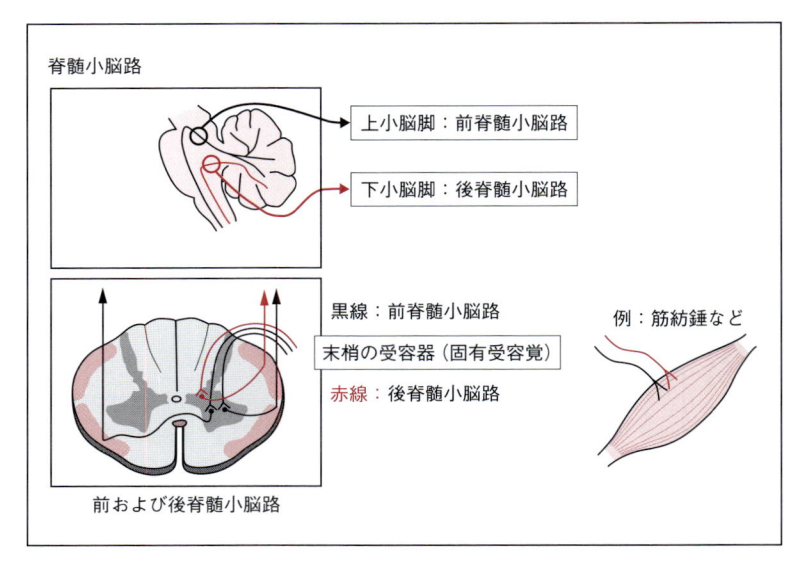

図28 脊髄小脳路
前脊髄小脳路は上小脳脚を，後脊髄小脳路は下小脳脚を通って小脳に投射される．
「竹前秀一：姿勢調節の話，臨床実践　動きのとらえかた（山岸茂則　編），p214，図14，2012，文光堂」より引用

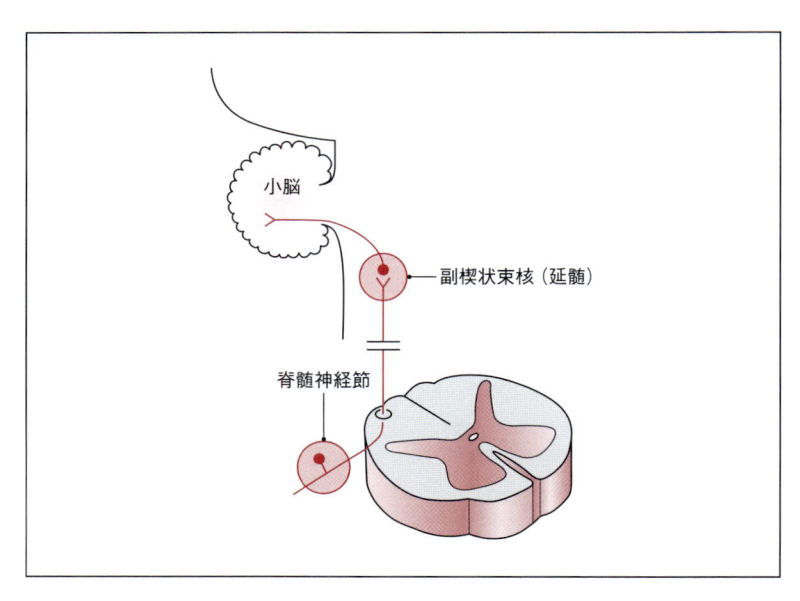

図29 副楔状束核小脳路
上肢の意識にのぼらない感覚を伝えている．
「伊藤　隆，高野廣子：Ⅲ.中枢神経系の伝導路，解剖学講義　改訂3版，p743，図9-112，2012，南山堂」より引用

（L1からTH1までの固有覚）．脊髄神経節のニューロンから後角基部の胸髄核へ入力される．ニューロンを変えて同側の側索を上行して小脳へ投射される（図28）．

　前脊髄小脳路は意識にのぼらない感覚を司る．下肢の非意識性の深部感覚に関与している（L2以下の固有覚）．脊髄神経節のニューロンから後角内の胸髄核へ入力される．そして，白交連で交叉して反対側の側索を上行して小脳へ投射される（図28）．

　副楔状束核小脳路は上肢の意識にのぼらない感覚を司る．脊髄の後索の楔状束を上行し延髄の副楔状束核で二次ニューロンに接続する．二次ニューロンは下小脳脚を経て同側の小脳に投射する（図29）．

　三叉神経視床路は顔面部や口腔内の温・痛・触・圧覚に関与する．一次ニューロンは三叉神経節にあり，橋へ接続．識別性の触・圧覚は一次ニューロンが三叉神経主感覚核に接続し

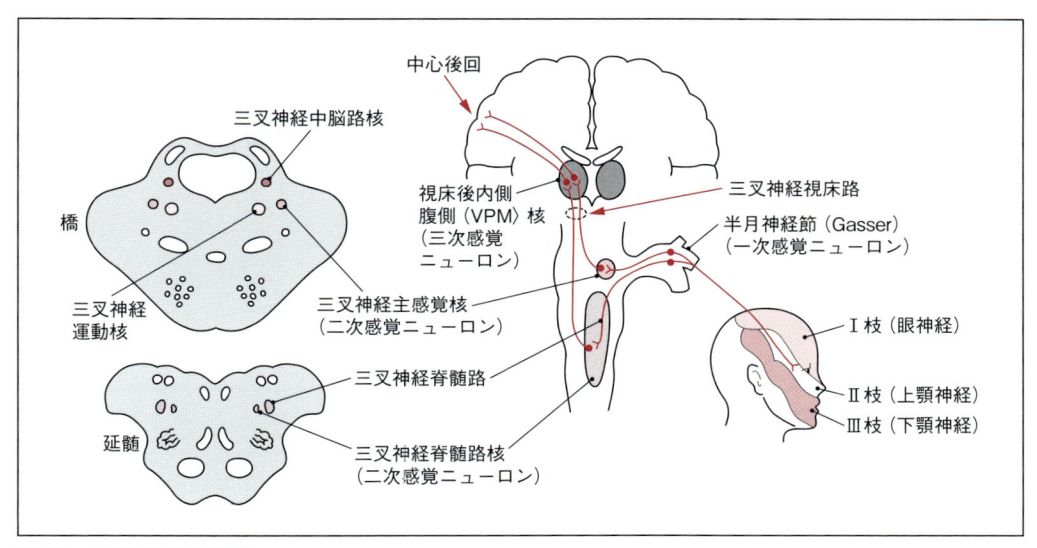

図30 三叉神経視床路
三叉神経視床路は大脳皮質への投射に至るまで数回のニューロンを経由している．
「柴崎 浩：20 感覚障害の診かた，臨床神経内科学 改訂5版（平山惠造 監），p175，図Ⅱ-20-3，南山堂」より引用

ている．温・痛覚や非識別性触・圧覚は一次ニューロンが下行して三叉神経脊髄路核に接続している．二次ニューロンからは反対側へ交叉して上行する．視床の後内側腹側核（VPM）で三次ニューロンに接続し大脳へ投射される（図30）．

　感覚系はその種類によってさまざまな上行路を伝わっていくが，これらはすべて脳幹（図8）を通って各領野に投射されている．

第7章

7 先行随伴性姿勢調節(APA)の本質

舟波真一

1. APAとCOPの関係性

　身体・脳・環境がもつそれぞれのダイナミクスにおける相互関係の中，自己組織的に運動は生成される．その意識できないシステムの1つにAPAがある．我々人間は，握手をしようと腕を差し出しても，歩きはじめに足を振出しても，いきなり転倒することはありえない．中枢神経系は，来るべき運動に伴って生じるであろう身体動揺（外乱）を見越して，それらを最小限に抑えるための姿勢調節を行っているためである．この，運動に先行する姿勢筋活動のことを先行随伴性姿勢調節（APA）と呼んでいる．APA信号は連合野で運動が企画された後，補足運動野や運動前野から脳幹を介して脊髄に伝達され，末梢の筋活動として現れる（図1）．つまり，運動をイメージしただけで，400もの全身の筋群は活動するということになる．それだけではない．APAは主運動前の準備状態をつくるため，運動パフォーマンスをも向上させる．我々治療家の目の前の症例の多くに，このAPAシステムのダウン・レギュレーションが起こっているため，運動生成の問題をきたしている．特にスポーツ分野においてはこのAPAを活性化することで良好な結果を生むことができるであろう．

　APAは2つの構成要素からなる（図2）．1つ目は，preparatory APA（pAPA）といい，主動筋活動に先行する姿勢筋の補償作用であり，主運動より0.1秒以上も前から早く活動を開始し，運動により生じる不安定性に備えるAPAである．2つ目は，accompanying APA（aAPA）であり，運動開始のその時点のためにプログラムされ，運動自体からのフィードバックを受けない，主運動開始0.1秒前から0.05秒後の間のAPAである．しかし，構成が2段階であるからといって，運動生成に際して分けて考える必要もなく，表現もAPAでよい．

　中枢神経系のフィードフォワード・システムがAPAであるが，バイオメカニクスで現されるCOGとCOPの関係性から考察してみたい．左足から1歩出すと想定した歩きはじめが図3である．

　左足を1歩前に出すためには，COG（重心）を右方向へ移動させ左足にかかる荷重を抜かなければならない．黒のCOGのラインがいったん右へ移動していることでも理解できる．COGが右に移動するということは，その反対側にCOP（床反力）が立ち上がっているということを意味する．赤破線のラインをみてみるとよく理解できるが，COGが右に移動するその少し前，無意識的に左足の踵部分にCOPが立ち上がっている．つまり，踏み出す0.1秒前に，出そうとしている左足が接地している床面を踏みつけるという筋出力が無意識的に行われているのだ．左足を持ち上げるどころか，いったん床を踏み込んでいるのである．この瞬間，我々は床を踏んでいるなどとは全く意識できない．むしろ，左足を持ち上げようとし

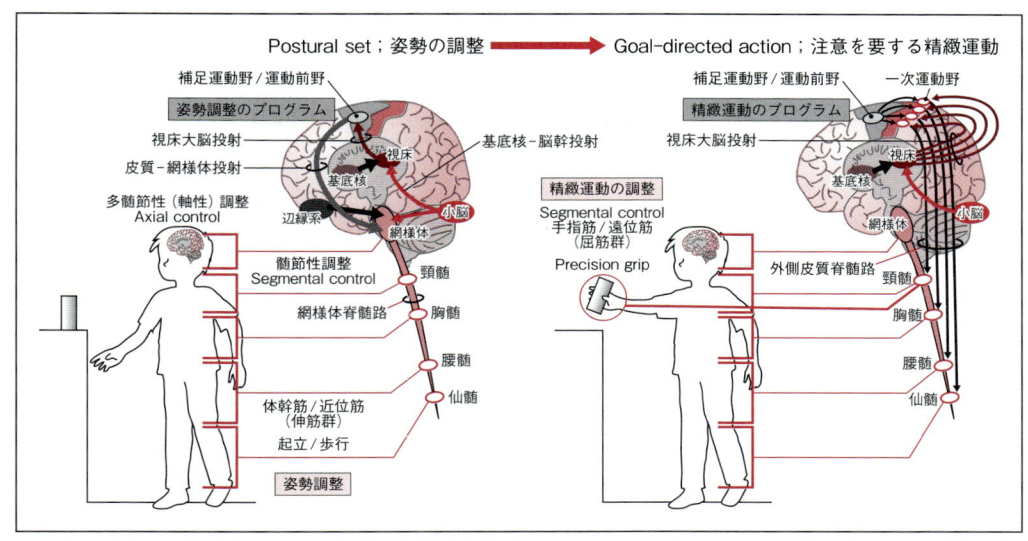

図1 先行随伴性姿勢調節（APA）

机上の物を取ろうと脳でイメージした段階で，主運動に先行して姿勢組織化システムが働き，来るべき身体動揺に備える．この先行する姿勢筋の補償作用を先行随伴性姿勢調節と呼ぶ．
「高草木薫：姿勢筋緊張の調節と運動機能．Clinical Neuroscience, 28（7）：735, 2010」より一部改変して引用

図2 APAの2つの構成要素

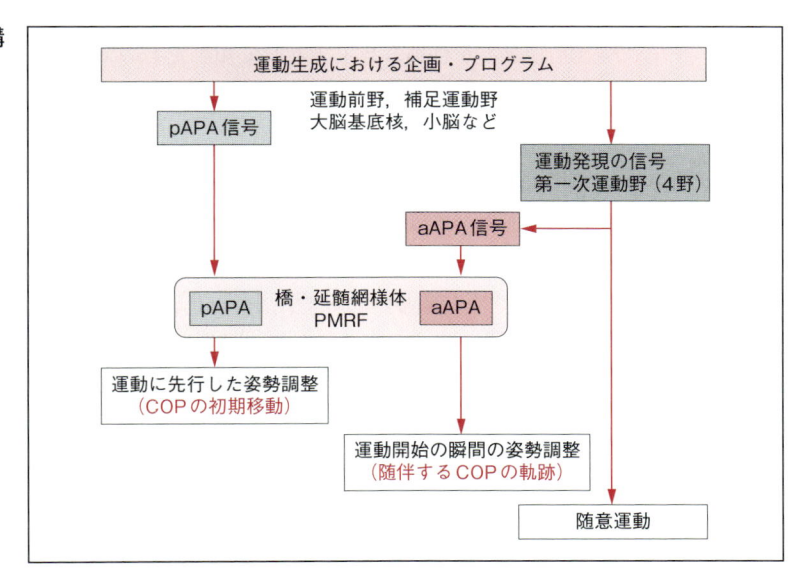

図3 歩きはじめ（左足から）

実線のラインがCOG，赤破線のラインがCOPの軌跡．

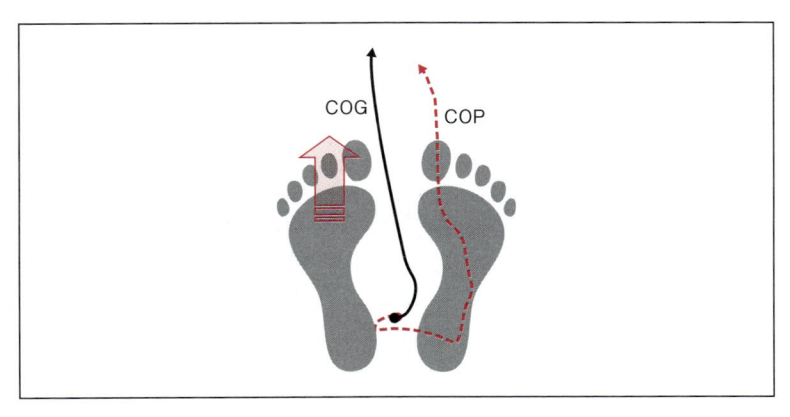

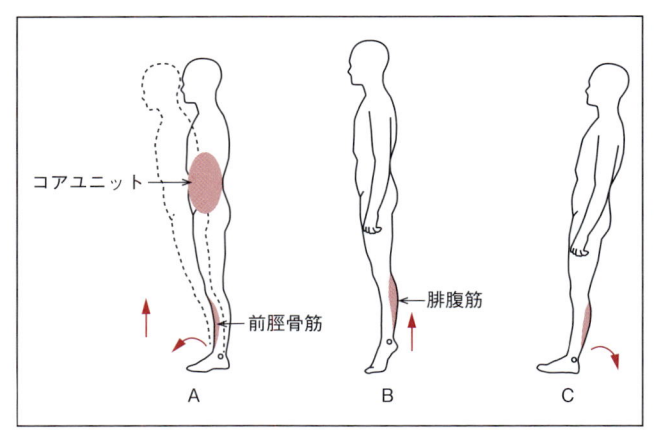

図4 立位姿勢からのつま先立ち

「山下謙智：第5章 随意・多関節運動の制御，多関節運動学入門［第2版］（山下謙智 編著），p75，2012，NAP」より一部改変して引用

「Yamashita N, Moritani T：Anticipatory changes of soleus H-reflex amplitude during execution process for heel raise from standing position, Brain Res, 490(1)：148-151，1989」，「Yamashita N, Nakabayashi T, Moritani T：Inter-relationships among anticipatory EMG activity, Hoffmann reflex amplitude and EMG reaction time during voluntary standing movement, Eur J Appl Physiol, 60(2)：98-103，1990」および「山下謙智：立位つま先立ち動作における初期重心位置が，反応時間および予測性姿勢調節に及ぼす影響，第12回日本バイオメカニクス学会大会論集 生体・運動のシステム：スポーツスキルの向上（永田 晟，第12回日本バイオメカニクス学会大会実行委員会 編），pp188-192，1995，杏林書院」を参考

ているだけである．中枢神経系は無意識の過程でこの筋出力を行っている．この，バイオメカニクスで現され，ベクトルによって表現可能な運動直前のCOPの初期移動こそ，APAの姿であり，APAが目にみえる力として現れたものである．中枢神経系のフィードフォワード・システムと表現されてきたAPAの本質は，運動開始前のCOPの初期移動である．

　つま先立ちからも良く理解できる（図4）．つま先立ちの主動作筋は腓腹筋である．腓腹筋はOKCで考えると足関節底屈に作用する筋であるため，立位姿勢から腓腹筋が働けば，図4のCのように，身体が後方へ傾くモーメントを発生させるはずである．しかし，我々は認知過程において「足関節底屈」ではなく「つま先立ち」という目的に変換するだけで，同じ主動作筋であっても全身の筋群が無意識的に組織化されて違う動作が生成されるのである．これがAPAシステムによるものであり，つま先立ちという運動がプログラムされた時点でいったん前方へ姿勢を崩し，COGを前方へ移動させている．つまり，COPが後方（踵部）から立ち上がる，COPの初期移動が起こっているのである．APAとCOPの初期移動は発現のフェーズ（相）が同一である．このとき，コアユニットや前脛骨筋の活動が先行して現れ，COPを踵部に立ち上げるためCOGが前方に移動して，その後に腓腹筋が働くことでつま先立ちという運動が実行される．コアユニットとAPAの関連性は後に述べる．

2. FeedforwardとFeedback

　APAは完全なるフィードフォワード・システムである．反応時間運動での潜時が脊髄反射より明らかに長いこと，大脳基底核や小脳や補足運動野の障害によりAPA活動が変容することから，その活動の振幅や主運動に対する先行時間が意図した運動の遂行に先行して上位中枢で決定されていることが示唆されている．つまり，APAは，経験や練習によって運動学習された内部モデルであり，中枢神経系に蓄えられている．運動自体からは，フィードバックを受けないシステムである．

　第5章でも「制御」について述べてきたが，フィードフォワード制御とフィードバック制

図5　スノーボード

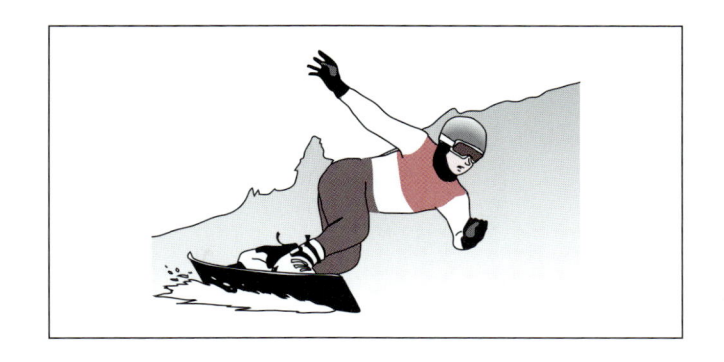

御の関係性について考えてみたい．従来から言われているフィードバック制御では，ずれていた分だけ，間違っていた分だけ修正するため，運動制御としてはこの方法だけでは間に合わないことが多いとされてきた．それに対して，フィードフォワード制御はあらかじめこうなるだろうと予測して制御すると言われている．熟練者は，フィードフォワード制御であるため，フィードフォワード制御がなければ運動は効率的ではない，内部モデルこそ運動の本質だという風潮さえある．確かに，運動を意識せず巧みに行えるということは，身体が反応する，覚えているという表現もできなくはない．体が覚えているとは，フィードフォワードモデル（結果から原因を推定する逆モデル）が覚えていることである．内部モデルとは，周りの環境の振舞いを，脳の中の神経回路網にネットワークモデルという形で表現して記憶することである．過去の経験によって手に入れたフィードフォワード制御の内部モデルは，基底核・小脳にあるとされている．学習前には，内部モデルが存在しないから，フィードバック制御を行う．学習が完成すると，内部モデルが形成されるから，そこからの指令によるフィードフォワード制御に切り替わる．目標をもち，それに近づいてゆこうとするフィードバック誤差学習によって脳内に内部モデルが形成される．その後は，これを使ってどうすればよいかが予測できる．

　この考え方が従来から言われてきた既成概念である．しかし，このようにはっきりフィードフォワード制御とフィードバック制御を分けて運動を考えてもいいのだろうか？ゲレンデを見事に滑降してくるスキーヤーやスノーボーダーたちは熟練した技術をもっているが，フィードフォワード制御だけなのか？（図5）．

　もう一度考え直さなければならないのが，本当にフィードバック・システムは遅いのか？という疑問である．イメージでは，小脳などに蓄えられている内部モデルと入ってきた感覚を照らし合わせて修正し，出力するといった過程が，非常に時間がかかると漠然と信じられてきた．しかし，入力された感覚が皮質に到達して出力変換され，筋収縮として現れる皮質反射はわずか0.05秒の潜時でしかない．図5のようなスノーボーダーは雪面から帰ってくる床反力情報などを常に検知してパフォーマンスを発揮している．雪面の凸凹によって多少バランスを崩してもすぐに立て直せる素早い反応もみせながら滑降している．その反応が0.05秒である．決して遅いと言い切れる反応ではない．巧みな運動とはフィードフォワード制御だけではなく，同時進行的にフィードバック・システムが機能していなければ成立しないのである．我々は，現在のフィードフォワード制御という考え方が全盛の治療業界において，フィードバック・システムの大切さ，巧みさを訴えていきたい．それが，自己組織化の考え方につながるからである．

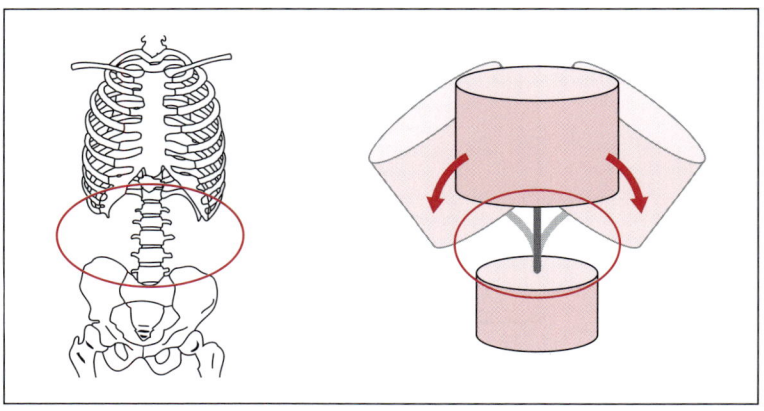

図6 コアスタビリティは運動の発電所
腹部周囲の骨格構造は脆弱だが，コアスタビリティによって安定化される．

「前角滋彦：コアスタビリティ．臨床実践 動きのとらえ方（山岸茂則 編），p198，2012，文光堂」より引用

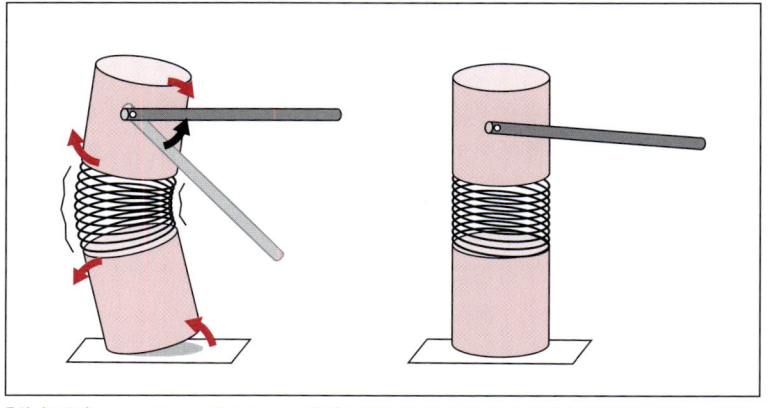

図7 主運動に先行するAPAシステムとしてのコアスタビリティ
コアスタビリティが活性化しなければ，左図のように上肢挙上などのパフォーマンスも発揮できない．右図のように安定化機構としての役割が先行することによって巧みな運動が実現する．

「前角滋彦：コアスタビリティ．臨床実践 動きのとらえ方（山岸茂則 編），p200，2012，文光堂」より引用

3. コアスタビリティとは？

　運動に先行するCOPの初期移動がAPAの本質である．そのCOPの初期移動を生成しているのが腹内側システム（系）と考えている．補足運動野・運動前野・大脳基底核・小脳などからのAPA信号は脳幹へ入力され，前庭系や網様体系などの腹内側システムによってコアスタビリティを中心とした筋群が働き，COPの初期移動をつくっている．

　コアスタビリティとは，体幹の安定化機構であり，すべての四肢運動の「エンジン」「発電所」などと称される（図6）．つまり運動が効率的に遂行されること，パフォーマンスが発揮できることはAPAシステムによるところが大きく，その正体がコアスタビリティであるといえる．コアスタビリティこそ，運動に先行する活動であり，APAシステムの発現であり，COPの初期移動である（図7）．

　コアスタビリティの大前提となるのは，上は横隔膜，下は骨盤底筋群，横は腹横筋，そして胸腰筋膜などの結合組織の連結である（図8）．筋膜などの結合組織で構成されているということは，身体の他部位に連結しているということになる．結合組織は，身体の構造をすべ

図8　コアスタビリティ

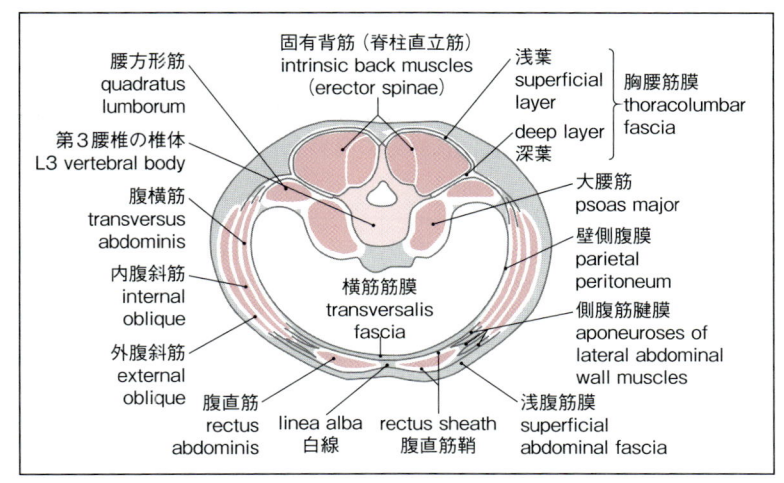

「Schünke M, Schulte E, Schumacher U：2.6 The Muscles of the Abdominal Wall：Anterior and Posterior Muscles, THIEME Atlas of Anatomy：General Anatomy and Musculoskeletal System（Ross LM, Lamperti ED eds.）, p129 D-b, 2010, Georg Thieme Verlag, Stuttgart」より一部改変して引用

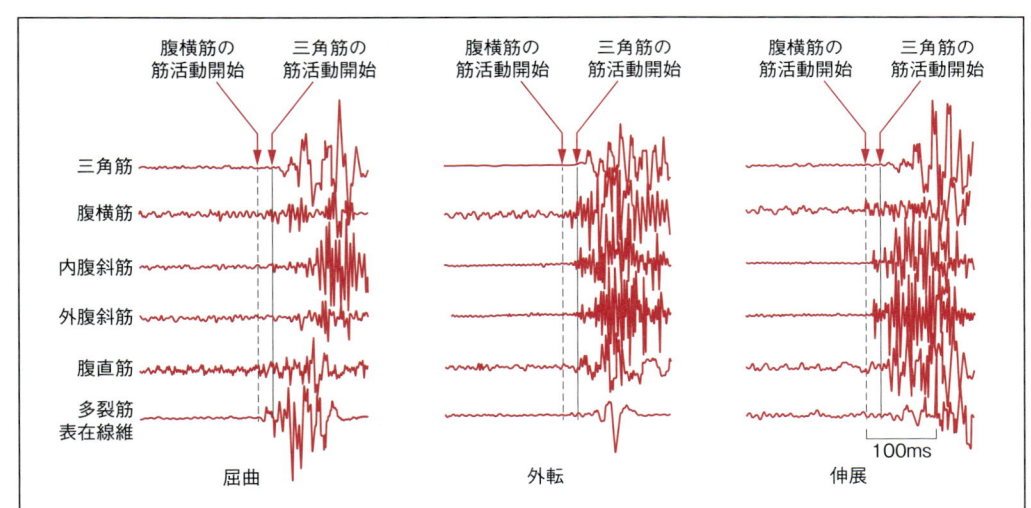

「Hodges PW, Richardson CA：Feedforward contraction of transversus abdominis is not influenced by the direction of arm movement, Exp Brain Res, 114（2）：364, 1997」より一部改変して引用

図9　上肢活動に先行する腹横筋の活動

「代表例の肩関節屈曲，外転，伸展時における腹筋群（腹直筋 RA，外腹斜筋 OE，内腹斜筋 OI，腹横筋 TrA），多裂筋表在線維 MF，三角筋 deltoid の筋電活動．
三角筋の筋電活動の開始を実線で示し，腹横筋の筋電活動の開始を破線で示す．三角筋や他の体幹筋群の筋活動に先行して腹横筋の筋活動がみられることに注意せよ．また，上肢の運動方向によって腹直筋，外腹斜筋，内腹斜筋，多裂筋表在線維の活動開始順序が変化することに注意せよ．」
「Richardson C, Hodges PW, Hides J：第2章 腰椎骨盤の安定性：バイオメカニクスとモーターコントロールの機能的モデル，腰痛に対するモーターコントロールアプローチ（齋藤昭彦 訳），p19, 2008, 医学書院」より引用

て連結させる唯一の組織だからである．例えば，コアスタビリティが低下すれば，大腿筋膜の緊張も低下してしまう（第4章，図4）．そこで，四肢の筋力トレーニングを必死に行っても，問題は解決しないことが良く理解できる．コアスタビリティを活性化することによって，

同時進行的に股関節外転筋群の活動も促通することがよく観察される．

　ここで上肢活動に先行する腹横筋の研究データを示す（図 9）．肩関節屈曲，外転，伸展の主動作筋に先行して腹横筋の活動が現れている．これが APA システムによるものであり，上肢活動という外乱に対して姿勢を補償する COP の初期移動をつくっている．

4. APA 減衰要件

　APA システムの機能的意義とは，主運動の遂行前に生じるであろう重心動揺を見越し前もって姿勢を調節することである．また，主運動を生じさせるために姿勢平衡を崩す方向へも働く．そして，単なる姿勢補償だけでなく，来るべき主運動の運動成果，運動パフォーマンスを高めるための機能も有している．人は，生まれ落ちてから COP と COG を一致させ続けることなど不可能であるから，常に APA システムは働いていると考えられるが，運動パフォーマンスの低下が認められる症例は，この APA システムが消失していないまでも，かなり減衰していると推察できる．

　APA はある要件を満たすと減衰してしまう．中枢神経系がそれほどフィードフォワード・システムを必要としない，以下の 4 つの場合である．APA の減衰はコアスタビリティ，いわゆる腹内側系システムの減衰を意味する．

① 外部の固定されたバーを握ったりした堅固な姿勢

　手すりなどに捕まって運動する場合，その部分で安定性を補償できるため，大きな外乱は起こりにくい．つまり，外乱を補償するフィードフォワード・システムは必要なくなるため，APA は減衰する．というより，出現しなくとも運動は達成されることを中枢神経系が把握しているのである．症例がベッドの手すりや平行棒などにしがみついて運動をする場合も同様に APA は減衰する．

② 細い梁の上など，きわめて不安定な状態で運動した場合

　この運動は，COG の真下に COP を入れ込む，一致させる作業である．運動というより姿勢保持がその主目的となる．つまり，COG と COP を一致させて運動を停滞させる方略といえる．この COG と COP の一致感覚が APA のダウン・レギュレーションの感覚となると，我々は考えている．一見静的な姿勢にみえても，COG と COP が一致することは不可能であり，わざわざ一致させる方向へ運動制御していくことはナンセンスである．姿勢も運動と捉え，動的安定を目指すべきである．片脚立位でホッピングしたり，遊脚側を動かすことによって，運動を遂行する目的ならばむしろ APA システムはアップ・レギュレーションするであろう．例えば，体操選手の平均台競技は，すばらしい APA システムの成せる業であるといえる．

③ 上肢活動などを伴わない，静的座位

　車いすのバックレストに寄り掛かっているような座位姿勢は，COG と COP が限りなく一致しているため APA システムは減衰する．一見，抗重力姿勢にみえるが，実のところ体幹筋群の活動はほとんどない．むしろ，体幹の屈曲傾向を助長する恐れがあるため注意したい．ただし，目的が循環動態の安定などにある場合，車いす座位も有効である．上肢活動が伴う場合，それが外乱となるため，補償作用である APA は賦活する．

④ 身体内部において，努力的過剰筋活動による固定部位がある場合

中枢神経系には相反抑制という機能がある．グローバル筋や末梢部位を過剰に使うことによって，相反的にローカル筋は抑制されることになる．つまり，腹内側システムの抑制である．APAが減衰することを示す．逆に，APAが賦活することで努力的過剰筋活動を軽減することも可能である．

5. APA setting

APAという，中枢神経系の内部モデルに基づいたフィードフォワード・システムは，我々臨床家は手出しできない．なぜならば，その発現自体は中枢神経系の振舞い以外の何物でもないからである．しかし，COPの初期移動という，バイオメカニクスで現される力であるならば，いかにして効率よくAPAを発現させることができるかという難題に立ち向かう糸口は模索できるかもしれない．

人が母親から生まれ落ちた瞬間から，この地球上ではフィードバックというシステムが常に働いている．熟練を増すことによって，このシステムもかなりのスピードで運動を修正できることがわかってきている．そして，内部モデルによるAPAシステムが発達とともに完成するが，そのフィードフォワード・システムの前には，いや同時進行的にフィードバック・システムは働いている．つまり，フィードバックとフィードフォワードは，鶏が先か卵が先かという問答に現されるくらい難解である．そして，実は非常にお互い協調したシステムであるということがわかってきた．それは，**APAシステムとは，運動開始準備中の外的環境に応じ，姿勢調節量を見積りセッティングした後に発現される**という事実である．例えば，上肢挙上という課題ならば，上げようとする直前の姿勢，つまり，その時の立位姿勢であったり座位姿勢の状況に応じて，次の上肢挙上という運動の外乱に対して，運動が遂行できるように姿勢をどれくらい調節すればいいかを見積り，設定した後に発現されるのである．その見積りは，運動準備中の姿勢からのフィードバック情報を参照している．であるならば，APAシステムへは，運動準備状態の身体に対する感覚入力によって干渉可能ということである．我々臨床家の感覚入力によってAPAの出現量を変化させることができる事実を，臨床的法則性の中で発見した．それを**APAセッティング**と呼ぶ．APAセッティングには種々の感覚情報（特に前庭感覚・体性感覚・視覚）が貢献している．我々は，どのような感覚を入力すればAPAは賦活するのか，減衰するのかを法則性の中で導き出した．並進バランステスト（⇒ CHECK！）などのパフォーマンステストは，腹腔内圧を規定する要因の1つであるコアスタビリティのスクリーニングに適しているが，外乱を与えることによって身体のバランスを評価しているため，その中身は，実はAPAの簡易評価と言えるのである．パフォーマンステストの結果が良好となるような感覚こそAPAを賦活する感覚である．その感覚入力を駆使することがAPAセッティングであり，BiNI Approachの1手段である．APAを賦活するBiNI Approachによって，我々の治療は一気に飛躍する．

> CHECK! 山岸茂則：関節障害編，臨床実践 動きのとらえかた（山岸茂則 編），pp84-85，2012，文光堂

Column

並進バランステストの臨床的意義と信頼性

倉島尚男

1. 体幹機能に対する評価

臨床において体幹機能低下により問題が生じていることを経験することは非常に多い．しかし，簡便に体幹の安定性を評価する方法で確立しているものは見当たらない．今回，簡便に体幹安定性評価を行える『並進バランステスト』(村上ら)(⇒ CHECK！①)を使用した研究を行い，並進バランステストの臨床的意義と信頼性について報告する．

> **CHECK!** ①村上成道：スポーツ障害の評価と治療の基本的考え方，実践 MOOK 理学療法プラクティクス 運動連鎖〜リンクする身体(嶋田智明，他編)，pp24-32，2011，文光堂

2. 並進バランステストの臨床的意義

臨床的に，上下肢関節可動域制限や筋力低下，疼痛などが生じている場合，並進バランステストを行うと問題が生じている同側に低下が認められることが非常に多い．それらを改善することで並進バランステスト結果も改善が得られることから体幹機能と四肢を中心とした機能が密接に関係していることが伺える．臨床において胸椎可動性練習(図1)後に股関節外転筋力(以下外転筋力)・体幹安定性が向上することを経験したので今回胸椎可動性練習後に外転筋力，体幹安定性にどのような変化があるかをハンドヘルドダイナモメーター(以下HHD)による外転筋力評価，並進バランステストにより体幹安定性評価を行い検討した．方法として，①安静臥床(以下安静群)，②股関節外転運動(以下外転群)，③胸椎可動性練習(以下胸椎群)の3つの課題を行い，その前後でHHD，並進バランステストにより評価を行い各課題により外転筋力・体幹安定性にどのような変化がみられるか調べた．結果は，各課題で外転筋力の変化には有意差はみられなかった．体幹安定性は胸椎群が他群に比べ有意に向上した(図2)．これは固定部位と過剰運動部位の関係を考えると理解しやすい．胸椎群により上部体幹の固定部位が改善され過剰運動部位となっていた下部体幹の安定性が引き出された結果，体幹安定性の改善につながったと考えられる．

> **CHECK!** ②倉島尚男：胸椎可動性練習と体幹安定性，股関節外転筋力との関係，日本赤十字リハビリテーション協会誌，28：72-73，2014
> **CHECK!** ③山岸茂則：関節障害編，臨床実践 動きのとらえかた(山岸茂則 編)，pp77-90，2012，文光堂

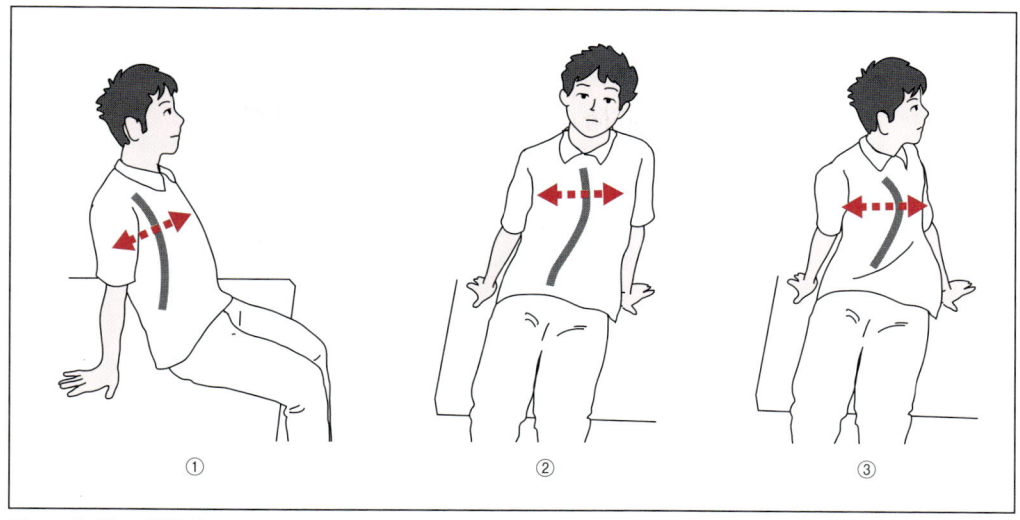

図1　胸椎可動性練習
端座位で両手を骨盤の後方につき，①胸椎前後彎運動，②胸椎側屈運動，③胸椎回旋運動を各10回行う．

図2　並進バランステストの変化
各課題前後における並進バランステストの変化を向上，変化なし，低下の3段階で評価した．結果は胸椎群が他群に比べ有意に向上が得られた．
（⇒ CHECK！② p73 より引用）

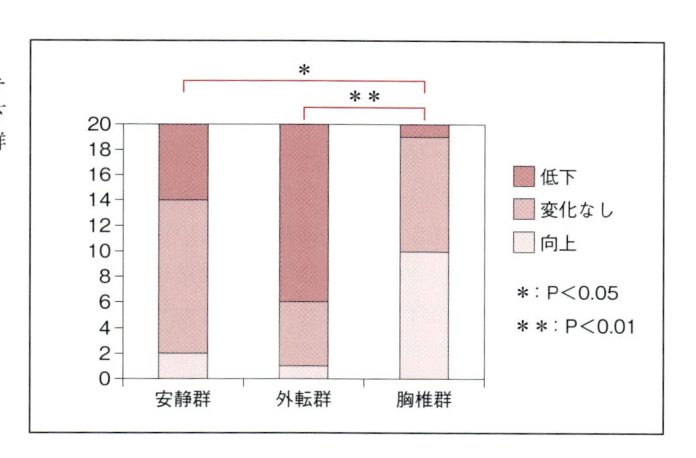

　また，体幹や上下肢の近位筋による姿勢調整における神経機構として腹内側系の働きがあるが，腹内側系の賦活には固有感覚を中心として構成される身体図式が重要となる．胸椎運動により拡大した可動性が感覚刺激となり良好な身体図式を構成し腹内側系を賦活し姿勢調整が向上したとも考えられた．一方で，外転群の体幹安定性が有意に低下していることから過度な努力的運動は体幹安定性を低下させることが示唆された．

> **CHECK!** ④高草木薫：大脳基底核による動きの制御，臨床神経学，49（6）：325-333，2009

3. 並進バランステストの信頼性

　前述のように並進バランステストは簡易に行える体幹安定性評価だが信頼性に関して検討されていない．今回，並進バランステストの手順・判断基準を統一し信頼性の検討を行った．

Column

表1 並進バランステストの判断基準

Score	負荷量	判断基準
0	0kg	開始姿勢が保持不可
1	5kg 以下	開始姿勢保持可能．Score1 の負荷量に対し姿勢保持不可
2	10～15kg	Score1 の負荷量に対し姿勢保持可能．Score2 の負荷量に対し姿勢保持不可
3	20～25kg	Score2 の負荷量に対し姿勢保持可能．Score3 の負荷量に対し姿勢保持不可
4		Score3 の負荷量に対し姿勢保持可能

各 Score の負荷量を HHD もしくは体重計などで繰り返し練習し設定した負荷量の範囲内で行えることを確認しておく．

被験者は男女 20 名とし，1 被験者に対し 2 名の検者が評価を行った．A 検者は 1 被験者につき 2 回測定し，B 検者は 1 回行いその結果を基に検者内信頼性，検者間信頼性を kappa 係数にて評価した．結果は k＝0.786 と高い検者内信頼性が示された．しかし，検者間信頼性は k＝0.337 と十分な信頼性が認められなかった．その後の検討で同一の手順・判断基準で行っても検者の身長，性別，体重，筋力などによって加える力に差が生じていたことが確認されたため HHD を使用し加える圧力を数値で段階づけし統一した（表1）．その後検者は繰り返し練習を行い HHD を使用しなくても正確に圧力がかけられることを確認して再度検者間信頼性の検討を行った．その結果検者間においても k＝0.741 と高い信頼性が得られた．これらの研究により並進バランステストは検者内，検者間ともに再現性のあるテストであると確認できた．今後，筋電図を用い並進バランステスト時に体幹筋がどのように働いているのか，低下している場合は何が問題になっているのかなどを評価し並進バランステストがより汎用性の高い評価になるようにしていきたい．

CHECK! ⑤荒井康祐：座位並進バランステストの検者内間信頼性，検者間信頼性の検討，第40 回日赤リハ学会抄録集，p36，2013

8 人という構造体の性質

荒井康祐

1. 組織の性質

　宇宙空間に存在するすべての物体には，必ず性質というものが存在する．『柔らかい』，『硬い』，『ツルツルしている』，『ネバネバしている』といった性質のおかげで，我々は日々の生活が送れている．この性質は『硬度』，『弾性』，『粘性』と大きく3つに分けられる．ここでは，それぞれの特性について述べていく．

1) 硬度

　硬度とは文字どおり物体の硬さのことである．しかし，日常生活において『硬い』，『柔らかい』と，頻繁に使用される言葉であるが，機械工学的には定義の仕方によって，『硬さ』の意味合いも変わるほど多種多様で複雑である．詳細は専門書に譲ることとし，ここでは硬度が高いという場合，『物体が外力を加えられたときの変形がしにくい状態』と定義する．物体に外力を加えたときに変形がしにくいということは，その外力が物体に与えたエネルギーはそのまま返ってくるため，反力が大きいということになる．立位を例にとって考えてみると，もし床が底なし沼のような柔らかい状態であれば，そのまま沈んでいくことは理解にかたくない．その場で立位を保持できるのは，床が硬く，体重と同じ力で身体を足底から押し返してくれているためである．そのため，床は『硬度が高い』ということになる．硬度が高ければ，変形がしにくい状態となるため，この後に述べる弾性に大きな影響を与えることとなる．

2) 弾性

　弾性(elasticity)は，『ある一定の範囲内で力を加えると変形するが，力を取り除くと元の形に戻る性質』と定義される．『力を加えると変形し』，『力を取り除くと元の形に戻る』，この2つがあてはまるものが弾性である（図1a）．弾性の状態から『力を加えると変形し，その力を取り除いても元の形に戻らない』状態になったものを塑性（図1b）という．身近なものでわかりやすいものがばねである（図2）．ばねをある一定範囲の力で押しつぶしたり，引っ張ったりしても，その力を取り除けば元の形に戻る．この戻ろうとする力が大きければ弾性係数が高いということになる．しかし，ある一定範囲の力を超えて引っ張ると，ばねは元の形には戻ることができなくなる．この状態を降伏と呼び，塑性状態となる．この弾性という性質は，それ自体が運動を生成しうる力となるため，非常に重要なものとなってくる（第9章参照）．

第8章

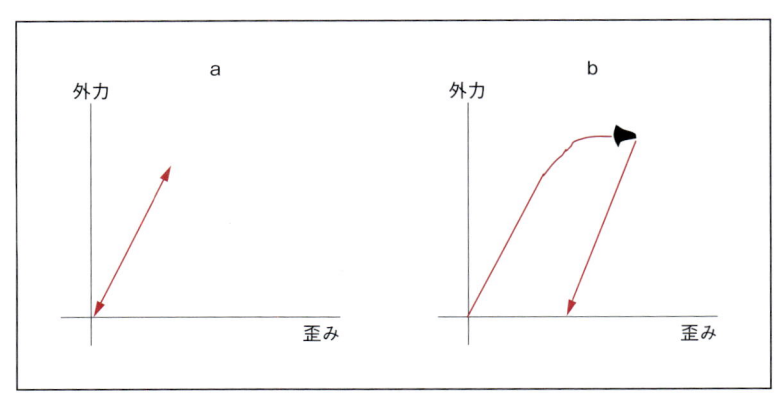

図1　弾性(a)，塑性(b)

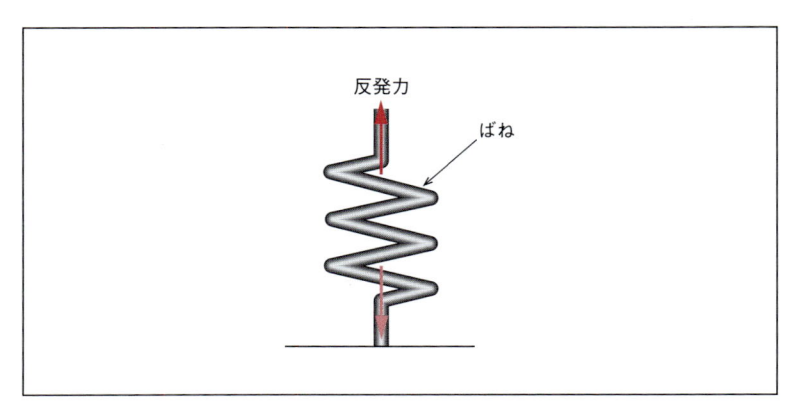

図2　弾性の代表例

3) 粘性 (viscosity)

　粘性とは，『物体に外力を加えると力の方向に変形が生じ，その外力を取り除くと変形が停止するのみで元の形には戻らない性質』である．また，粘性の特性には，『速度に依存した摩擦力の変化』がある．これは，早く動かすほどより強い抵抗感を感じるというものである．このことを簡単に感じられる方法として，お風呂のお湯をかき混ぜるときを思い出してほしい．お湯の中で速く水を混ぜるときとゆっくりとかき混ぜるときでは，速く動かそうとしたときの方がより強い抵抗感を感じる．また，ピストルで弾丸を撃った際，地上であれば目に見えない速度で飛んでいくが，水の中で撃った場合は，加速を失い，すぐ目の前で弾丸が落ちる（YouTubeで検索）．これは，水には粘性があり，弾丸の速度が速く抵抗が大きくなるためである．また，温度依存性が存在し，一般的に液体の粘性は温度の上昇に伴い低下し，気体の粘性は温度の上昇に伴い上昇する．

4) 骨格筋における弾性と粘性の特性

　以上のように，組織の性質には弾性と粘性があり，この両者の程度が硬度という形で表れてくる．また，弾性と粘性はすべての物質に備わっている．
　図3は，筋の弾性と粘性をモデルにしたものである．筋に張力が加わった場合，容器内の粘性流体は急激な変化に対応することができず，まずばねが引っ張られ伸ばされる(a)．その後，伸張されたばねは元の状態に戻ろうとするため，容器内のばねの先端が縮む方向へ

図3 Maxwellモデル

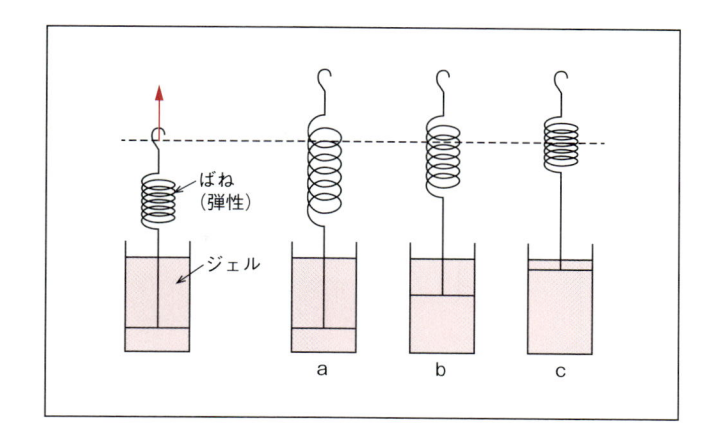

ばね（弾性）
ジェル
a　b　c

ゆっくりと移動し始める（b）．最終的にはばねは元の状態に戻る（c）．このように，骨格筋は弾性，粘性の両者の特性により，急激な筋長変化や張力変化に対応をしている（⇒ CHECK！①）．

> **CHECK!** ①板野裕洋：骨格筋の柔軟性とその要因，理学療法，30（2）：217-226，2013，メディカルプレス

Reference　粘弾性？

粘弾性とは，一般的には流体がもつ粘性と固体がもつ弾性を併せもつ状態で『外力を加えれば変形が生じ，外力を取り除けばある程度元の状態に戻るが完全には元の状態には戻らない』性質をいう．骨格筋は血液，基質などの液体とその他の固体から構成されているため，粘弾性と使われるが，弾性とは，『外力を加えれば変形が生じ，外力を取り除けば元の状態に戻る性質』，また，粘性は『外力を加えれば変形が生じるが，外力を取り除いても元の状態には戻らない性質』，と両者は全く異なった性質である．そのため，統合的運動生成概念では，弾性と粘性はそれぞれ別のものとして捉えている．

なるほど　触診の注意点

臨床において，『ここが硬いのがわかる？』，『ここですか？』（力を込めてグリグリ…），といった場面は想像に難くないであろう．しかし，粘性の『速度に依存した摩擦力』のことを考慮すれば，ゆっくりと同速度で触診することは，深部の組織を触診する上で非常に大切になってくる．

2. 並列弾性要素と直列弾性要素

骨格筋には，収縮要素，非収縮要素（直列弾性要素，並列弾性要素）が存在する．収縮要素とは，蛋白分子であるアクチンフィラメントとミオシンフィラメントからなり，脊髄からのインパルスによって，互いの相互作用により筋収縮が起こる筋線維である．これに対し，

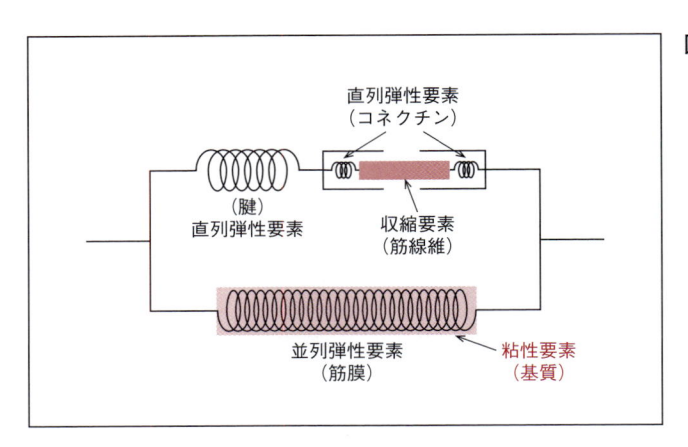

図4　筋の力学的モデル

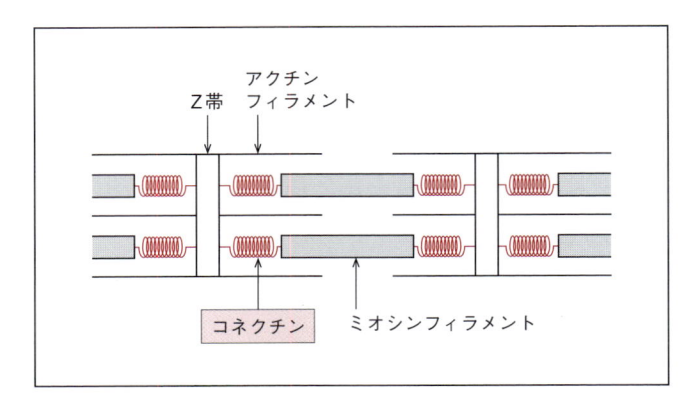

図5　コネクチン
Z帯とミオシンフィラメントをつなぎ，その位置調整としての役割がある．

　非収縮要素（直列弾性要素，並列弾性要素）は，それ自体は自ら収縮することはできないが，筋線維の収縮に伴い，受動的に張力を発生させることができるものである．そのため，収縮要素のみで運動は行われているわけではなく，効率よく運動を行うためには，非収縮要素は必要不可欠なものであることを理解しておく必要がある．図4は筋の力学的モデルである．直列弾性要素は筋線維に対して直列に存在し，並列弾性要素は筋線維に対して並列に存在している．また，結合組織内の基質は粘性要素として存在している．

1）直列弾性要素

　筋における直列弾性要素は，腱とコネクチン（タイチンともいう）である．腱のコラーゲン線維は，筋の長軸方向に沿って走行しており，Ⅰ型コラーゲンの含有量が多いため，筋の長さが変化しても腱自体の長さの変化は乏しいが，弾性，粘性を有している．コネクチンとは，筋節の中のZ線からミオシンフィラメントに存在し，ミオシンフィラメントを筋節中央に位置させ，筋節長を調節している（図5）．

2）並列弾性要素

　骨格筋における並列弾性要素は筋膜である．筋は，1本1本の筋線維が筋内膜（柔軟性に富んだ疎性結合組織）に包まれ，その群は筋周膜によって包まれている．さらにその群が集

図6 骨格筋の構造

「Gartner LP, Hiatt JL：8 Muscle, Color Textbook of Histology 2nd Ed., p157 Figure 8-2, 2001, WB Saunders, Philadelphia, PA」より一部改変して引用

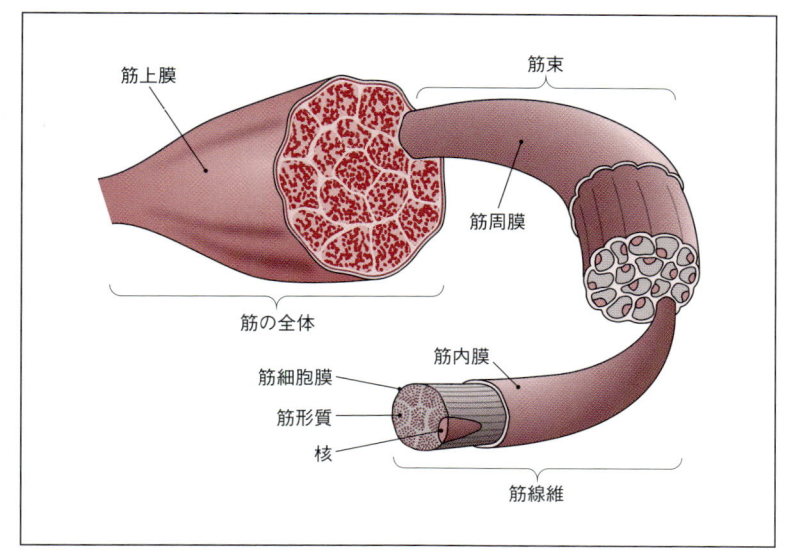

図7 筋小胞体・T管の構造

筋線維を覆っている灰色の網目状のものが筋小胞体，筋小胞体に挟まれ，筋線維を横断している赤いものがT管である．

「Hansen JT, Koeppen BM：Skeletal Muscle, Netter's Atlas of Human Physiology（illustrations by Netter FH），p55，2002，WB Saunders, Philadelphia, PA」より一部改変して引用

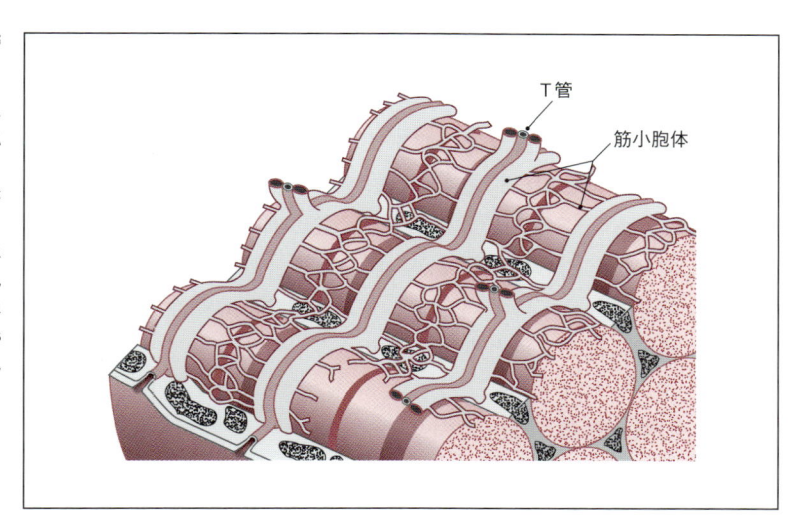

結し，1つの筋を構成し，すべてを1つに包み込んでいるものが筋上膜（被覆筋膜）である．この筋内膜，筋周膜，筋上膜が筋における並列弾性要素である（図6）．

さらに，図7は，1本の筋線維を拡大したものである．筋原線維を横断するように横に走行しているものがT管である．T管とT管の間にあり，筋フィラメントを包み込むように覆っている網状のものは筋小胞体である．筋収縮が起きるためには，神経筋接合部からアセチルコリンが放出されることによって電位が生じ，その電位がT管を伝わり，筋小胞体を刺激することによって，Caイオンが放出され脱分極を起こす必要がある．逆に，弛緩（過分極）するためには，CaイオンがCaポンプによって筋小胞体へ戻されなければならない．Caイオンが放出される際は，エネルギーは必要ないが，Caポンプによって筋小胞体へ戻す場合はエネルギーが必要となってくる．このエネルギーは血流によって，組織の隅々まで運ばれるため，硬度が高いと血流が悪くなり，エネルギーが運搬されづらくなる．また，組織の硬

第8章

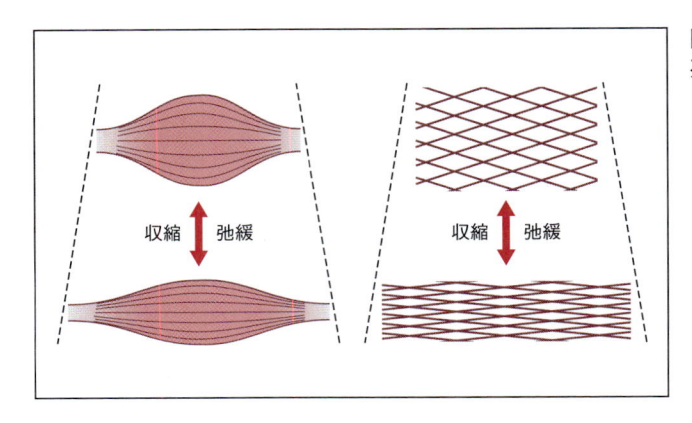

図8　収縮・弛緩に伴う筋膜の配列変化

度が高ければ，収縮や弛緩にも影響を与える．筋線維と並行して走っている弾性を有する構造体はすべて並列弾性要素であるといえよう．

筋膜は，膠原線維（コラーゲン）とエラスチンを主要成分とする弾性線維，そして基質で構成される細胞外マトリックスと細胞成分からなり，それらが三次元的に組み合わさり，網目状の構造となっている（図8）．コラーゲンは，Ⅰ～Ⅴ型まで存在し，そのタイプによって柔軟性が異なっている．そのため，含有量の違いにより，組織の柔軟性も異なってくる．筋上膜は太く線維束をなすタイプⅠコラーゲンが多く，柔軟性に乏しい構造となっており，筋内膜は細く線維束をなさないタイプⅢコラーゲンを多く含んでいるため，柔軟性に富んでいる（⇒CHECK！①）．図8は，筋が伸張・弛緩をした際の筋膜内の線維の配列変化を簡略的に示したものであるが，筋の伸張・弛緩に伴い，形状を変化させることによって組織に柔軟性を与えている．エラスチンは非常に柔軟性に優れており，同面積のゴムに比べて約5倍の伸張性があるとも言われている．

3）細胞外基質（細胞外マトリックス）

図8のような柔軟性のためになくてはならないものが，細胞外基質（細胞外マトリックス）である．組織は上皮組織，結合組織，筋組織，神経組織に分類されるが，すべての組織が細胞と細胞外基質から構成されている．図9の写真は，疎性結合組織を光学顕微鏡で見たものであるが，太い線維がコラーゲンで，細い線維がエラスチンである．そして，その周囲の間隙を埋めるようにある白い部分がすべて基質である．

この基質は，水，プロテオグリカン，グリコサミノグリカン，接着性糖蛋白から構成される．プロテオグリカンとは，コア蛋白に結合蛋白質を介してグリコサミノグリカン（glycosaminoglycan：GAG）鎖を共有結合した複合体（図10）であり，コラーゲン線維網の間隙を満たしている．GAGには，ヒアルロン酸，コンドロイチン硫酸，ケラタン酸などがあるが，近年，このうちのコンドロイチン硫酸がマイクロカレント（微弱電流）に反応を示すのではないかといわれており，美容や物理療法でも取り入れられている．このマイクロカレントは生体内にも存在する．スマートフォンを指1本で操作が可能であったり，冬場にドアノブを触って静電気が起こるのもそのためである．コンドロイチン硫酸がマイクロカレントに反応するのが事実であるならば，治療における大きな一助となりうる．

さらに基質はゾルの性質をもっている．ゾルとは，『液体を分散媒とするコロイド』と定

図9 疎性結合組織を光学顕微鏡でみた写真

細い線がエラスチン，太い線維がコラーゲン，周囲の白い部分が基質である．
「Gartner LP, Hiatt JL：6 Connective Tissue, Color Textbook of Histology 2nd Ed., p111 Figure 6-2, 2001, WB Saunders, Philadelphia, PA」より引用

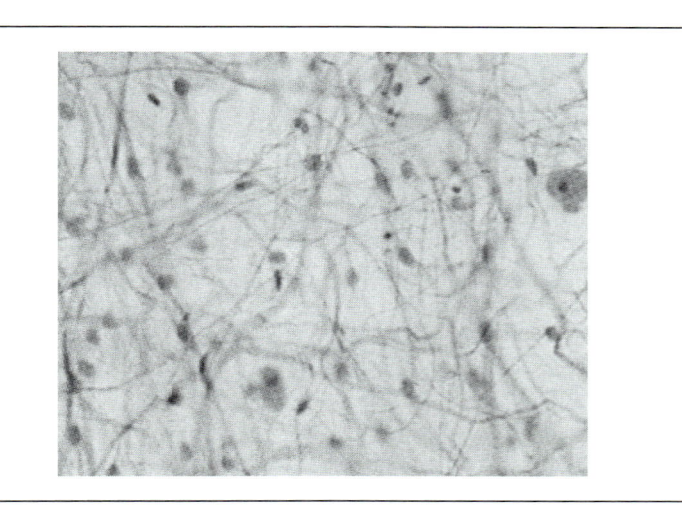

図10 グリコサミノグリカン(GAG)鎖

「Gartner LP, Hiatt JL：4 Extracellular Matrix, Color Textbook of Histology 2nd Ed., p74 Figure 4-3, 2001, WB Saunders, Philadelphia, PA」より一部改変して引用

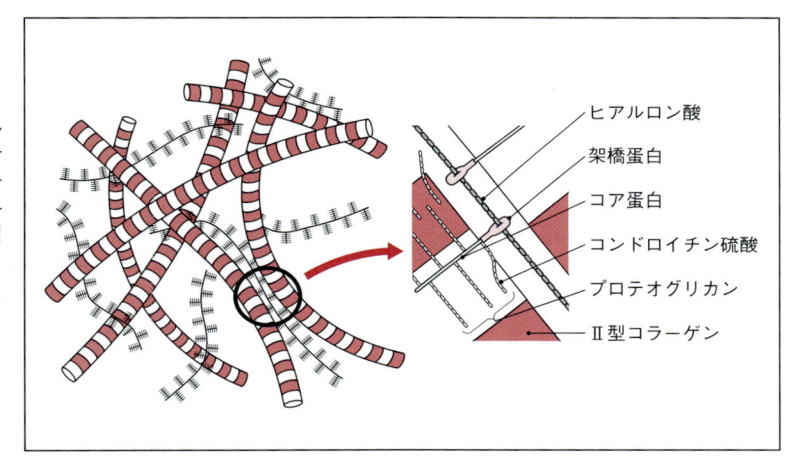

義されている．牛乳や固まる前のゼリー溶液などがこれにあたる．ゾルがゼリー状になったものがゲルであるが，例えば，こんにゃくやゼリーといったものは，溶液を冷却することによってゲル化させたものであるといえる．すなわち，ゾルは流動性をもつが，ゲルは流動性をもたない．正常な基質はゾル状のため，組織に柔軟性を与えているのである．

図11は，ラットを不動にし，その後の線維の変化を示したものである．はじめは筋線維に対して縦走しているコラーゲン線維が，不動が進むにつれ，次第に走行が乱れ始め，密度が濃くなり，クロスブリッジを引き起こすようになる．このように組織は，不動の状態が長期間続くと変容を起こす．密度が濃くなるということは，その間隙を占める基質は窮屈になり柔軟性を失うということにつながる．

また，図12は同じように一定期間不動にしたときのGAGのヒアルロン酸の含有量の変化を示したグラフである．その結果，不動群ではヒアルロン酸の含有量が増加するとの報告がされている（⇒ CHECK！②）．一般的にヒアルロン酸は肌の張りやアンチエイジングのためにいいイメージがあり，皮膚においては栄養運搬や柔軟性の維持，また関節液としては潤滑性の保持に重要な役割を果たしている．しかし，過度に増加すると基質の粘性が高まり，

第8章

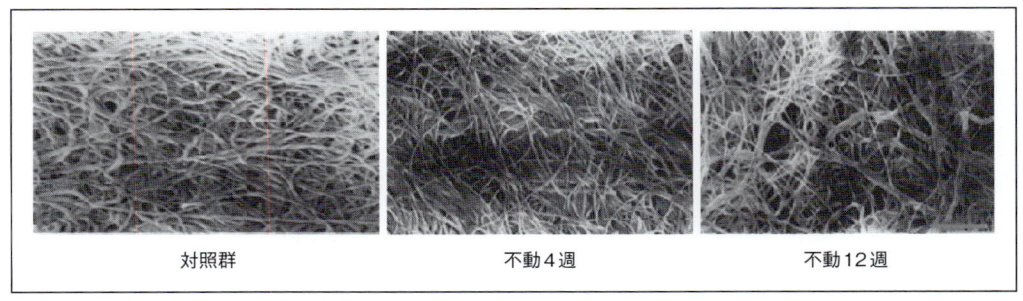

図11 不動期間に伴う組織の変化
対照群では，コラーゲン線維の多くは筋線維に対して縦走しているが，4週目以降は，多くのコラーゲン線維が筋線維に対して交叉するように走行している．
(⇒ CHECK！② p721 より引用)

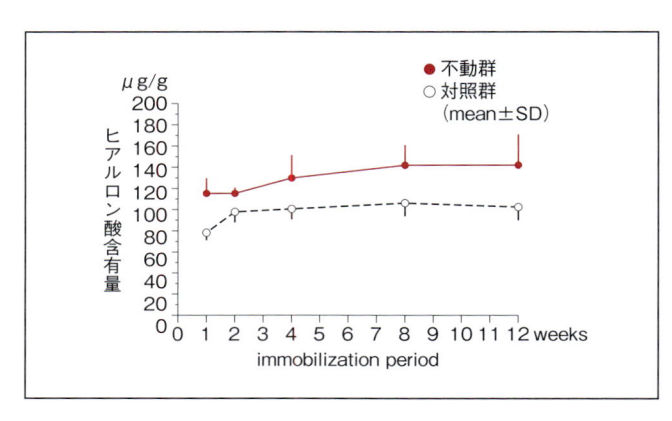

図12 不動に伴うヒアルロン酸含有量の変化
(⇒ CHECK！② p723 より引用)

線維の動きを阻害する原因となる．つまり，ゾル状からゲル状に変化が起きる．このヒアルロン酸を分解する酵素はヒアルロニダーゼであり，炎症時に活性化すると言われている．そのため，近年では，老化や病的状態においてヒアルロニダーゼの活性化が予想される場合，投薬によってヒアルロニダーゼの活性化を抑制させるような試みもされている．しかし，不動などによりヒアルロン酸含有量が増加した場合においては，逆にヒアルロニダーゼを活性化させ，ヒアルロン酸の分解を促進させる必要があると考えられる．このヒアルロニダーゼもマイクロカレントや熱に反応するのではないかとする見解がある．このことも事実であるならば，先にも述べたように，我々の生体はマイクロカレントや遠赤外線をもっているため，この性質を変えられるということになる．言い換えれば，ヒアルロン酸の含有量を徒手的にコントロールできる可能性があるということになる．

> **CHECK!** ②沖田 実，中野治郎：結合組織の構造・機能の研究と理学療法，理学療法，20(7)：719-725, 2003, メディカルプレス

9 内なるパワー?! ポテンシャルエネルギー

荒井康祐

　身体に運動を起こさせうる力には，外力と内力の2つが存在する．外力とは，身体外部から加えられる力であり，重力，反力，慣性力，水や空気による抵抗などがある．身体重心を移動させる力である．そして，内力（身体内部で生じる力）には2つ存在する．まず1つ目は，筋線維が収縮することによって生じる力である．そしてもう1つは，腱，筋膜，関節包，靱帯など弾性を有する非収縮要素によって生じる力である．

1. 衝撃緩衝

　我々は，何十kgも質量のある身体（ときには重い荷物を持つとそれ以上になるが）を自由自在に動かすことが可能であるが，地球上で活動している以上，重力の影響によりときには体重以上の衝撃が身体に加わっていることになる．しかし，よほど強い衝撃でもない限り，身体に影響を及ぼすことはない．それは，身体には衝撃緩衝というすばらしいシステムが備わっているからに他ならない．

　力は質量と加速度を掛け合わせたものであり，『$F=ma$』という簡単な式で表すことができる．しかし，運動を考えた上で，単純でありながら，非常に重要なものである．身体では質量は体重にあたるため，即座に変化させることはできない．しかし，加速度を変化させることは可能である．加速度というものは，単位時間あたりにどれだけ速度が変化したかということである．例えば，時速10kmで走り続ける車は加速度0である．しかし，止まっていた車が動き出すとそこには加速度が生じる．つまりは速度が変化するということである．速度が上がれば，正の加速度，速度が下がれば，負の加速度となる．5分間で時速100kmと3分間で時速30kmでは，5分間で時速100kgとなる方が加速度は大きい．5m離れたところから時速10kmと，100m離れたところから時速100kmで，硬式ボールがわき腹に当たった場合，どちらが痛いか？もちろん後者である．それはなぜか？ボールが当たるとは時速100kmで飛んできた物体が，急激に0になるためである．この加速度の概念は，衝撃緩衝において重要な意味をもつ．なぜなら，われわれは対象者の体重を即座に変化させることは不可能であるが，動作の方略を変化させて，加速度を変化させることは可能であるためである．この衝撃緩衝系には3つの方法が存在する．

1) 遠心性収縮による衝撃緩衝

　関節や身体にかかる衝撃力を神経筋活動によってコントロールすることが可能である．例えば，50cmの台から飛び降りるとき，普通に飛び降りるときと下肢を伸展したまま飛び降

第9章

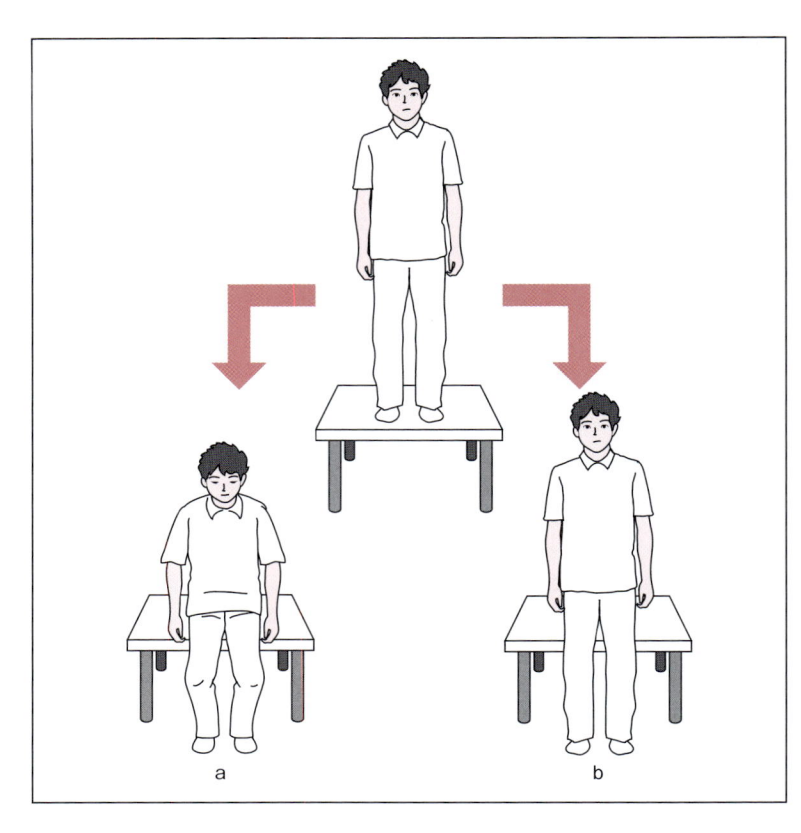

図1 着地の違いによる衝撃緩衝の違い
a：股関節，膝関節，足関節を柔軟にした着地
下肢伸筋群の遠心性収縮を利用し，加速度を減じている．
b：各関節を伸展位で固めた着地
急激に加速度が0になるため，頭部に加わる衝撃が大きい．

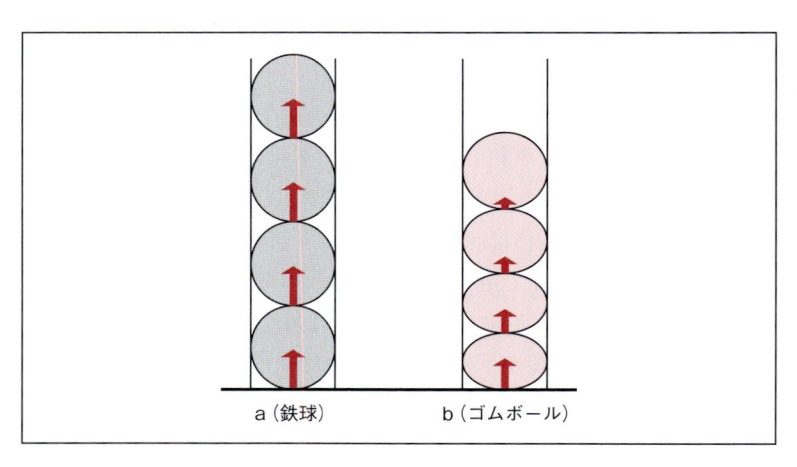

図2 衝撃緩衝系モデル
a：加速度を徐々に減ずることが困難．
b：たわむことによって徐々に加速度を減ずることが可能．

りたときとでは，後者の方が明らかに衝撃力が大きいことは予想がつくであろう（図1）．これを力学的に考えると，質量に変化はみられないが，加速度に変化が起こるためである．足，膝，股関節が柔軟であれば，加速度を減少させることが可能となり，衝撃力を緩衝することが可能となる．この場合は，伸筋群の遠心性収縮が衝撃緩衝系として働いている．

2）弾性を用いた衝撃緩衝

2つの物体がある（図2）．1つの筒の中には4つの鉄球が入っている（a）．そして，もう1つの筒には鉄球と同じ重さの4つのゴムボールが入っている（b）．これを上から落とすと全

図3 コアスタビリティ
下部体幹に左右に1つずつボールが入っている.

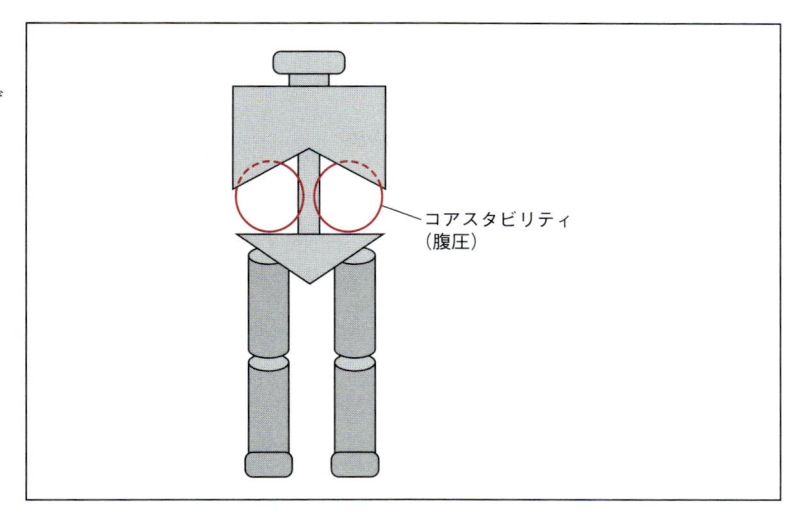

図4 衝撃緩衝モデル
(⇒ CHECK！① p14 より引用)

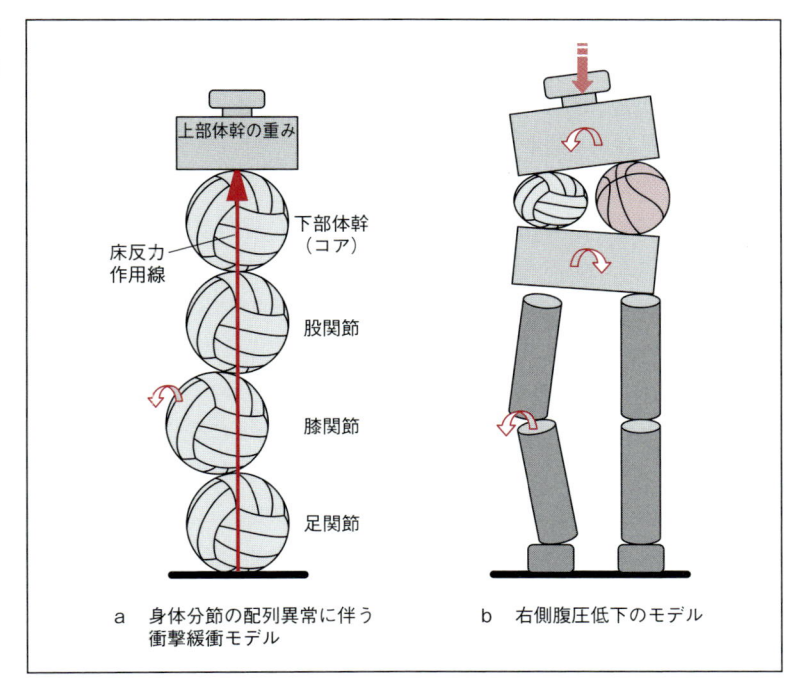

a　身体分節の配列異常に伴う衝撃緩衝モデル

b　右側腹圧低下のモデル

く違った反応が起こる．鉄球は硬度が高く，弾性が低いため，上から落下すれば急激に速度が0になり，衝撃力が大きくなる．対して，ゴムボールは鉄球に比べると硬度が低く，弾性が高いため，質量が同じであっても速度は徐々に小さくなり加速度が減少するため，上に行けば行くほど衝撃は減少する．組織の硬度が低く，弾性が大きいということは，衝撃緩衝を考える上で必要不可欠なものである．

3) コアスタビリティによる衝撃緩衝

　もう1つはコアスタビリティ（腹圧）によるものである．コアスタビリティ（腹圧）を図3のようなものとイメージしている．腹部を左右に分け，左右それぞれにゴムボールが1つず

つ入っている．動作時など必要に応じて片側または両側のボールが神経筋活動によって圧を高めることにより，動作を効率よく遂行することが可能であると考えている．図4は身体各節をボールに見立てたものであるが，床反力作用線上に各分節が並列している場合には，各分節にはストレスは少なく，効率よく動作を行うことも可能であるが，もし，図4aのように1つのボールが床反力作用線から大きく逸脱を起こせば，外的トルクが増大して，機械的ストレスが増えるばかりか，動作時のエネルギー効率を低下させる（⇒CHECK！①）．そして，もし何らかの問題により片側のコアスタビリティが低下している状態で荷重がかかれば，同側の外的トルクを増大し，各分節へのストレスの増大にもつながる（図4b）．

> **CHECK!** ①山岸茂則：運動連鎖不全とは？，実践MOOK 理学療法プラクティス 運動連鎖〜リンクする身体（嶋田智明, 他編），p12-22，2011，文光堂

2. ポテンシャルエネルギー

ポテンシャルという言葉を辞書で引くと，『潜在する能力．可能性としての力（広辞苑第六版）』と出てくる．ポテンシャルエネルギーとは，位置エネルギーと同義語であり，ある位置にあることで物体に蓄えられるエネルギーで，その位置から解放されると運動エネルギーに変換される可能性のある内在的なエネルギーのことである．

例えば，地面に置いてあるボールを持ち上げ，空中で止める．外見上，ボールには何ら変化は見られないが，手を放すとボールは地面に向かって落下する．当たり前のことだが，これはボールに重力が働き，地球という物体に引き付けられるためである（万有引力の法則）．このことをエネルギーの面から考えてみると，ボールをある高さまで持ち上げたとき，ボールは位置エネルギーを得ることになる．ボールを放すと，位置エネルギーは運動エネルギーへと変換され始める．ボールが落ちて行くに従い，位置エネルギーは減少し，運動エネルギーが増加するが，位置エネルギーと運動エネルギーの総和が変わることはない（エネルギー保存の法則）（図5）．物体の質量が同じであっても，高さが高くなれば，位置エネルギーも高くなり，運動エネルギーも高くなるため，落下したときの衝撃力は大きくなる．

ここまで，ポテンシャルエネルギーをわかりやすく説明するため，高さにおける位置エネルギーについて記載してきた．ここからは身体にあてはめて述べていく．位置エネルギーとは，『ある位置にあることで物体に蓄えられるエネルギーで，その位置から解放されると運動エネルギーに変換される可能性のある内在的なエネルギー』である．弾性の性質を思い出してほしい（第8章参照）．弾性とは，『ある一定の範囲内で力を加えると変形するが，力を取り除くと元の形に戻る性質』である．例えば，ばねを例にとってみると，ばねの全長が縮むように圧縮の力をかければ，ばねには位置エネルギーが蓄えられることになる．その圧縮力を解放すれば，元の形に戻ろうと運動エネルギーが生じることになる．つまりは，生体における弾性をもつ線維にも同様のことが起こるといえる．

また，図6は長さ-張力曲線である．赤枠で囲まれた面は『長さ-張力』の関係を表した面であり，破線で囲まれた面は『速さ-長さ』の関係を表した面である．両者の面を共有している軸は筋の長さであり，右に行けば長くなり，左に行けば短くなるということを示している．『長さ-張力』面の縦軸は張力の大きさである．そして，『速さ-長さ』面の筋長と交

図5 力学的エネルギー保存の法則
物体が高い位置にある場合は，位置エネルギーが大きくなり，落下するほど運動エネルギーへと変換される．この総和が力学的エネルギーとなり，変化することはない．

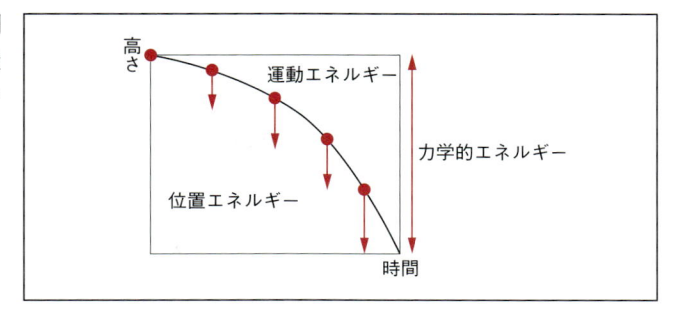

図6 筋長−張力−速さの関係
赤線：長さ−張力曲線．破線：速さ−長さ曲線
「Winter DA：9 Muscle Mechanics, Biomechanics and Motor Control of Human Movement 4th Ed., p239, 2009, John Wiley & Sons, Hoboken, NJ」より一部改変して引用

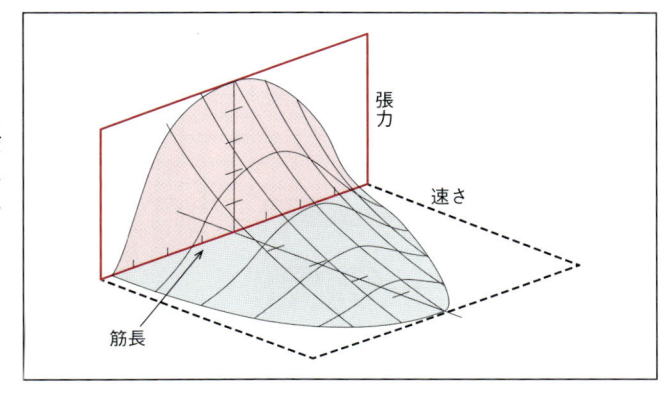

わる軸は筋収縮の速さを示している．『長さ−張力』面からもわかるように，静止長で張力は最も強く収縮することができる．つまり，何らかの理由で関節可動域に制限が生じれば，静止長での収縮が困難になり，張力発揮にも問題が生じる．そのため，筋の柔軟性が低下することや関節可動域の制限は，筋の張力発揮に多大な影響を与えることになる．また，『速さ−長さ』面は，収縮の速さと筋長の関係であるが，やはり同じように静止長で最も速く収縮することが可能となることを示している．

　以上のように，筋肉は静止長で最も速く，そして強く収縮することが可能であるが，さらにここに弾性要素を加味すれば，静止長よりもわずかに伸張されているときが最も張力が発揮される（図7）．そのため，組織は弾性が低下すると，張力や収縮速度の低下が起こることになる．

　また，図8は筋が等尺性収縮を行ったときのモデルである．収縮するため筋線維は短くなるが，筋長には変化が見られないため，その分両端の腱（直列弾性要素）が伸張しなければならない（正確にはまず腱が伸張する）．そのため，伸張した腱には位置エネルギーが蓄えられ，筋線維が弛緩すれば，位置エネルギーは運動エネルギーへと変換される．並列弾性要素は，筋線維と並列に走行しているため，筋線維が短縮すれば，それに伴いやや弛緩する．このように身体を動かしうる力は，筋線維の収縮によってのみ生じているのではなく，直列弾性要素，並列弾性要素の存在も欠かせないのである．決して，運動を生成するものは，筋のみではない．

　また，我々が普段行っている運動では，遠心性収縮から求心性収縮といった収縮様式の変化は，より効率よく運動を行うために多く用いられている．例えば，歩行において考えてみ

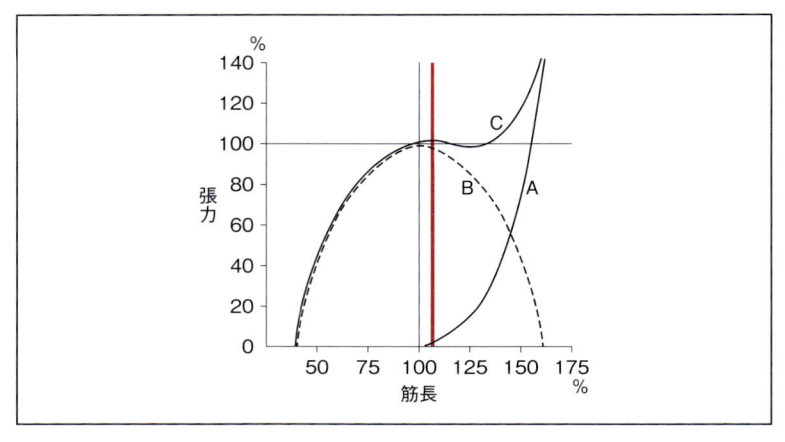

図7 筋長と張力の関係
Aは静止張力（弾性要素），Bは長さ張力曲線である．BにAを加えるとCになる．100％より若干長くなる所が最も張力は強い（赤線）．

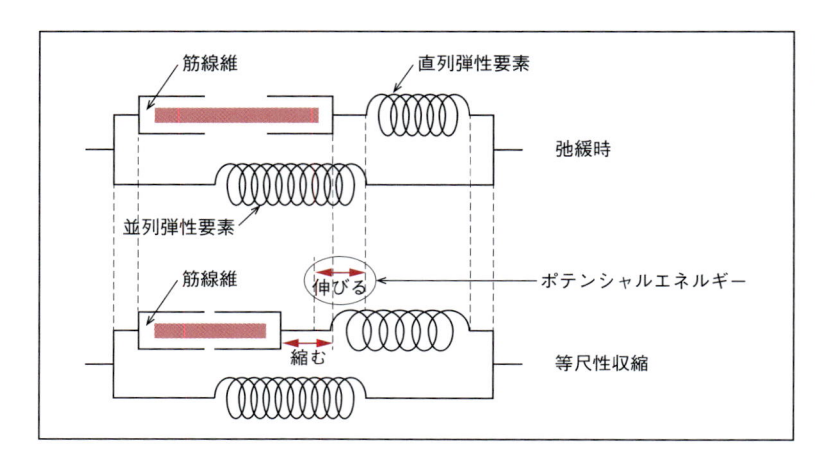

図8 等尺性収縮時の筋線維と弾性要素の変化
筋線維は短縮するが，直列弾性要素は伸張され，位置エネルギーが蓄えられる．

れば，立脚後期の股関節は伸展位となり，過度の股関節の伸展を防ぐため，腸腰筋には遠心性収縮が働いている．しかし，腸腰筋の遠心性収縮の作用はこれだけではない．立脚後期から遊脚期へと移行する際，股関節には屈曲が必要となる．立脚期での腸腰筋の遠心性収縮により，弾性要素である腱，筋膜は伸張されていることになる．つま先が床から離れた瞬間，腸腰筋の遠心性収縮は求心性収縮へと変換され，伸ばされていた腱，筋膜はそれ自体が持つ弾性により元の長さに戻ろうとする力が働くため，腸腰筋の筋収縮自体はそれほど力を必要とせず，股関節を屈曲させることが可能となる．立脚期から遊脚期を迎えるたびに股関節を屈曲させうるだけの収縮を筋線維のみで行っていれば，何十kmも何時間歩き続けることは困難であろう．また，短距離走でのクラウチングスタートでも同様のことが言える．『よーい！』で立位のまま構えるより，片膝を付き，体幹を前傾させ股関節を大きく屈曲させた方が，大殿筋の筋線維や腱も伸張され大きな位置エネルギーがつくられるため，より強いスタートを切ることが可能となる．これらのことは，長時間続けて行うスポーツ（マラソンなど）や瞬発的に大きな力を必要とする場面（ジャンプや短距離走のスタート）などでは非常に重要なこととなる．

　以上のように，直列弾性要素や並列弾性要素が生み出すポテンシャルエネルギーは，運動を効率よく行うためになくてはならないものである．そのためには，やはり直列弾性要素，

図9 歩行周期中におけるエネルギー変換
赤い線が運動エネルギー，黒い線が位置エネルギーである．正常歩行では，エネルギー変換を効率よく行われている．「Simoneau GG：Chapter 15 Kinesiology of Walking, Kinesiology of the Musculoskeletal System 2nd Ed.（Neumann DA ed.），p638, 2010, Mosby, St. Louis, MO」より一部改変して引用

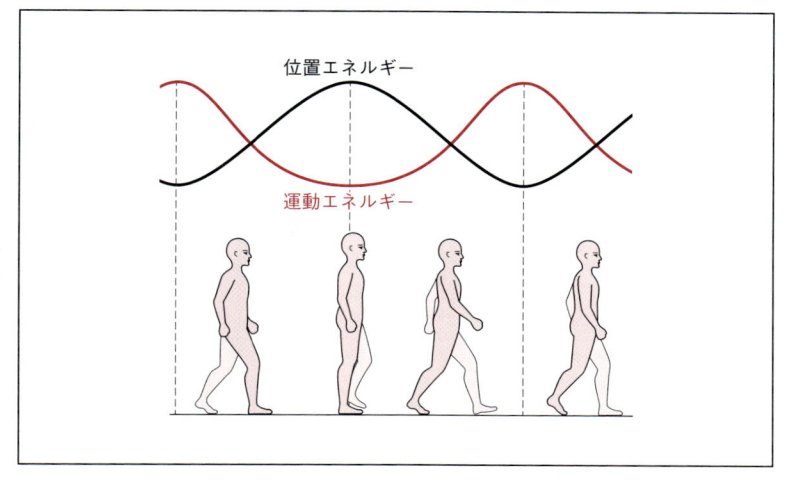

並列弾性要素の硬度は高くならないようにする必要がある．

1）歩行におけるポテンシャルエネルギー

　歩行周期中には，身体重心は上下に移動をしている．周期中立脚中期で身体重心が最も高い位置（位置エネルギーが最大，運動エネルギーが最小）となり，両脚支持期で低い位置（位置エネルギーが最小，運動エネルギーが最大）となる（図9）．『高い位置』から『低い位置』になるということは，やはりそこにも位置エネルギーから運動エネルギーの変換が生じる．もし，何らかの理由により運動に停滞が生じた場合（次項参照），せっかく生じたエネルギーを利用することができず，再度運動を生成するためには筋力を発揮する必要があり，エネルギー消費に不効率が生じることになる．例えば，勾配のある道を自転車で走行していた場合，下り坂から上り坂に変わる箇所があるとする．下り坂で生じたエネルギーをそのまま上り坂に利用することができれば，長い上り坂も上りきることができるかもしれない．しかし，トラブルが起こり，上り坂の手前でいったん停車をしなければならない場合，再度，自転車をこぎ始め上り坂を上ることは大変きつく感じるであろう．このように，運動の停滞は，スムーズな位置エネルギーと運動エネルギーの変換（効率的な運動）を阻害することになる．

3. 力が身体内に保存？

　運動が起きるとき，COPとCOGには必ずずれが生じている．では，COGとCOPが一致しているとき，身体内にはどのようなことが起こっているのか？図10は，物体Aをお互いの面から押し合ったものである．それぞれ反対方向から同じ箇所を同じ力で押し合っても物体は動かない（a）．しかし，1人が右端から，そしてもう1人が反対の端から押せば，物体には容易に運動が起こる（b）．aの場合，お互いが1kgであろうが，100kgで押そうが物体に運動が生じることはない．そして，力が大きくなればなるほど，物体には力が蓄積され，最終的には物体には破損が生じることも考えられる．一方bの場合は，弱い力であっても運動を起こすことが可能である．このように，COGとCOPの一致は，身体内に力が保存されるため，身体へのストレスとなりうる．また，COGとCOPをずらすためには，筋力が必

第9章

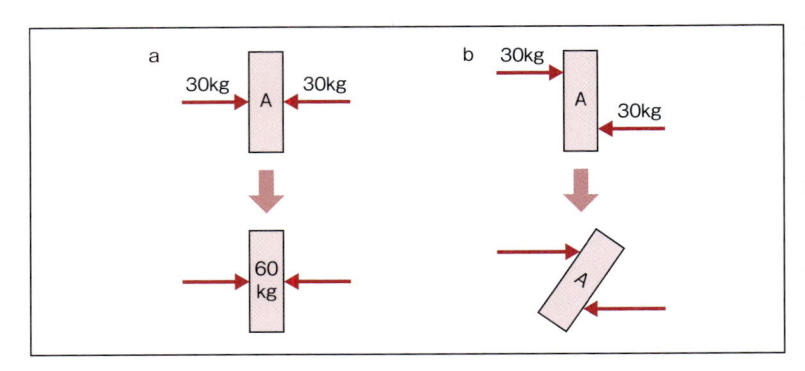

図10 物体の運動
a：正反対の場所をそれぞれ押し合っても運動が生じないばかりか物体内にそれぞれの力が蓄えられる．
b：異なった場所から押し合えば，容易に運動が生じる．

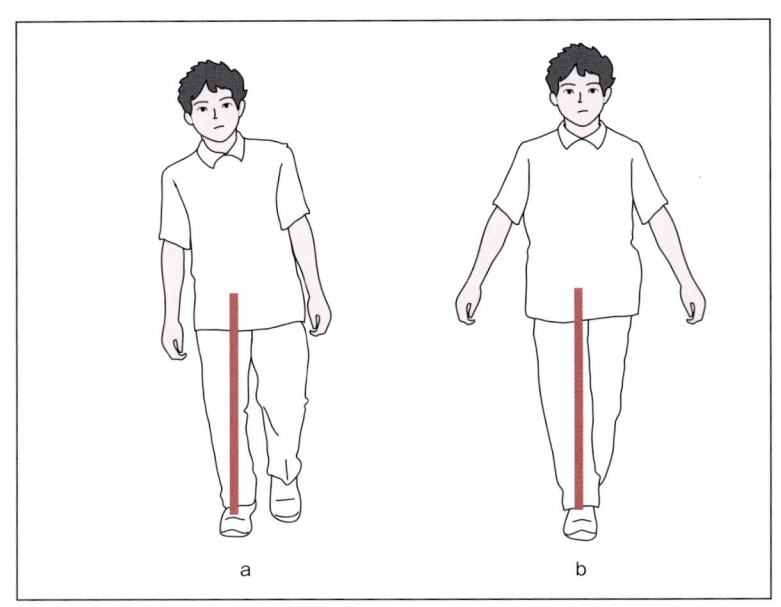

図11 a（HAT戦略），b（継ぎ足歩行）
それぞれCOGとCOPが一致し，運動の停滞が起きている．

要となってくるため，運動を行う上で効率的とはいえない．

　歩行について言えば，例えばHAT戦略があげられる（図11a）．頭部，上肢，体幹をCOPの上へ乗せこむ戦略であり，運動の停滞が生まれる．また，片側立位や歩隔を減少させた歩行も運動の停滞が起きる．いわゆる継ぎ足歩行（図11b）である．この場合は，COGの下にCOPを回りこませているため，COPとCOGに一致が起きる．そして，継ぎ足歩行に関して言えば，さらに下部体幹が回旋を強いられ，過剰運動部位となるため，コアスタビリティが減衰する．このように，運動の停滞が起きるときは，身体に外力が溜め込まれるため，動き続けるためには不利となる．変形性膝関節症・変形性股関節症の歩行を考えると，COPとCOGが一致すれば，下肢には外力が溜め込まれるため，それ自体が疼痛の誘発の原因となる．そのため，我々は，変性をきたしている関節を即座に正常のアライメントに戻すことは不可能であるが，COPとCOGが一致しないような戦略を誘導することによって疼痛を緩和させることは可能である．常に動き続けるということを，BiNI Approachでは非常に重要視している．

　さらにここには時間軸が存在しないため，時間軸も踏まえて考えてみる．図12（破線）は

図12 正常歩行と変形性膝関節症クライアントの歩行における力積の違い
破線：正常歩行の代表例，実線：変形性膝関節症クライアントの代表例．

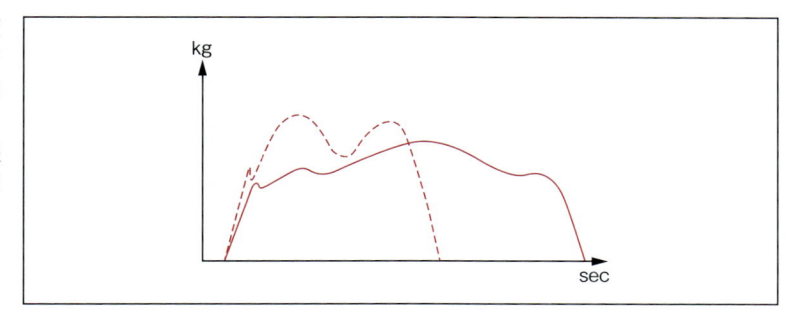

図13 歩行周期中のCOPとCOGの軌跡
実線がCOG，破線がCOPの軌跡である．決して一致することはない．

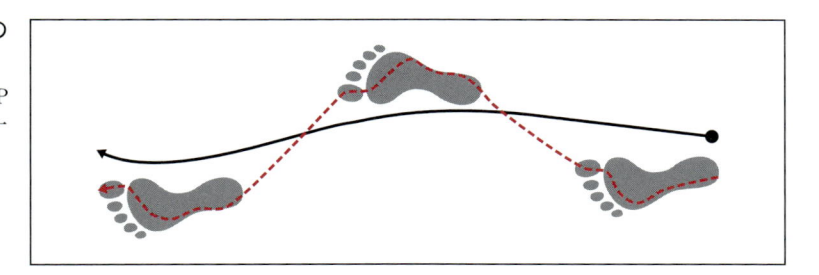

　正常歩行の床反力の波形である．この波形の頂点は，加速度が生じているため，体重の1.2～1.3倍となる．そして，図12（実線）は，変形性膝関節症クライアントの代表的な波形パターンである．変形性膝関節症クライアントの歩行では，同じ体重の正常歩行に比べ，最大値は低い値となる．しかし，正常歩行では立脚中期に最小値の80％前後になるのに対し，変形性膝関節症クライアントでは，立脚中期に下がらないのが特徴である．そして，正常歩行に比べ，立脚期が長くなる．このように立脚期が延長することによって，最大値が減少しても力積が増加するためストレスは増加することになる．

　以上のように，運動にはCOPとCOGの逸脱は必要不可欠である．正常歩行の場合，COPとCOGが一致することは決してありえない（図13）．そのためには，外力がない限り，内力（筋力）を使うしか方法はないが，対象とする方々は何らかの問題により，COPとCOGを逸脱させることが困難な方が多い．COGはCOPと反対側に移動するといった法則がある．COGを前方へ移動させたいのであればCOPは後方へ，逆に後方へ移動させたいのであればCOPは前方へ移動させればよい．この法則をBiNI Approachではテクニックの1つとして用いている（COPオシレーション）．

4. 関節液の対流

　関節はある程度の荷重や圧縮力を必要としていることを述べる．図14のように片面を磨いた金属などを2つ用意し，磨いた面に潤滑油として油などを垂らし重ね合わせる．このとき3つの条件で滑り具合をみる．1つはそのまま滑りの具合をみる（a）．2つ目は潤滑油が離れない程度の離解をして滑りをみる（b）．そしてもう1つは，2つの金属に圧縮をかけて滑りをみる（c）．そうすると，圧縮をかけた方がよく滑り，離解をさせて滑らせたときが最も滑りが悪いことがわかる．実際の関節面においては，氷よりも摩擦係数が大きいとされる．

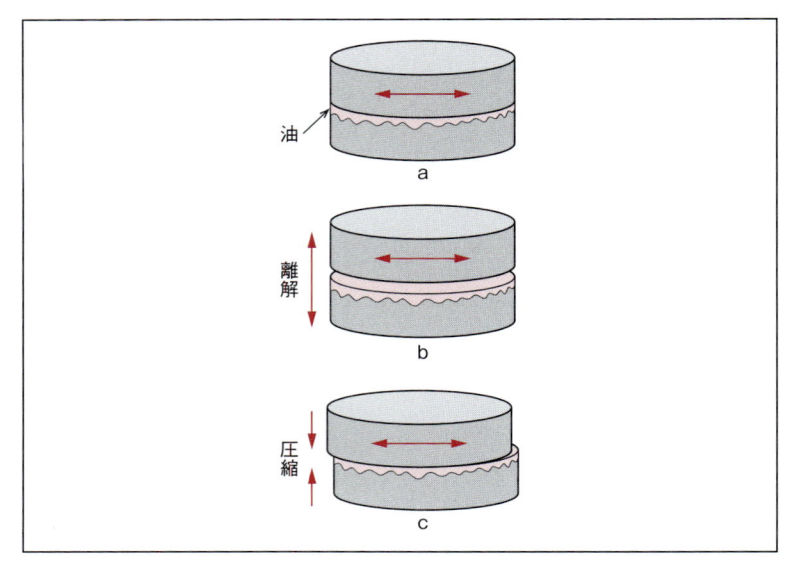

図14 離解時と圧縮時の滑りの程度の違い
a：磨いた面に潤滑油として油などを垂らし重ね合わせ，そのまま滑らせる．
b：潤滑油が離れない程度に引っ張り滑らせる．
c：2つの金属に軽く圧縮をかけて滑らせる．

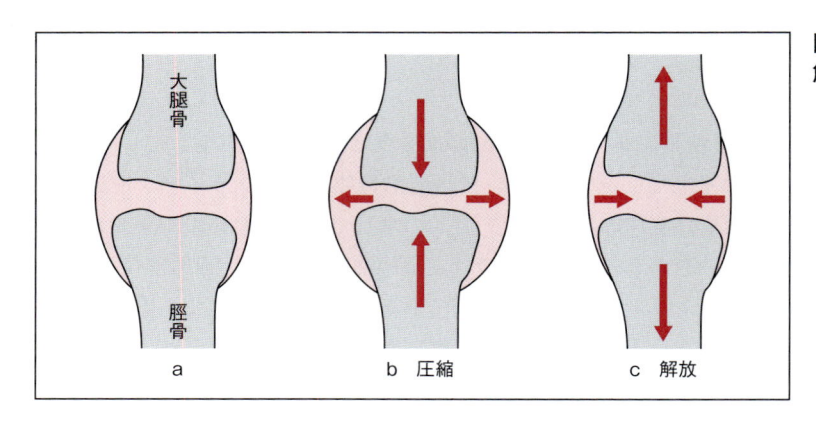

図15 膝関節の圧縮・解放

　そのため，関節面同士の運動を誘導する際には，やや圧迫をかけたほうが効果的であるということである．
　また，関節軟骨の変性について興味深い報告がある．ラットを用いた研究において，安静を強いられたラットは，活発に運動をしていたラットに比べ，関節の変性が進むとされている（⇒CHECK！②）．これは，関節にはある程度の荷重ストレスが必要であるということを示す重要な知見である．

> **CHECK!** ②畑野栄治，生田義和，他：廃用症候群に関する基礎的研究，リハビリテーション医学，29（12）：1068，1992，医学書院

　また，水泳選手は水中でのスポーツで椎間板への圧縮力が少ないにもかかわらず，椎間板の変性が他のスポーツに比べて大きい（⇒CHECK！③）という報告もある．関節軟骨，膝関節半月板の内側部分，椎間板の内側部分は血液循環がない．そのため，これらの部位への栄養供給は，関節内液によって行われている．つまりは，関節内液が関節内で対流をしなけ

れば，栄養が行き渡らない．関節内液の対流は，関節運動や関節の圧迫（compression）・解放（reduction）で起こる．この関節の圧迫・解放による関節内液の対流を，BiNI Approachでは重要視をしている．図15は膝関節をモデルにしたものである．荷重がかかると，上の大腿骨と下の脛骨によって，関節面に圧縮力が加わる．はじめは陰圧であった内圧が，上下の骨で押しつぶされることによって，次第に陽圧となってくる．すると，関節包には横に広がろうとする力が働き，関節包は伸張される．関節包にも弾性要素は含まれているため，荷重から解放されると，関節包のポテンシャルエネルギーにより内側へ戻ろうとする力に変換され，骨を上下に押し開こうとする力になり，ここでまた関節内圧は陰圧へと戻る．関節内圧が陽圧，陰圧と変わることによって，関節液が対流し，栄養供給されることになる．また，圧迫，解放を繰り返すことにより，硬度が低下している部位への感覚入力となり，mobilityの改善を図れる．BiNI Approachの原理では，『人体に加わる外力を感覚入力の参照にする』という原理・原則があるため利用していく．このテクニックを『Compreduction テクニック』と命名し，関節テクニックとして用いている．

> CHECK! ③Hangai M, et al：Relationship between low back pain and competitive sports activities during youth, Am J Sports Med, 38（4）：791-797, 2010

第10章

10 人の骨格がすでに運動を規定?!

宮本大介

1. 塊にみえるところの重要性

　人間が日々行う動作は，そのほとんどが無意識的に行われている．例えば人間の歩行は，直立2足歩行という人間特有の歩行様式であるが，これは進化の過程において骨の質量や配置が変化していき，環境に適応しながら直立2足歩行が可能になる構造体を獲得してきたものと考えられる．さらにこの構造体によって直立2足歩行に適した感覚が入力され，脳に立ち上がった感覚を身体に還元することで円滑な歩行運動が生成できている．そして構造体の基盤は「あまり動いているように見えない塊」のような部位であると考えられ，はっきり観察できる部位以外の塊が機能的に動いてこそ，人間の円滑，かつ効率的な動作を生成すると言っても過言ではない．

　身体全体を観察したとき「塊」として見られる部位として，胸郭，骨盤，足部があげられる（図1）．この3つの部位に共通して言えることは「複数の骨の集合体」だということである．複数の骨同士が密接しているため，それぞれの関節の間では肩関節や股関節のような可動性の高い動きが生まれることはない．しかし「骨の集合体」は複数の関節が存在することを意味し，1つ1つの関節の動きは小さくともその小さな動きを合算させることで全体として運動性を持った塊となる．全身の骨の数は約200個存在する．そのうち約半分が上記の3つの部位に存在する．人間の骨格において「塊」と思われている部位にそれだけ多くの骨が存在していることは忘れてはいけない事実であり，決して軽視することはできない．

　「歩行」という動作は塊に見える部位が非常に細かく，かつ機能的に動いていることが観察できる．歩行中，これらの塊がいかに機能的な動きを出し，歩行を円滑に行っているかを説明していく．

　胸郭は胸骨，鎖骨，肋骨，胸椎で構成されており，上肢の動きに必ず連動することが確認されている．前額面上では上肢が屈曲方向に運動する際，同側肋骨は挙上し，反対側の肋骨は下制する．矢状面では体幹伸展時，体幹筋の活動により上位肋骨の後方回旋と下位肋骨の前方回旋が複合的に生じ，胸椎の伸展運動をしやすくしている（⇒ CHECK！①）（図2）．

> **CHECK!** ①柿崎藤泰：胸郭から下肢の運動連鎖を誘発する，ブラッシュアップ理学療法（福井 勉 編），pp93-98，2012，三輪書店

　歩行中は胸郭の動きは屈曲・伸展，左右並進，回旋の動きが行われている．この動きによって，不安定な状態を受け継ぎながら，スムーズに重心移動を行い歩行が遂行できている．特

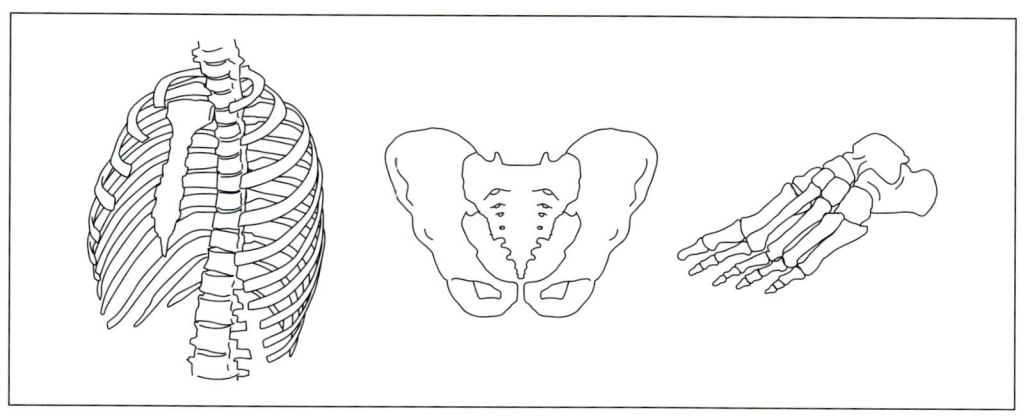

図1　「塊」のように見られる部位
左図より胸郭，骨盤，足部．
この3部位で人体の骨の総数の半数をもつ．

図2　矢状面上での胸郭の動き
左図：体幹伸展時の肋骨の動き．
右図：体幹屈曲時の肋骨の動き．
（⇒ CHECK！① p96 より引用）

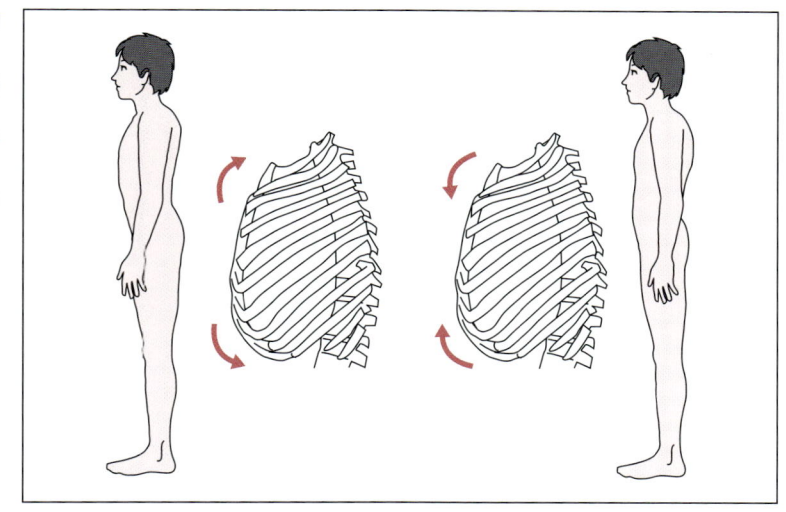

に歩行中は胸郭と上肢の連動性が重要になり，両上肢の振りを可能にするためには胸郭全体が十分に動く必要がある．またこのような動作中に胸郭がいかにたわむことができるかということも重要である．胸郭がたわむことは，歩行中に足部が接地された際に受ける衝撃を分節ごとの動きによって緩衝できるように機能している．逆にたわむことのできない胸郭はエネルギーをそのまま受け，エネルギーが保存され障害につながる可能性が高まる．また胸郭全体の回転半径が大きくなり，慣性モーメントが増えるため運動を開始させづらく，止めにくくなる．体幹をギプス固定したクライアントの歩行を観察すると上肢の振りは少なく，ゆったりとした歩行を確認できる．これは歩行時の胸郭が固定されたことでたわむことができず，1つの塊と化した胸郭は分節的な運動を出現させることが困難となったため慣性モーメントが高まり，このような歩行につながったと考える（図3）．この場合，歩行するために必要な回転速度に達するまで，または歩行を止めるまでに余分な「筋力」が必要となるため，長距離歩行は困難な場合が多い．胸郭全体が柔軟性をしっかりもち，それぞれの関節が小さな

第10章

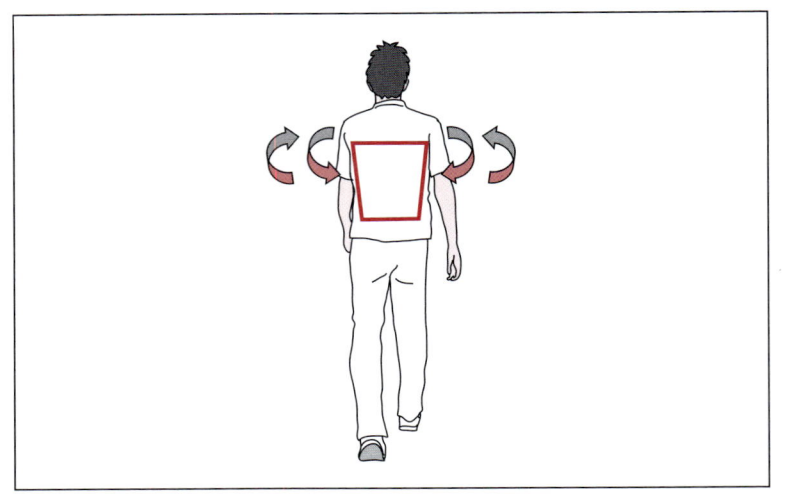

図3 体幹ギプス固定時の歩行
胸郭が固定され，1つの塊として回転運動を行うため，慣性モーメントが高まる．

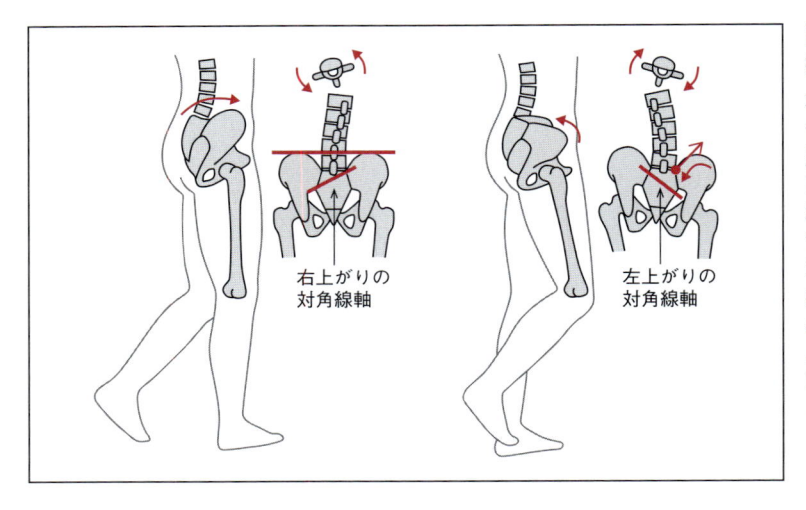

図4 歩行時の右下肢振出し時の骨盤の動き
右下肢振出し時，左の腸骨は背側へ，右の腸骨は腹側へ回旋する．
「Richter P, Hebgen E：3.7 Harrison H. Fryette, Triggerpunkte und Muskelfunktionsketten 3., überarbeitete und erweiterte Auflage, p40, Abb.3.4 f d, 2011, Karl F. Haug Verlag, Stuttgart」より一部改変して引用

がらも可動性をもつことによってたわむことが可能となり，結果的に胸郭全体の回転半径を減少させ，慣性モーメントを抑えることができる．

骨盤は寛骨（腸骨，恥骨，坐骨）と仙骨，尾骨で構成されている．骨盤全体は立脚側へ回旋し，遊脚側へ少し傾斜する．恥骨結合も腸骨の動きに合わせて回旋する．右側の下肢を振出す際，左の腸骨は背側へ，右の腸骨は腹側へ回旋する．左下肢に荷重がかかるため，腰椎は左側屈して，同時に骨盤は右へ傾斜する．仙骨は腸骨と一緒に動いて同じ回旋と側屈をするが，腸骨よりゆっくり動く（⇒ CHECK！②）（図4）．

CHECK! ②Richter P, Hebgen E：ハリソン・H・フライエット，手技療法とオステオパシーにおけるトリガーポイントと筋肉連鎖（森岡 望 監），pp38-45，2009，ガイアブックス

このように骨盤内でさまざまな動きが組み合わさって滑らかな歩行が遂行されている．骨

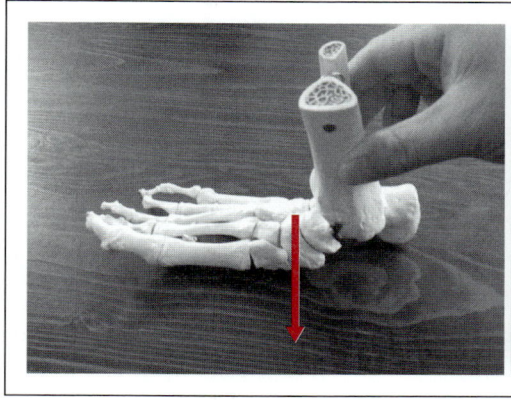

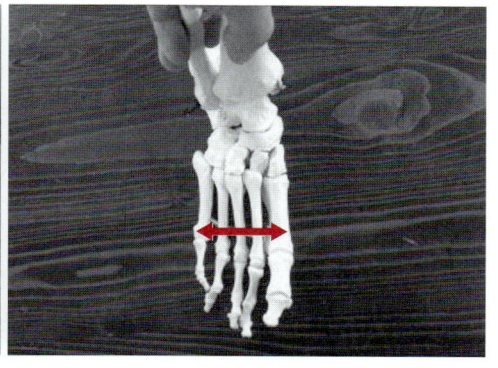

図5　距骨下関節回内時の形態の変化
アーチが低下し，足幅は拡大する．
足部全体の柔軟性を向上させ，衝撃緩衝装置として機能する．

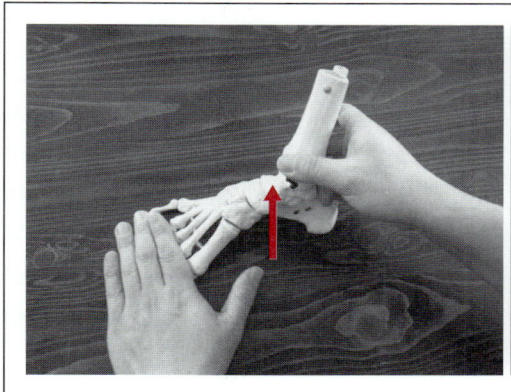

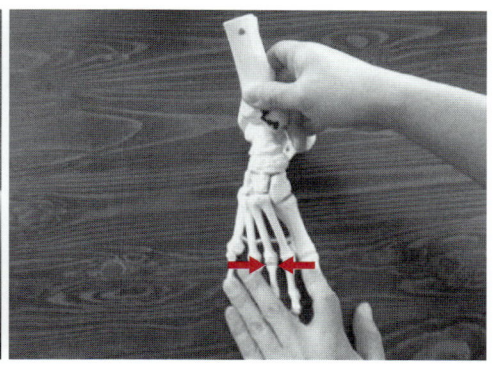

図6　距骨下関節回外時の形態の変化
アーチを向上させ，足部全体を収束させる．
足部全体の剛性を向上させ，塊へ変化させる．

盤の各骨間は強力な靱帯で連結されているため，非常に強固な関節として印象されるが，歩行という速い周期の運動中には多くの動きが認められており，触診においても仙腸関節の動きを確認することができる．骨盤は下肢との連結が強いため，連動性は強力である．これほど多くの動きを下肢と連動しながら動いているため，骨盤の内部で固定部位が存在する場合下肢の動きに制限が発生し，歩行中の安定性・効率性は低下する可能性が高まることとなる．また骨盤の角運動量増大によって，相殺するための胸郭の角運動量を増大させる反応も引き起こしかねず，それによっても歩行効率を低下させる要因となり得る．

　足部は，歩行という素早い動きの中で形態を変化させ，衝撃緩衝装置とレバーアームという異なる機能の切り替えを行っている．足部の距骨下関節は3平面上の運動であり，回内運動と回外運動を行う．そしてそれらの動きは前足部・第1列などにも波及し，足部全体の形態を変化させ，機能も変化させる．踵接地時，距骨下関節は回外位から回内運動を行う．回内運動は足部全体に柔軟性を出し，踵接地時に受ける床反力を緩衝する（図5）．衝撃を緩衝

第10章

した足部の距骨下関節は回内運動を終えると今度は回外運動に転じる．回外は足部全体を集束させ，剛性の高い「塊」へと変化させる（図6）．塊になることで，てこを使うように前方に転がりやすい状態に変化する．それによって歩行中の重要な要素である前方への慣性を維持させ，力の伝達に有利な状況になる．

　胸郭，骨盤，足部の歩行時の動きについて述べてきた．胸郭と骨盤に関しては回転半径・質量ともに大きいため，慣性モーメントが高く，お互いに強く影響し合っている．また今回記載してきた内容は一部であり，歩行だけでなく，歩行以外の動作の場合にもさまざまな動きが加わって動作を遂行している．動作は大きく動く部位に目が向きがちであり，その部位が動きさえすれば動作は遂行できると考えやすい．しかし，その大きな動きを生成するためには，その基盤となり得る「塊」部位が機能的に動く必要があり，円滑な動きをつくるためには必要不可欠である．「塊」は決してただの「塊」ではない．「塊」であるからこそ他の関節にはできない動きをつくり，骨と関節が多いことで塊は形態の多様性をもち，運動多様性に貢献している．

2. 受動歩行

　図7上のような玩具を使って子供のころ遊んだ記憶はあるだろうか．玩具は坂の上に置くことで，ゆっくりと歩くように降りてくる．図7下のようにさらに各関節が存在する人間の下肢のような精密なロボットをつくることで，トレッドミルの上で実際の人間の歩行のような動きが可能になる．このロボットはただ自由に可動する継ぎ手があるだけでは歩行様パターンを示さない．人間の膝関節同様に過伸展を防止することで歩行することができている．構造が運動を規定する1例である．玩具やロボットは，歩行するための筋活動も中枢神経系も存在しないが，歩行様パターンをつくることは可能である．

　受動歩行とは駆動力を直接加えなくとも歩行運動を行うことである．これは各関節に作用する重力や慣性力による効果であり，動力学的には振り子運動と同じ振動の一種で動的平衡状態にあると考えられている．身体構造を考えていくと，人間にもこのような構造が少なからず組み込まれているのではないだろうか．

　人間が歩行をしているときはよほど長い距離を歩かない限り，疲労は起こりにくい．これは疲労しにくい筋線維を多く動員させていることや，関節を構成する結合組織に弾性があることなどの理由もあげられるが，身体構造そのものが直立2足歩行に適しているためであることも考えられる．図8の人形は全身の各分節は連結しているが，神経も筋も存在しない．この人形の上から吊り下げている紐を上下に振動させると，人形は歩行を開始し，振動を与え続ければ歩行を継続するのである．角運動量保存則から考えると，歩行開始にあわせて，四肢の屈伸や骨盤や胸郭の回旋運動が開始される．ある一肢や胸郭・骨盤が回転運動を始めたと同時に，それを相殺する回転運動を別の部位に自動的に生じ，またさらにその回転運動を相殺するために別の部位の回転運動が起きるという逆回転運動の連続で歩行が成り立っていると考えられる．例えば，歩行中の回転運動を相殺するために現れる回転運動とは，骨盤の回旋による下肢の前方への振出しや，胸郭の回旋による上肢の振りが出現することである．

　人間の身体はそれぞれのパーツの大きさ，質量など個人差があり，それらの因子が慣性モーメントを変化させ，歩行に大きな影響を与えている．慣性モーメントとは「回転のしにくさ」

図7 受動歩行
上：坂をカタカタと降りながら歩行するおもちゃ．
「DIHRAS：Walking toys-natural [internet], http://www.dihras.cz/en/vyrobky_chodici_n.php [accessed 2014-03-19], Czech」より一部改変して引用
下：人間の下肢を模したロボット．トレッドミル上を歩行する．
左下：「佐野明人，池俣吉人，藤本英雄：11078104 号 2脚受動歩行機 [internet], http://astamuse.com/ja/published/JP/No/WO2011078104 [accessed 2014-03-19], 名古屋工業大学」より許諾を得て一部改変し転載

右下：「佐野明人，池俣吉人，藤本英雄：受動歩行ロボット BlueBiped トレッドミル上での歩行 [internet], http://drei.mech.nitech.ac.jp/~fujimoto/sano/walk_jpn.html [accessed 2014-03-19], 藤本・佐野研究室, 名古屋工業大学」の動画より許諾を得て作成

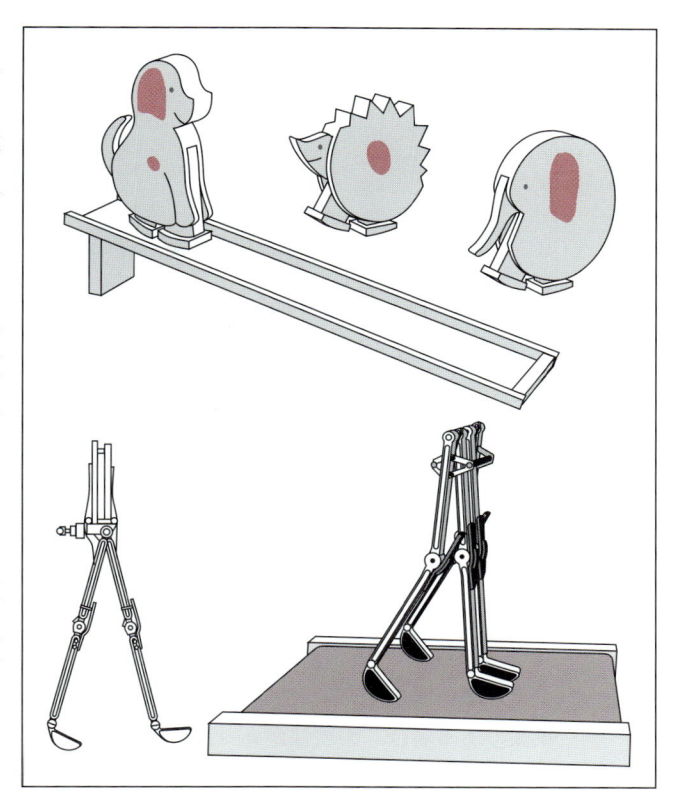

図8 各分節が連結された人形
天井から吊るされた紐を振動すると歩行を行う．
「山崎信寿：ヒトの体形と歩行運動, バイオメカニクス7—人間の機能と再生—, p288, 1984」より引用

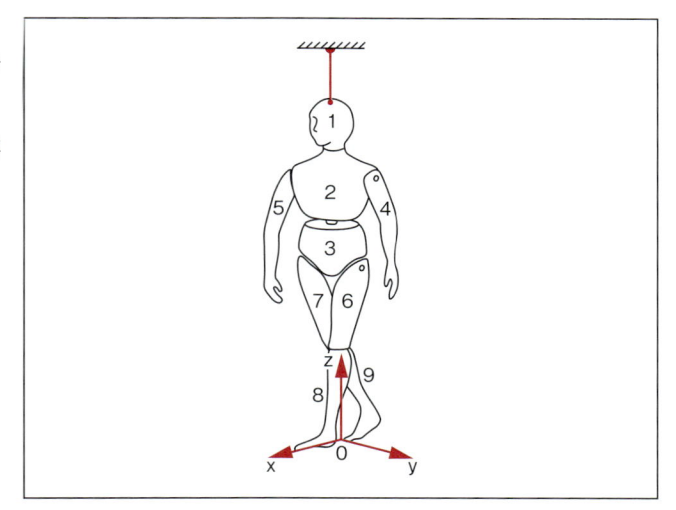

であり，慣性モーメントが高い場合は運動開始時に遂行できるまでの回転運動が出現しにくく，かつ一度開始された回転運動を止めにくい性質にある．例えば四肢に限っていえば，長く，質量の大きい人ほど慣性モーメントが高まり，歩行はゆっくりと開始され，止まる時もゆっくり止まり，歩行周期全体はゆっくりとしたピッチである．逆に子供のように短く，質量の小さい場合は慣性モーメントが低く歩行開始時は素早く開始され，止まる時も急激に止まり，歩行周期全体はピッチの速い歩行となる（図9）．構造によって慣性モーメントが変化

第10章

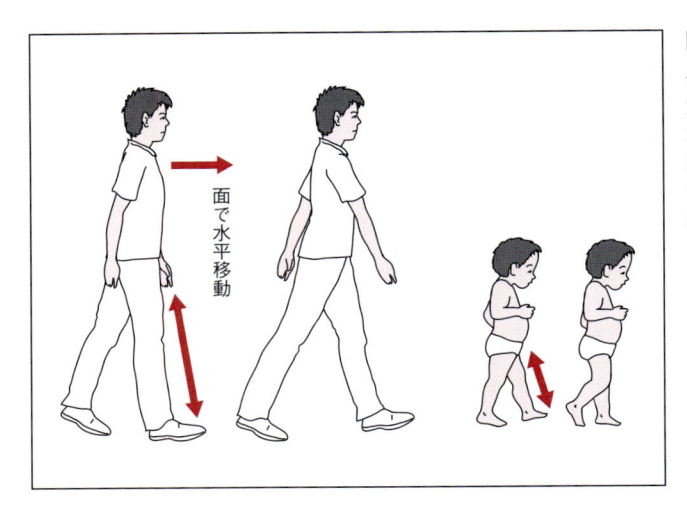

図9 体格による振動モードの違い
体格によって振動モードは変化する．
大人：四肢が長いためゆったりとしたピッチの歩行．止まるには力が必要．
子供：四肢が短いため速いピッチの歩行．少ない力で止まれる．

し，個人に最適な歩行を遂行するための振動が生成される．これを振動モードと呼び，四肢が長く，重い人の場合はゆっくりとした振動モードであり，逆に四肢が短く，軽い人の場合は速い振動モードである．この振動モードによって最も効率的な歩行を生成するのである．

また関節間をつないでいる結合組織の弾性によっても振動モードが変化する．正常な結合組織である場合，柔軟性があり，弾性がある．結合組織に十分な弾性がある場合，関節が動くことでその組織も合わせてたわむため，そこから勢いよく元に戻ろうとする．この性質によって，関節は大きな筋力を使わずに動きを獲得することができる．関節の弾性も人それぞれであるため，振動モードも人それぞれである．人間はその人がもともともっている構造である身体パーツの長さ，質量，関節の弾性に基づいて，多くの筋力を必要としない最適の振動モードで歩行を行っている．これらのことから構造が最適な歩行を決める大きな一因を担っていると考えられる．

人間の身体構造は直立2足歩行に適した構造であることが考えられており，この構造によって固有の振動モードが生成され，最適な歩行ピッチを決定していることを述べてきた．では人間の直立2足歩行に適した構造はもともと備わっていた構造なのだろうか．約700万年前，4足歩行から直立2足歩行へ転換した人類の祖先は，樹上生活から地上で生活するために直立2足歩行を選択したといわれている．直立2足歩行を選択した理由は，地上生活では獲物を探して多く移動する必要があり，エネルギーコストを考えると4足歩行よりも優れているためと考えられている．そして，そのエネルギーコスト効率の高さが人間の骨格に表れており，いかに直立2足歩行に適した構造になっているかが確認できる．人間に近いといわれている霊長類の代表としてゴリラの骨格を人間と比較して紐解いていこう．立位時における人間の骨格とゴリラの下肢を比較してみると，人間は股関節，膝関節が伸展しており，ゴリラは膝関節，股関節が屈曲位である（図10）．ゴリラの骨格から考えると，ゴリラの歩容は「ナックルウォーク」という四つ足動物と同様の歩行が主であること，また木に登ることに非常に適した構造であることがいえる．四つ足動物の股関節周囲に付着している殿筋群は股関節を屈曲位から伸展運動を行わせるように機能し，それによって推進力を生み出す構造になっている．また屈曲位である膝関節は下肢を支持基底面内に落とし込み，衝撃緩衝装置として機能する．つまり，股関節も膝関節も屈曲していることが最も理にかなった構造なのである．

図 10 ゴリラと人の股関節，膝関節の違い

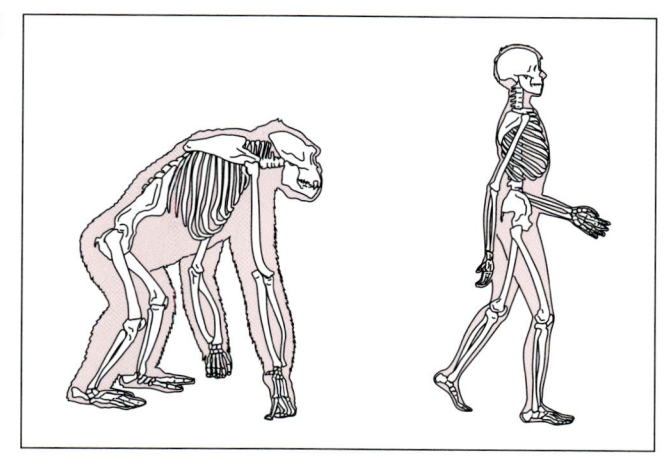

図 11 ゴリラと人の足部の骨格の違い

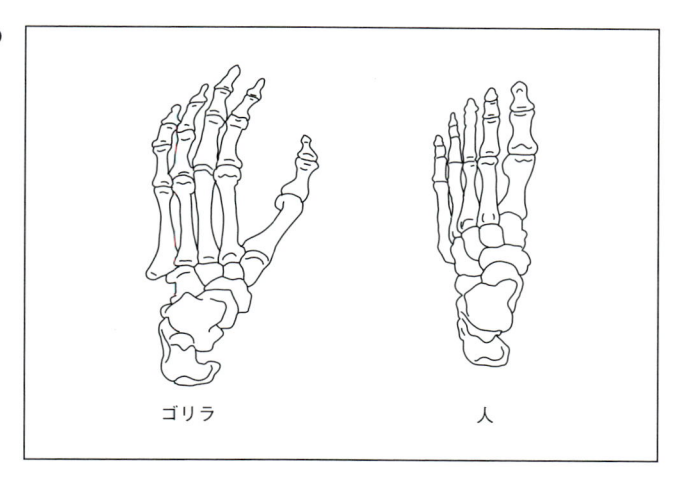

対して人間の殿筋は推進力を生み出すように機能しているのではなく，股関節周囲の安定化を図り，直立2足歩行に必要な身体全体のバランスを保つように機能している．また膝関節は四つ足歩行をする動物同様に屈伸することで衝撃緩衝装置としての機能をもつ．

　ゴリラの下肢は上肢同様の機能も求められるため，木登りなどに必要な「物を掴む」という機能は母指対向性の構造が必要であるため，母趾は外側を向いている．対して人間の足部は歩行に特化した構造であるため前後方向に5趾すべてが配列されており，下肢で物を掴む必要があまりない人間特有であるということが考えられる（図 11）．すべての足趾配列を前後方向へ統一することでこのように力を前方へ移しやすい構造になっており，骨の集合体で構成したアーチ構造が衝撃緩衝装置として機能している．

　4足歩行と直立2足歩行を比較したとき，人間の股関節，膝関節が伸展していることはエネルギーコストの効率の面で非常に大きな意味があると考えられる．4足歩行は殿筋によって股関節の屈伸を多用し推進力を生み出し続けるのに対し，人間は股関節，膝関節の屈伸を用いて重心の位置を変化させ，運動エネルギーを効率的に発生させることで，一度生成された推進力を維持させ続けることができる．股関節，膝関節が伸展位になることで重心は上方へ変位し，屈曲位になると下方へ変位する．人間の歩行は伸展位と屈曲位を交互に繰り返し

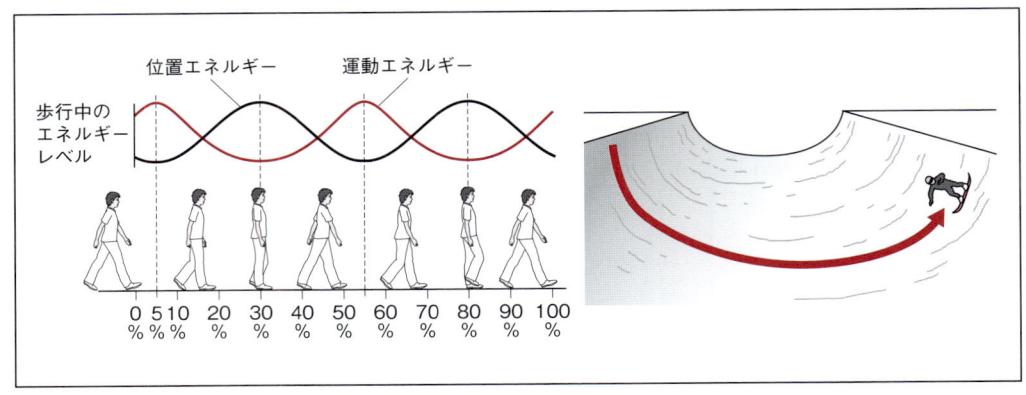

図12　重心移動による慣性の受け流し
左図：重心の落下を使い，運動エネルギーを生成．
右図：ハーフパイプの上昇．
左：「Simoneau GG：Chapter 15 Kinesiology of Walking, Kinesiology of the Musculoskeletal System 2nd Ed.（Neumann DA ed.），p638, 2010, Mosby, St. Louis, MO」より一部改変して引用

ているため，重心位置も高低を繰り返しているのである．重心が高い位置から落下することで運動エネルギーが生み出される．そのエネルギーはヒールロッカー（127頁参照）によって前方への推進運動に変換され，慣性が生成される．そしてそのエネルギーを使って再び重心位置を上昇させることで位置エネルギーを高めることが可能となる．スノーボード競技の1つであるハーフパイプを想像して頂きたい．高い地点から落下することで運動エネルギーを生み出し反対側のコースを登りきり，その位置から再び落下と上昇を繰り返す競技である．スノーボード自体には推進力を生み出す装置は何も装着されていないが，人間が大きな力を使わずに急斜面を登りきることができる．そして意図的に止まらなければ何度も繰り返し上昇と下降を繰り返すことができる．これが人間の歩行にもうまく用いられており，生成された運動エネルギーを維持させることで，慣性を生み出し，大きな筋活動を必要としないで歩行が可能となるのである（図12）．

　進化の面から考えてきても，人間の直立2足歩行は歩行様式に適した構造に進化したことがうかがえる．そして，その構造がその人の振動モードを規定し，結果的に最適な歩行に誘導している．しかしながら，構造に何らかの問題が生じているとき，もともと備わっていた振動モードから変化してしまい，力を大きく必要とする非効率な歩行になる可能性が高まる．例えば変形性膝関節症などで膝関節の伸展制限が認められ，結合組織の弾性も低下している場合，伸展制限によって立脚中期に最も高まる位置エネルギーを高めることが不可能となる．その場合，落下によって生成されるべき運動エネルギーを生成できないため，前方への推進運動は筋力によって代償される．筋力で代償し続けることは多くのエネルギーが必要であるため長距離歩行は困難となる可能性が高い．また結合組織の弾性が低下することで，弾性線維がうまく機能できない分を筋線維で代償せざるを得なくなるため，それによっても多くのエネルギーが必要となる．膝関節の分離した運動が減少したことによって下肢の慣性モーメントが高まり，振動モードを変化させ，歩行開始時から多くの筋力が必要になる可能性が高まる．

人の骨格がすでに運動を規定？！

なるほど アームスリングで歩行がしやすくなる？

片麻痺などで肩関節の亜脱臼に痛みを伴ったときにアームスリングがよく用いられる．このアームスリングは歩行をする際に上肢を固定することでバランスが安定し，歩行しやすくなるといわれることがあるが，実際はどうなのだろうか．アームスリングで固定した上肢は隣り合う胸郭と一体化する．これは結果的に胸郭と上肢の回転半径と質量を増大させることとなり，慣性モーメントは増大する．この慣性モーメントの高まった回転運動を相殺させるために，他部位の回転は回転半径・質量・回転速度のいずれかを強める必要がある．骨盤は分節運動を減少させたり，遅い回転運動を出現させたりする．また遊脚側の股関節を固定し，骨盤と連結することで質量増大を生み出す．身体状況によって相殺させるための運動はさまざまだが，いずれの運動が出現しても胸郭と骨盤に挟まれているコアを形成する体幹筋は過剰運動となり，コアスタビリティの低下を引き起こす．コアスタビリティの低下は歩行の安定性，効率性の低下を招く．つまりアームスリングによってかえって歩行能力を低下させる可能性があるのである．上肢の痛みがなければ極力アームスリングを用いないことが推奨されると考える．

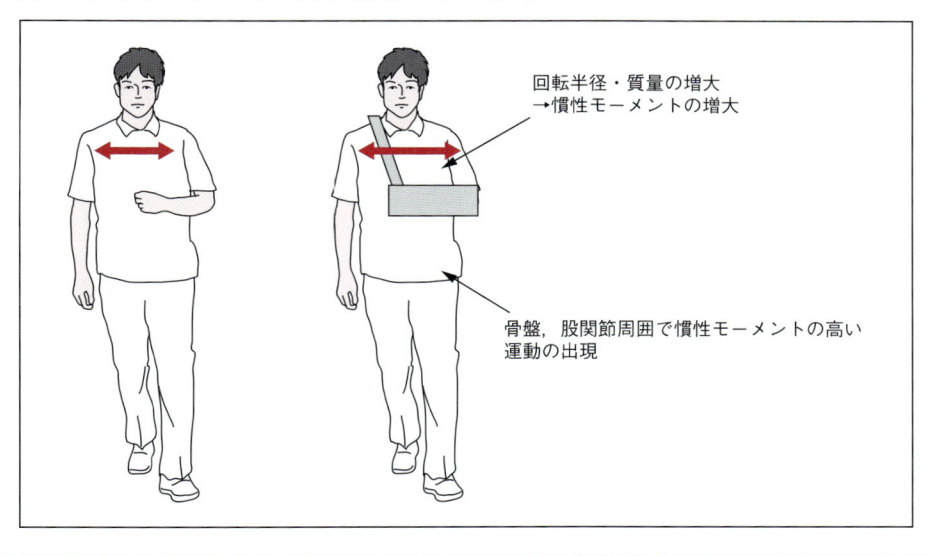

回転半径・質量の増大
→慣性モーメントの増大

骨盤，股関節周囲で慣性モーメントの高い運動の出現

CHECK! ③Craig Stanford：直立歩行―進化への鍵（長野 敬，林 大 訳），2004，青土社
　直立2足歩行をなぜ人間が選択したか，直立2足歩行によって人間がどのように進化を進めたかがわかりやすく記載されている．

3. 動作における曲線的配列と可動要求の高まり

　人間の身体内部には曲線を帯びた部位が複数存在する．特に脊柱はさまざまな動作，姿勢において屈曲・伸展・回旋など高い可動性を求められる．脊柱は足部同様，小さな骨の集合体であるため分節が複数存在する．関節1つ1つにそれほど大きな可動性はないが，複数の分節であるからこそ結果的に大きな動きをつくり出すことができる．特にスポーツなどダイナミックな運動ではより脊柱の動きが必要になる場面が見られる．例えば投球動作において，特に図13のようにボールをリリースする直前では，胸郭が回旋されると相対的に上肢は後方へ偏位することとなるため，胸郭前面筋が伸張される．このとき体幹は伸展し，その後に

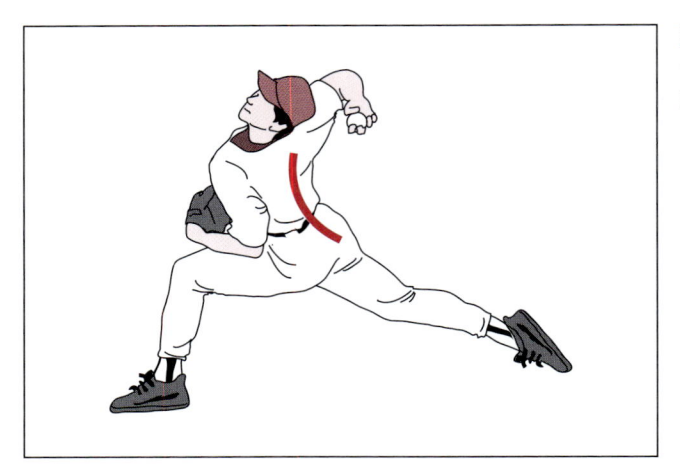

図13　投球時の脊柱の曲線
リリース前の体幹の伸展．きれいな彎曲を描いている．

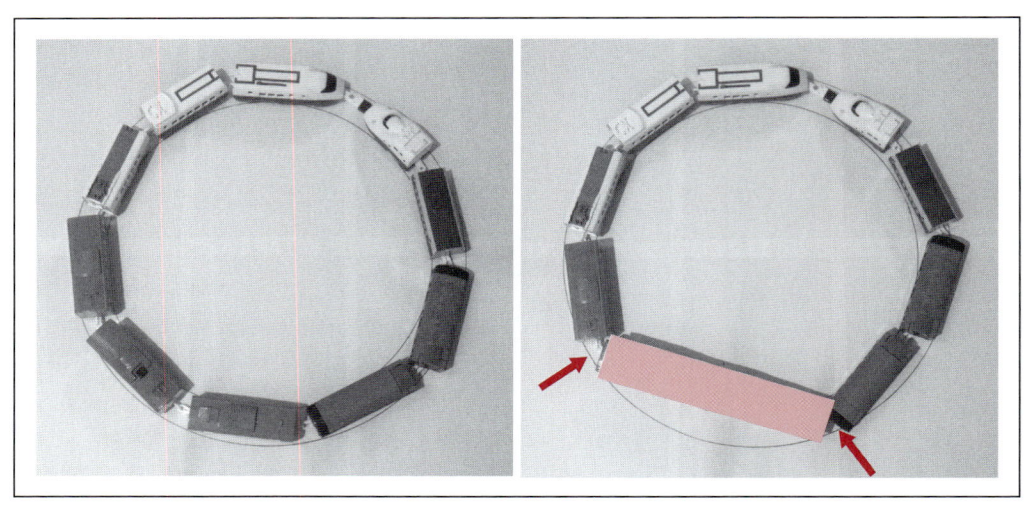

図14　複数の連結がある鉄道模型
左図：連結部分が均等に可動することで円を描くことができる．
右図：固定部位の存在により完全な円を描くことはできない．固定された部位の隣接する連結部は大きな可動性を要求され，車両は内側へスライドする．

　上肢が遅れて出てくることで投球ができる．力のあるボールを投げるためには，胸郭前面筋の一時的な伸張が重要であり，そのためには柔軟な脊柱の動きが必要となる．図13のような選手は柔軟性の高い脊柱をしなやかに機能させることが可能であるため，結果的に高いパフォーマンスを獲得することができる．しかし，例えば同じ投球の場面において，脊柱の1箇所に固定部位が存在し，体幹の動きに制限が見られる場合，無理に同じように力のあるボールを投げようとしたらどうなるであろうか．

　図14は複数の車両が連結している電車の模型であり，この模型の連結部分は可動性が高い．この電車の模型を手で床を転がしながら円をつくるようにして動かし，先頭車両を最後尾の車両に連結させてみよう．それぞれの連結部分は均等に動き，ある程度綺麗な円を描くことができる．では，ある連結部分を固定して先ほどと同様に円を描くように動かしてみよう．

図15　1箇所がずれるとすべてが変化する
ある1部分が崩れるとすべてが影響を出し合う．

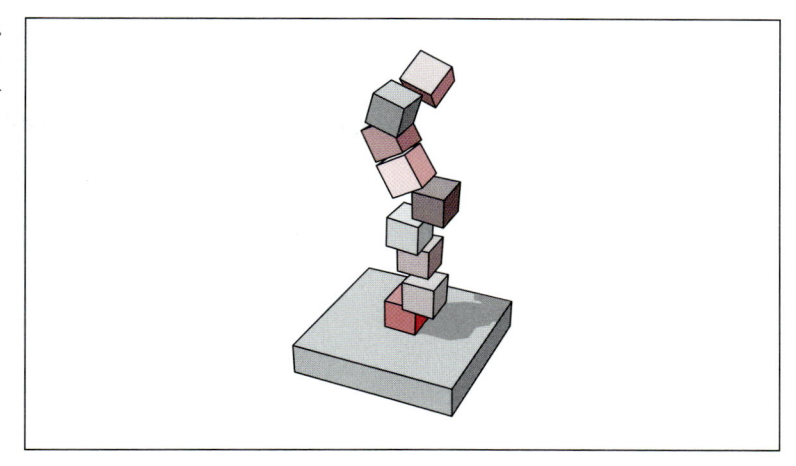

図16　結合組織とアライメント
組織の硬度が高い側にアライメントは偏位しやすい．

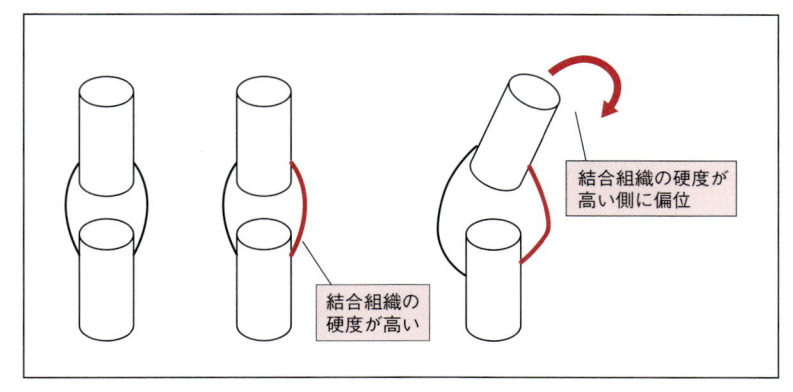

円を描くことはできるが先ほどと比較し，完全な円をつくることは不可能である．このとき，固定された部分の両端の連結部分が急激に折れ曲がってしまうほどの可動性が要求され，可動性の限界がくると固定された車両そのものが内側にスライドする現象がみられる．このような現象を人体にも応用して考えることができるのではないだろうか．先ほどの投球動作を例にとると，リリース前の体幹の伸展が十分に行うことができない選手はより硬度の高い部位と隣り合った分節に障害を起こしやすく，また体幹と隣り合った関節などにも影響を出す可能性がある．

　分節が均等に動くことができる場合，可動部位にかかる機械的ストレスは分散される．しかし，ある1分節が固定化されている場合，その部分の隣接した部位や周囲の最も柔軟性の高い部位にエネルギーが集中しやすくなり，障害を生む結果につながる．分節が複数ある構造は，ある1部位の位置が変化すると，連鎖的に他部位への変化を誘発させる（図15）．アライメントの連鎖的変化はさまざまであり，運動特性，運動中の周囲の環境，心理状態などが影響するが，特に大きく影響するものとして関節を構成する結合組織の硬度があげられる．結合組織はある程度の柔軟性を持ち合わせているが，何らかの影響で片側の結合組織の硬度が高まってしまった場合，アライメントはその硬度の高い側に偏位しやすい（図16）．その関節の偏位によって，分節となっている部位以外より遠位にまで波及し，身体すべてのアライメントを崩す可能性もある．構造が変化すると，そこから取り込まれる固有受容感覚も変

化する．つまり，構造の破綻によって本来取り込まれるべき感覚は十分に入力されないため，筋出力やタイミングに影響を出し，動作を効率的に行うことが困難になる．

　しかし，逆にその1部位が身体全体に影響を出しているのであれば，その問題を取り去ることにより身体全体が改善する可能性があるということである．また硬度の高い結合組織を正常な状態に近づけることでアライメントも戻りやすくなり，結果的に適正な固有受容感覚が入力される．つまり，アライメントを適正に戻すことができれば適正な運動を生成できるのである．人間の身体全体は分節構造であるため，すべての部位が影響を出し合い，また受け合いながら運動を行う．ある1部分に問題が存在すれば，時にはうまく補償し，また時には補償しきれず障害を生むこともある．我々治療者にとって，この1部分をいかに正確に評価できるかで治療効率に大きな差が生まれるのである．

Reference　人間の脊柱S字彎曲の意味

人間の脊柱はS字状の彎曲をしている．他の動物の脊柱も彎曲は見られるがほとんどは緩いカーブを描いているだけである．このS字状の彎曲が人間特有である理由は重心を後方へ偏位させ，重い頭部，体幹を骨盤，下肢の直上に配列させる意味で必要であるといわれている．もし人間がS字状の彎曲を進化の過程で手に入れることができず，カーブを描いているだけであったら重心の位置は前方へ偏位しやすい姿勢をとりやすく，そのために膝関節を屈曲させ重心を後方へ偏位させる戦略をとってバランスを保っていたかもしれない．もし，膝関節の伸展を強要した場合，今度は股関節の屈曲を強要する結果に導かれやすい．

また，アライメントだけではなく，S字状になることで，ばね状の形態となり衝撃緩衝系としての役割も果たしている．

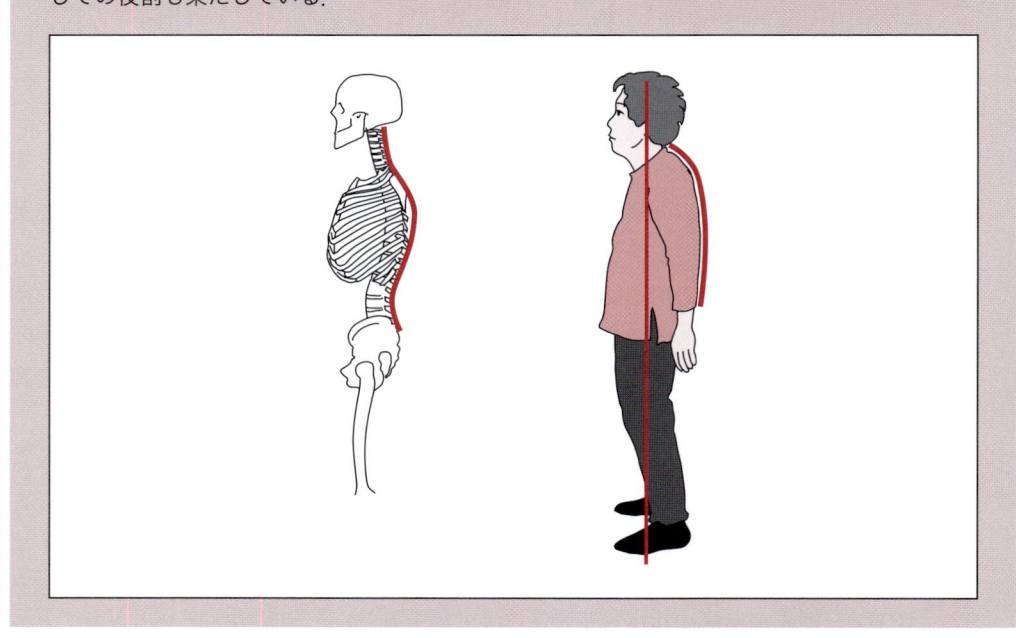

Column

感覚入力とリーチ距離

小池 聴

1. 骨盤からの感覚入力はリーチ距離増大に貢献する

　股関節や膝，中枢神経疾患に対し，リーチ動作はよく行われる練習であり，ADLの場面でも頻繁に利用される．臨床にて感覚入力によってその後の運動，動作が変化することを多く経験する．

　そこで，骨盤への感覚刺激入力が側方リーチにどのような影響を及ぼすかを検証するために以下のような実験を用いて検証した．

　健常成人16名をそれぞれ骨盤への感覚入力の治療を行った群（以下，治療群）と治療を行わなかった群（以下，非治療群）それぞれ8名ずつ無作為に分け，座位側方リーチ距離に差があるかどうかを比較検討した．また，前額面での骨盤角度変化を比較した（図1）．実験中は被験者に視線は注視することないようにし，またリーチ動作中，水平面における回旋のみ制約し，他の肢節は自由として行った．

　治療群は，治療前には被験者は安楽臥位となり，治療中は四肢に力を入れることなく，治療者に身を委ねること，また閉眼しないことを教示した．治療者は安静臥位となっている被験者に対して，両ASISをコンタクトし，PSIS方向に対して軽度の圧刺激を加えつつ左右への揺すり運動を他動的に行った．揺すり運動の範囲は治療者が揺すり運動の中で運動制限と思われる範囲を超えない範囲とした．また治療者の動きと被験者の動きを同期するようにして行った（図2）．

　結果，骨盤への感覚入力を行った群は有意に側方リーチ変化量（図3），骨盤傾斜角度変化量（図4）が増大した．

2. 骨盤帯への揺すり運動によって，なぜ側方リーチが増大したのであろうか？

　この揺すり運動は，体幹をうねらせるような，いわゆる系統発生学的に古い動物の動きに類似している．マクリーンの三位一体説にもあるように，古皮質は爬虫類型の生存脳ともいわれ，基底核・中脳・小脳・脳幹をさす．この部分は，コアスタビリティを支配する腹内側系神経核群の起点である．骨盤からの揺すり運動感覚は爬虫類などの動きと類似するため，良好な感覚刺激となって腹内側系に入力され，コアスタビリティを活性化したものと考えられる（第7章参照）．

　また骨盤帯からのリズミックな周期的な運動感覚は，脊髄内部に存在する神経振動子によって引き込まれる（第14章参照）．自己組織的に運動が生成される過程であり，自動化されて

Column

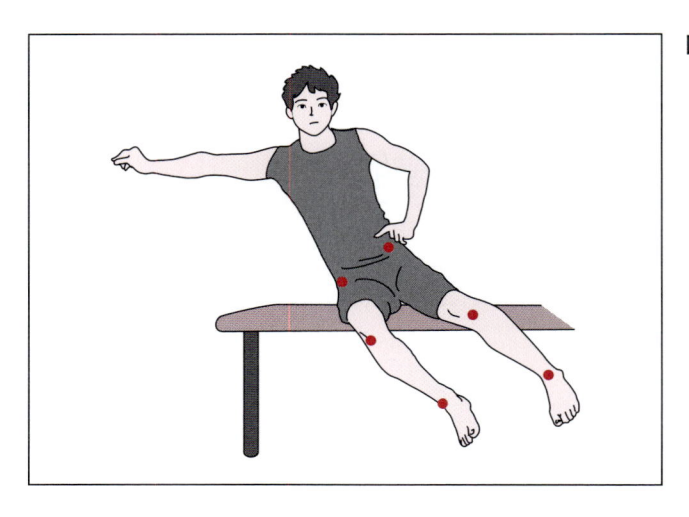

図1　側方リーチ

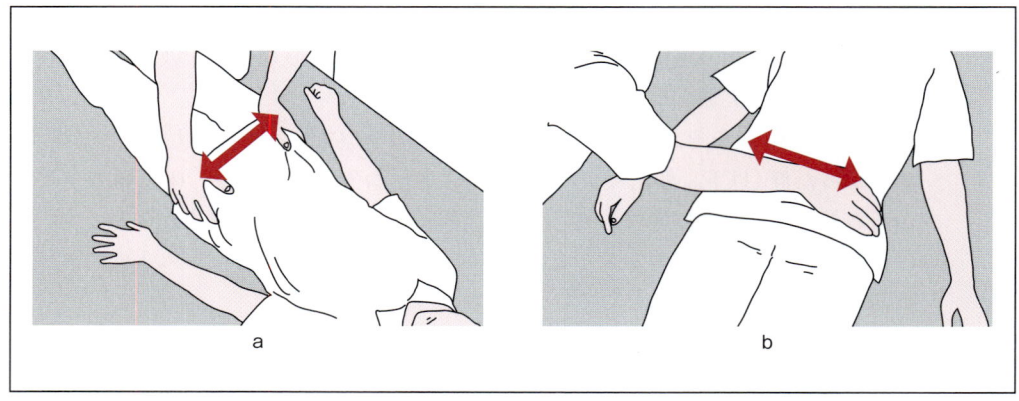

図2　骨盤への感覚入力
a：ASIS を触知し，PSIS に向けて軸圧をかけつつ，左右への揺すり運動を入力する．
b：同調がうまくいかない場合は片手でのアプローチもある．一方で ASIS から，PSIS への入力は難しくなる．

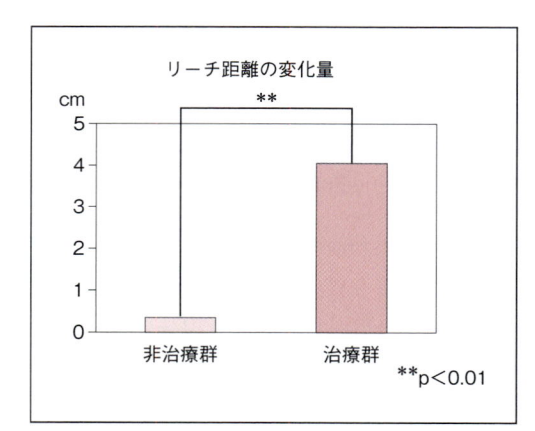

図3　骨盤への感覚入力によるリーチ距離変化量
リーチ距離は非治療群に比べ治療群が有意に増大した．

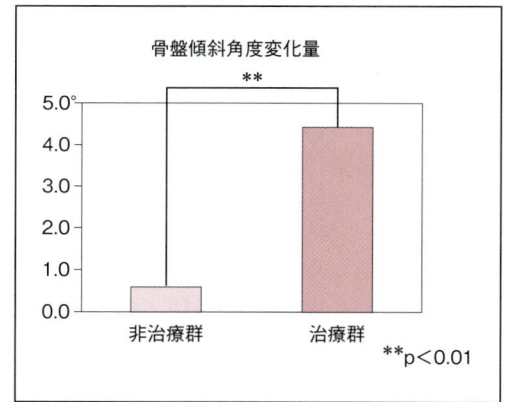

図4　骨盤への感覚入力による骨盤傾斜角度変化量
骨盤傾斜角度変化量は非治療群に比べ治療群が有意に増大した．

いる運動の本質といえる．骨盤からの感覚入力は，脳幹レベルのみならず，body schema つまり内部モデルにもアクセスしてダイナミックに姿勢・運動生成を変化させたのかもしれない．

3. 臨床で用いるときには？

　振動感覚は硬度を低下させる1つのテクニックでもある．

　今回の骨盤からの振動感覚の入力は，ある程度組織の硬度を低下させることも可能である．腹内側系を活性化することで相反的に過剰固定を示す部分が減弱するからである．しかし，身体に強固な固定部位が存在している場合は治療の持越し効果をあまり望めない場合が多い．臨床で行う場合には，身体の固定部位を改善する治療を優先したほうがよい（第16章参照）．

11 歩きのメカニズム

1. 歩行の神経科学
鈴木克彦

はじめに

歩行は日常的に行うもっとも基本的な運動の1つである．我々はデコボコの路面，雨に濡れた路面，坂道を意識することなく上手に歩くことができる．言い換えれば，我々は足元の状況を見なくても，無意識下で体幹を垂直に安定させながら，刻々と変動する環境に応じて歩行を調節しており，驚くべきことである．これは進化の過程の中で我々人にしかできない特別な移動様式である．

人の骨格には，およそ200個の骨とおよそ400種類以上もの筋がある．それに加えて，我々の2足歩行は4足動物と比べて重心位置は高く，支持基底面は狭い．したがって，姿勢や四肢の運動生成には複雑な中枢神経系の働きが必要となる．主な運動指令は，大脳皮質，大脳基底核，小脳，脳幹，脊髄など多くの中枢神経系に由来する．また，体性感覚（皮膚感覚，固有感覚）や特殊感覚（視覚，平衡感覚など）からの感覚情報は中枢神経系を賦活させる上で重要な働きをしている．

1）歩行の随意性と自律性

歩行運動には随意的な歩行と自動的な歩行，情動行動がある（図1）．

随意的な歩行は，目的の場所に向かって歩き出すとき，歩いているときに障害物を避けたりするときなどの歩行を指す．この場面では，意図や意思が働いており，そのときの刺激が大脳皮質を賦活し，外側皮質脊髄路（外側運動制御系），皮質・脳幹（網様体）投射の下行性経路を介して脊髄に投射される（図2）．

反対に，自動的な歩行というのは意識に上らない歩行を指す．いったん歩き出したら左右の手足の動きやどの筋を働かせているというような意識はしていない．このような歩行のときは，脳幹（網様体）・脊髄投射系（主に内側運動制御系）が歩行運動の発現と歩行パターンを生成している．

3つ目の情動行動は，例えば，爆音が聞こえて瞬時に危険を察知したときに逃避する歩行を指す．この強い情動を誘発する感覚信号が，大脳辺縁系・視床下部を賦活し，脳幹へ投射されて運動が行われる．

2）脳幹歩行中枢

歩行運動の基本的なパターンは脊髄で生成される一方で，脳幹レベルでは歩行運動の生成

図1 歩行運動における脳と脊髄の関係を示すシェーマ

歩行運動の基本的パターンは脳幹と脊髄の神経回路で生成されるが，高位中枢がこれを制御・駆動する役割を司る．歩行の開始や停止は随意的に制御される（脳の関与が大きい）が，いったん歩き出してしまえば自動的に運動生成される，身体の動きに意識せず歩行を継続できる（脊髄の関与が大きい）．

図2 運動生成にかかわる神経回路網

「高草木薫：歩行の制御と障害のメカニズム，Frontiers in Parkinson Disease，3(3)：150，2010」より改変して引用

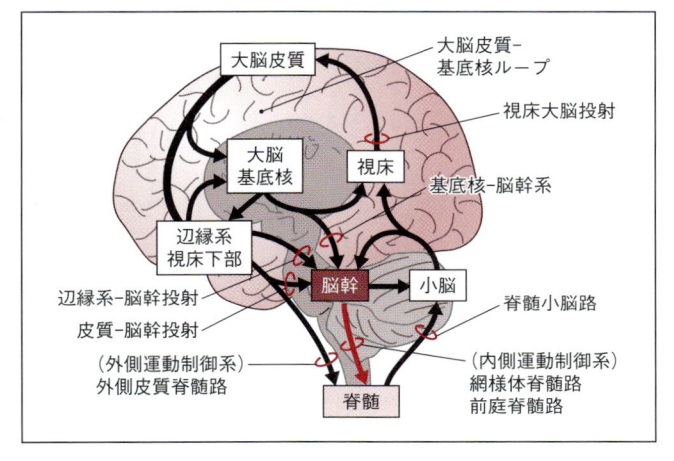

にかかわる神経機構が存在している．脊髄の内容は後から出てくる「CPGとは？」で説明する．

歩行中枢といわれる機能が，中脳，視床下部，小脳にあるといわれている．その中で特に重要視されている中枢が，中脳歩行誘発野(MLR)である．この部位を連続的に刺激すると，それまで座っていた動物が立ち上がり歩き出すことがわかり，そのときの脊髄運動ニューロンに一定リズムの発火活動が確認されたことで歩行誘発野を同定している．人では微小な脳梗塞により中脳歩行誘発野が損傷されると運動麻痺がないにもかかわらず起立や歩行ができなくなることから，我々にも中脳歩行誘発野が存在することがわかる．

中脳歩行誘発野の機能を図3に示す．網様体脊髄路(内側運動制御系)を介して脊髄のCPGを賦活する機能(歩行リズム生成系)と，抗重力筋である姿勢筋の筋活動を高める機能(筋緊張促通系)がある(図3a)．つまり，歩行開始に先行して抗重力筋の緊張を高める姿勢セット(postural set)を歩く前に準備し，次に歩行パターンをスタートさせる機能である．反対に，脚橋被蓋核(PPN)(MLRの近くに存在し，MLRとPPNを合わせて中脳歩行誘発野と呼んでいる)から網様体脊髄路に接続し，抗重力筋の筋緊張を減弱する機能(筋緊張抑制系)がある(図3b)．これは，歩行パターンの終了を司るシステムが存在することを示す．歩き始めなどの随意的な運動は，大脳皮質で制御すると前述したが，この脳幹にも歩行パターンの始動・終了を担当するシステムが存在することは押さえておきたい．

さらに，脳幹網様体は，頭・頸部・体幹・上下肢のアライメントの制御にもかかわっているといわれている．このように，脳幹・脊髄投射系システムは，歩行運動にとって必要不可欠な機能を有していることが理解できる(⇒ CHECK！①)．

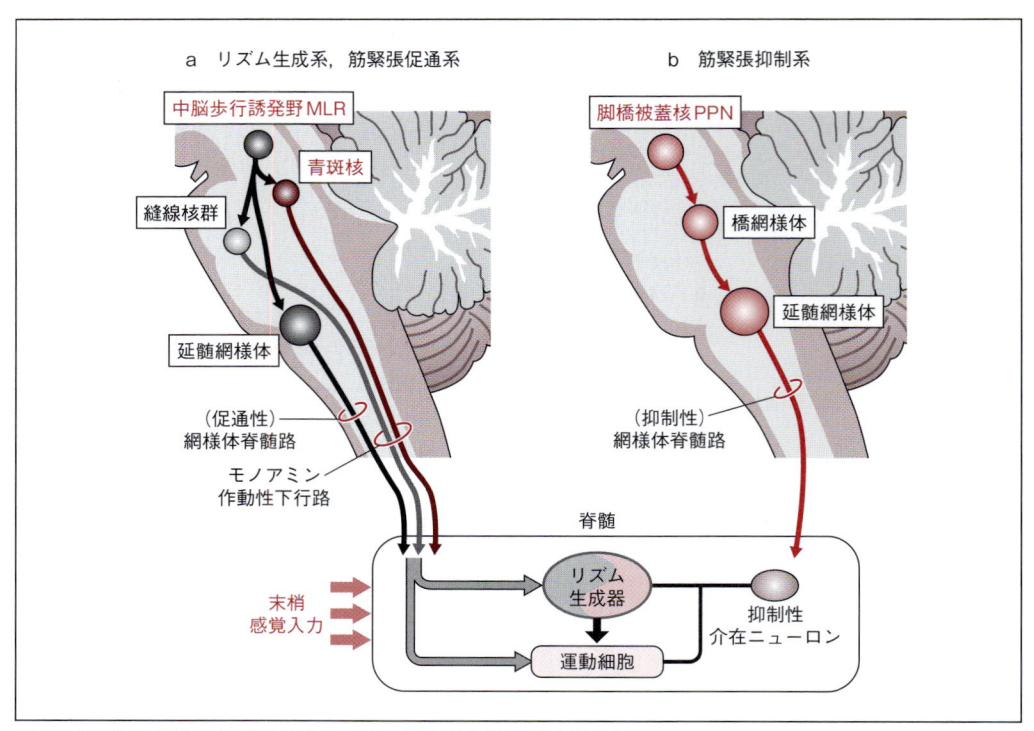

図3 脳幹─脊髄における歩行リズム生成系と筋緊張制御系システム

2つの制御系を示す断面図を並べて示している.
(a) リズム生成系：中脳歩行誘発野～延髄網様体～(促通性)網様体脊髄路を経由し，リズム生成器(CPG)でリズム生成する.
(a) 筋緊張促通系：中脳歩行誘発野～青斑核(ノルアドレナリン投射)・縫線核(セロトニン投射)～モノアミン作動性下行路を経由し，脊髄反射の興奮を増大させる.
(b) 筋緊張抑制系：脚橋被蓋核(PPN；アセチルコリン作動系投射)～橋網様体～延髄網様体～(抑制性)網様体脊髄路を経由し，抑制性介在ニューロンと結合し，脊髄反射の興奮を減弱させる.
「高草木薫：歩行の制御と障害のメカニズム，Frontiers in Parkinson Disease，3(3)：150，2010」より一部改変して引用

> **CHECK!** ①土屋和雄，高草木薫，荻原直道：身体適応─歩行運動の神経機構とシステムモデル シリーズ移動知 第2巻，pp44-62，2010，オーム社

3) 歩行運動の生成にかかわる神経機構

　歩行運動を発現して実行する神経機構の概要を図4に示す．まず，大脳皮質で歩行運動の企図が生成される．その実行指令が，中脳歩行誘発野(MLR)など歩行中枢を駆動させる．同時に，大脳基底核(→Reference①参照)を介して筋緊張の調整が制御され，網様体脊髄路で脊髄CPGに投射され，そこで周期的な歩行運動を惹起する．また，脚橋被蓋核(PPN)の興奮により，歩行中の全身の協調運動や姿勢筋緊張の制御が統合され，時空間的にパターン化された信号が筋へ送られ運動が出力される．

　歩行中の感覚は，まわりの環境や路面状況が変化しながら，かつ，歩行周期に応じて，異なっている．したがって，感覚を取り込むことで，いったん歩き始めた運動を修正して歩き続けることができる．この感覚入力は小脳，脊髄CPG，運動ニューロンプールに入力される．
　小脳は，歩行時における筋緊張の制御と，外乱が加わったときに左右上下肢の関節をスムー

図4 歩行運動生成にかかわる神経システム

高位中枢で決定された歩行開始の指令は，中脳歩行誘発野など脳幹の歩行中枢を賦活し，最終的に脊髄へと伝達される．そこから時空間的にパターン化された信号が筋へ送られ運動が出力される．赤色は運動出力を示し，黒線は感覚入力を示す．MNは運動ニューロンプールを指す．

「河島則天，小川哲也：歩行運動を発現する神経システム，理学療法，29(7)：729，2012」より改変して引用

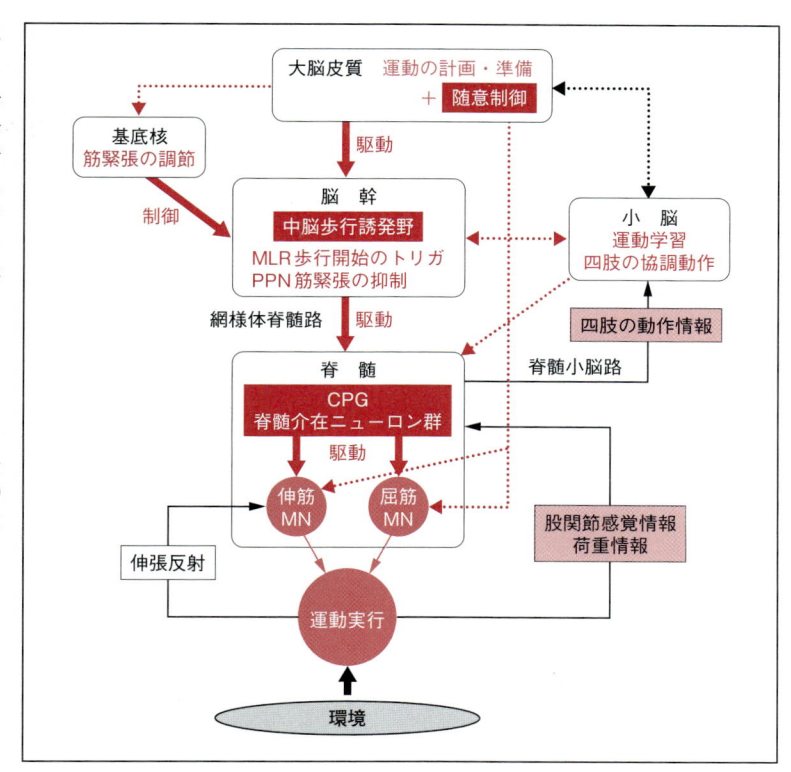

図5 小脳による随意運動の制御

「河田光博，稲瀬正彦：小脳は感覚情報と運動指令を統合し，運動を調節する，カラー図解 人体の正常構造と機能 Ⅷ 神経系(1) 改訂第2版（坂井建雄，河原克雅 編），p64，2012，日本医事新報社」より一部改変して引用

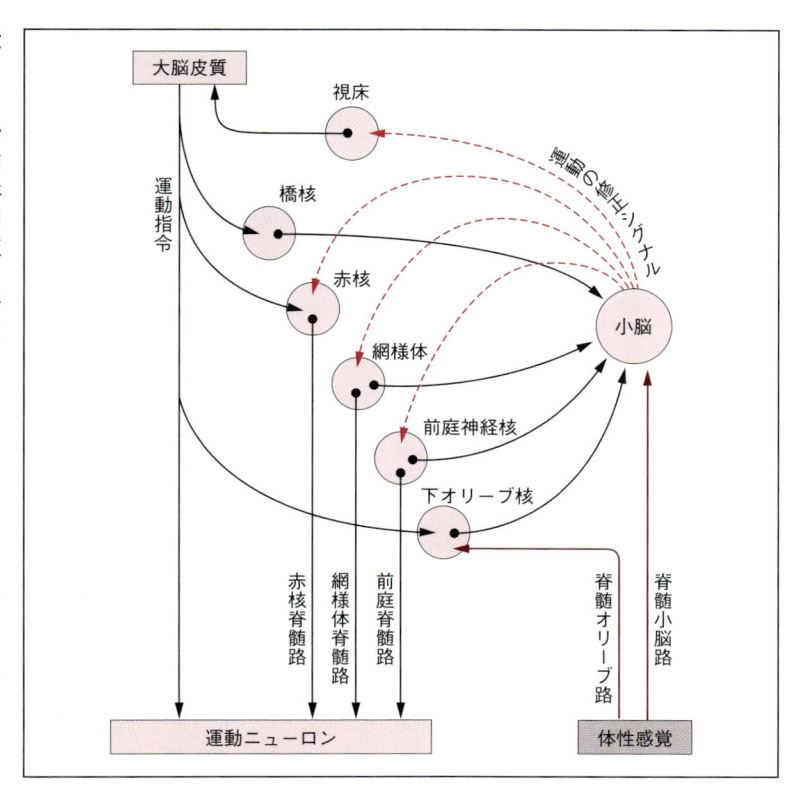

第11章

ズに動かす制御を行う非常に重要な役割を果たしている．小脳での運動制御を図5に示す．小脳への求心性入力は，脊髄小脳路を経由して脊髄より体性感覚の情報や四肢の運動情報（方向や荷重情報）など小脳にフィードバックされる．

運動ニューロンプールによる運動制御は，脊髄反射回路が関与する．例えば，不意な外乱で筋紡錘やゴルジの腱器官が伸張されて誘発される伸張反射（→ Reference ②参照）は，歩行運動の調節に重要な働きの1つである．また，皮膚反射（→ Reference ②参照）も運動ニューロンプールでの制御の1つである（⇒ CHECK！②）．

Reference① 大脳基底核は歩行のゆらぎをつくる

一定速度で平坦な路面を歩いているときの歩行周期は一定だろうか？1歩1歩のストライドを細かく分析すると，陸上歩行で4％のばらつきがあるらしい．しかし，そのばらつきは微々たるもので，平均してしまえば無意味な誤差しかない．だが，このばらつきは歩幅や歩行速度などの変数より転倒の危険性と関連している．このばらつきは，若者ではフラクタルの特徴のゆらぎを示すが，高齢者やハンチントン病患者にはそのような特徴が見られないという見解がある．そのことから，このゆらぎは大脳基底核で生成され，人らしい歩行には重要である．

Reference② 伸張反射と皮膚反射（図6）

運動を行う際の脊髄での振舞いは，各種反射回路の感度を調節して随意運動を円滑にすることである．神経疾患による運動障害では，伸張反射の亢進，拮抗筋（相反性）抑制の減弱などが起こり，円滑な運動が困難になる．脊髄反射のなかでもっともシンプルなのが伸張反射である．伸張反射の受容器は筋紡錘であり，筋の伸張および伸張速度を感知して，その興奮がIa群感覚線維およびⅡ群感覚線維により伝達され，脊髄のα運動ニューロンに単シナプス性EPSPを与えることで生じる単シナプス性反射である．経路は腱反射と同様であり，電気刺激で得られる筋電図がH反射である．

皮膚反射は皮膚受容器由来の多シナプス性に運動ニューロンに結合する脊髄反射である．従来，足裏で画鋲を踏むと反射的に足を引っ込める屈曲反射（ステレオタイプな反射）と同義語で考えられてきた．しかし，近年は随意運動の局面や状況に応じて柔軟に調節されることがわかってきた．

図6 Ia群線維と皮膚感覚受容器を介した反射回路と随意運動

━●は抑制性のシナプス結合，━┤は興奮性のシナプス結合を示す．①はIa終末，②はシナプス前抑制，③は皮膚反射の介在ニューロン．
「小宮山伴与志：運動評価と筋および皮膚感覚受容器を介した反射について，バイオメカニズム学会誌，23（3）：158，1999」より一部改変して引用

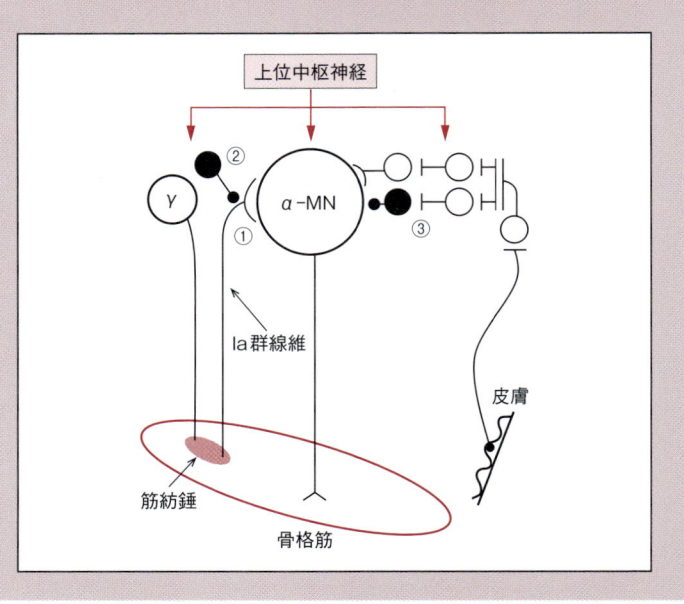

図7　脊髄固有ニューロンの概要

脊髄固有ニューロンは，脊髄から外に出ることなく，いくつかの髄節間をまたいでいる介在ニューロン群であり，介在ニューロンと運動ニューロンにシナプス結合している．随意運動における姿勢制御や四肢間の協調に貢献している．

「Leonard CT：Chapter 3. Principles of Reflex Action and Motor Control, The Neuroscience of Human Movement, p79, 1998, Mosby, St. Louis, MO」より一部改変して引用

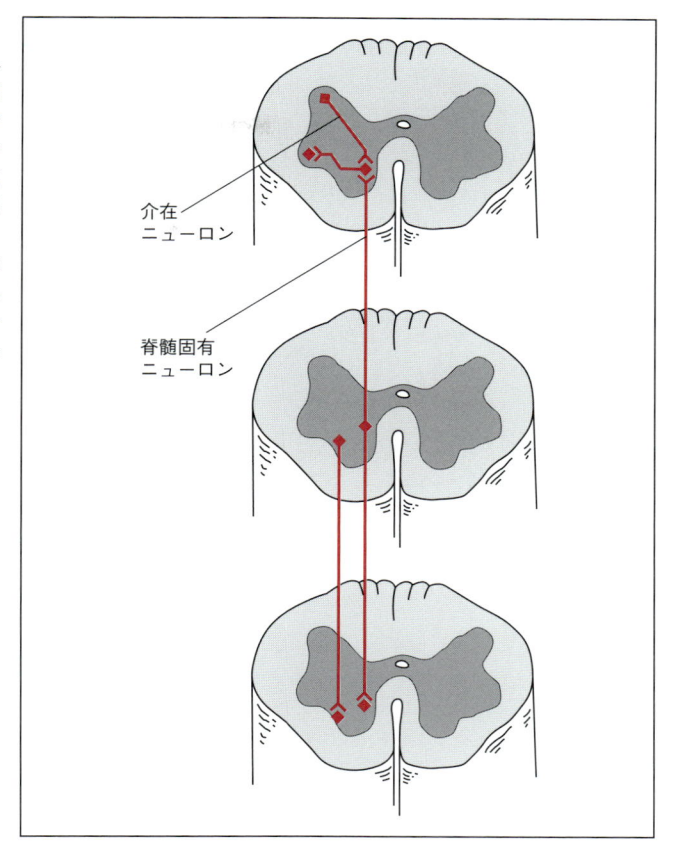

介在ニューロン

脊髄固有ニューロン

> CHECK! ②河島則天：正常歩行の神経制御，理学療法，26(1)：19-26，2009

2. 脊髄固有ニューロン

鈴木克彦

　脊髄固有ニューロン（propriospinal neuron：PN）は，軸索の終止が脊髄内に限られ，長い軸索が複数の髄節にまたがっている脊髄介在ニューロン群のことである（→Reference ③参照）．そして，各分節にある介在ニューロン（Ia および Ib 介在ニューロンなど）や運動ニューロンにシナプス結合している（図7）．

■Reference③　脊髄のニューロンの話

　脊髄に存在するニューロン群の中でこれまで最もよく研究されてきたのは，おそらく運動ニューロンであろう．それは，脊髄からの最終路であり，骨格筋の活動が運動ニューロンの活動として表すことができたからであろう．しかし，運動ニューロンは脊髄にある全ニューロンの数パーセント以下といわれており，大部分は脊髄の情報を脳に伝達する「上行性ニューロン」，脊髄の異なる髄節間をつなぐ「脊髄固有ニューロン」，髄節内のみで結合をつくる「髄節内介在ニューロン」など『脊髄介在ニューロン』と総称されるニューロン群であるといわれている（この3種類は明瞭に区分できない場合も多く，上行性ニューロンが同時に脊髄固有ニューロン，髄節内介在ニューロンとしての機能を果たしていることも多い）．これら『脊髄介在

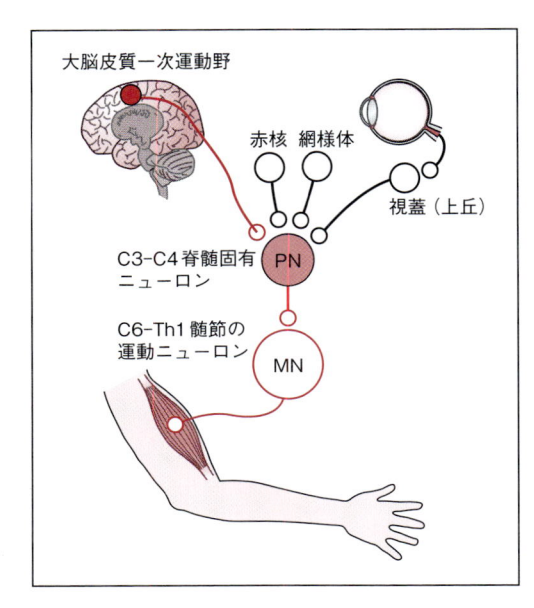

図8　C3-C4脊髄固有ニューロンに結合する神経回路

C3-C4髄節に皮質脊髄路の効果を伝えるニューロン群が存在すること，赤核脊髄路，網様体脊髄路，視覚入力を運動系に伝える視蓋脊髄路などの信号が収束して情報の統合が行われていること，このニューロン群は1個1個が複数の腕の筋の組み合わせを制御すること，機能面では対象に向けて腕を伸ばす運動（到達運動）を制御していることがわかってきた．解剖学的にも，サルにおいて皮質脊髄路線維はその大部分が運動ニューロンではなく，介在ニューロンの存在する中間帯に終末するということから，脊髄介在ニューロンを介する効果が無視できないということが示されている．
「伊佐　正：大脳皮質による脊髄運動性神経回路の制御機構［internet］，http://jhfsp.jsf.or.jp/frontier-science/newsletter/014/nl-01.html［accessed 2014-04-18］，図1，HUMAN FRONTIER SCIENCE PROGRAM, News-Letter No.14」より一部改変して引用

ニューロン』によって形成される複雑な神経回路ネットワークは，脊髄損傷後の機能回復のための代償機構の主役となることなどから注目を集めている．

　脊髄固有ニューロンの存在を示す実験がサルを使って伊佐ら（2004）のグループで行われている．その内容は，サルの脊髄のC5レベルで皮質脊髄路（直接経路）だけを損傷した直後から，指でつまむ動作はできなくなったが，対象物にリーチする動作は残っていた．つまり，手指の細かな運動にかかわる皮質脊髄路は損傷されているが，肩や肘周囲の筋は他の経路により利いているという解釈である．損傷後の経過では，徐々に指のつまみ動作の回復が確認されている．これらの結果から，脊髄固有ニューロンを含む間接経路がサルにも存在し，主に近位筋の運動を司る働きがあることがわかった（図8）．おそらく網様体脊髄路と視蓋脊髄路の投射によることが考えられる（⇒CHECK！③）．

　人においては，おおむね頚髄と腰髄を結ぶ脊髄固有ニューロンの存在が示唆され，上下肢間の運動制御に関与しているとされている．この事実を図9に紹介する．座位での書字と立位での腕振り運動中に下肢に電気刺激を与えた結果，上肢には反射応答を認めなかったが，同様の電気刺激を歩行中に与えると，上肢に反射応答が認められた．この結果は，歩くという左右下肢の交互運動に限り，脊髄固有ニューロンが興奮したこと，脳幹－脊髄神経システムが賦活したことを示している．立位での腕振りでは反応がなかったことから，下肢の交互運動，歩行で入力される感覚情報（次項参照）が鍵になると考えられる（⇒CHECK！②）．

> **CHECK!** ③佐野秀仁，大木　紫，里見和彦：ヒトの上肢運動に関連した脊髄ニューロンの機能解析，杏林医会誌，41（4）：26-37，2010
> 　　　　専門的ですが興味ある方は一読してみてください！

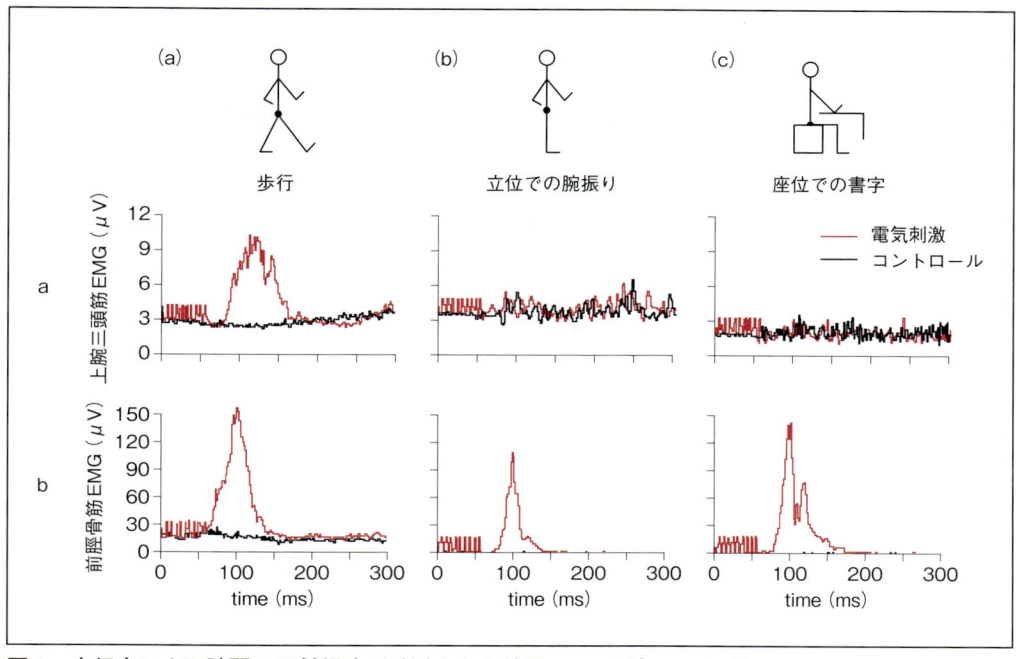

図9　歩行中に上下肢間の反射経路が賦活された結果：a；上肢，b；下肢
「Dietz V：Do human bipeds use quadrupedal coordination? Trends Neurosci, 25（9）：464, 2002」より改変して引用

3. CPGとは？　　　　　　　　　　　　　　　　　　　　　　　　　　　　　　　鈴木克彦

1）脊髄にある歩行中枢システム

　　CPG（Central Pattern Generator の略で中枢パターン発生器と呼ばれている）とは，呼吸，咀嚼，歩行運動などのリズミカルなパターン運動を発生させる非線形の神経細胞（神経振動子）の集まりのことである．したがって，CPGは神経振動子どうしで引き込み合い，自己組織化をして運動を生成している（第14章参照）．

　　CPGは脊髄長軸に沿って配置され，脊髄全長に下行性軸索を伸ばす網様体脊髄路と接続することが知られている．CPGの解剖学的構造については未だ不明な点が多いが，現在有力視されているモデルがリズム発生部（rhythm generator）とパターン形成部（pattern formation）の2階層構造の介在ニューロン群である（図10）．リズム発生部は固有感覚（筋・関節）や皮膚感覚などの体性感覚情報と中脳歩行誘発野からの指令に基づいて歩行リズムを生成し，パターン形成部は歩行に関係する筋群の活動パターンを決定する．

　　CPGは伸筋と屈筋の神経振動子が交互に作用する構造をもち，関節ごとに神経振動子が存在するともいわれている．例えば，歩行中の股関節は左右それぞれ屈曲位と伸展位の逆位相となる，つまり左右の神経振動子は抑制性の結合が存在していることになる．我々の歩行運動は路面環境が変化しようが体幹と上・下肢関節は周期的な運動から成り立っている．したがって，CPGは多数の神経振動子を1つにまとめ上げて形成されるリミットサイクルアトラクターであり，Neural Rhythm Generator（NRG）の1つと考えることができる．

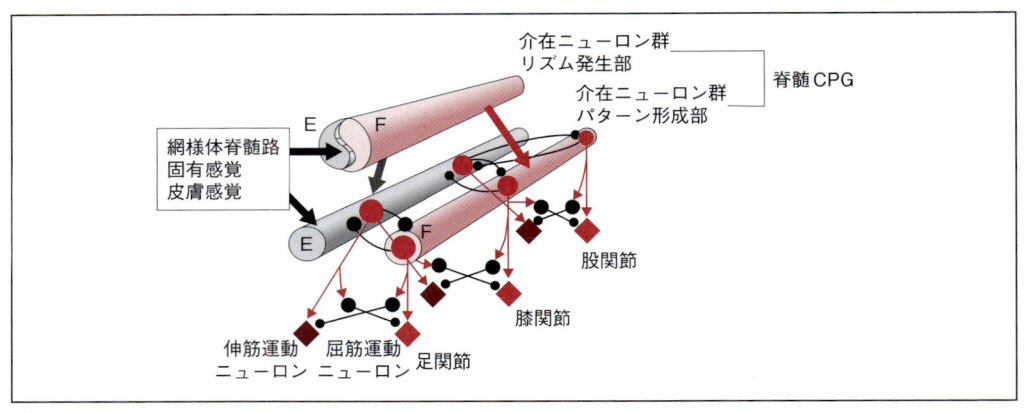

図10　2階層 CPG モデル
CPG 内部は抑制性のシナプス結合で構成されている（―●は抑制性を示す）．注意してほしいのは，解剖学的にリズム発生部，パターン形成部のニューロンは確認されてない．
「McCrea DA, Rybak IA：Organization of mammalian locomotor rhythm and pattern generation, Brain Res Rev, 57（1）：143, 2008」より改変して引用

2）4 足動物には CPG が存在する！

4 足歩行のネコやイヌは，脊髄を胸髄レベルで上位中枢と切り離した後でも，後肢に屈曲－伸展の周期的な筋活動とステッピング運動が発現する．これは，トレッドミルの動くベルト上での話だが，脳からの命令が切り離された状態でも CPG によって歩行リズムを生成して歩くことができる．しかし，人について言えば，動物実験のような直接的な証拠は得られないため，現在，間接的な証拠を積み上げて CPG の存在が明らかにされてきている．

3）人間の脊髄に CPG が存在するか？

以前から新生児に見られる原始歩行（足ふみ反射）は，CPG の原型だと考えられていた．そもそも原始歩行は新生児の意識に上っていないことが理由である．1900 年代より脊髄損傷者の研究をはじめとして，脊髄の CPG の存在を示唆するような報告がなされるようになった．

Calancie ら（1994）は，頸髄不全損傷者が仰臥位姿勢になっているときに左右の麻痺下肢が歩いているかのような不随意な運動を観察し，この現象は CPG が何らかの原因で活性化されたと主張した．

Diets ら（1994）は，脊髄損傷者の体幹を牽引しながらトレッドミル上を歩かせると，麻痺下肢筋群に歩行様の筋活動と運動を誘発できることを示した（図 11）．これは，トレッドミルのベルトの流れで麻痺下肢が動かされ，それによって生じる感覚入力が CPG を賦活するためと考えられた．

CPG の存在をより決定づけたのは，Dimitrijevic ら（1998）であった．第 5 胸髄完全損傷者を対象として，損傷レベルより下位の髄節の硬膜外に電極を刺入し，電気刺激を行うことで歩行様の運動を誘発することに成功した．この実験の結果は，電気刺激が脊髄の片側だと刺激側のステッピング運動しかみられないが，両側を刺激すると左右交互のステッピング運動がみられること，電気刺激が一定の強度で持続的（周期的でない）な刺激にもかかわらずリズミカルなステッピング運動が誘発されたことである．この結果から，1 個の CPG が左

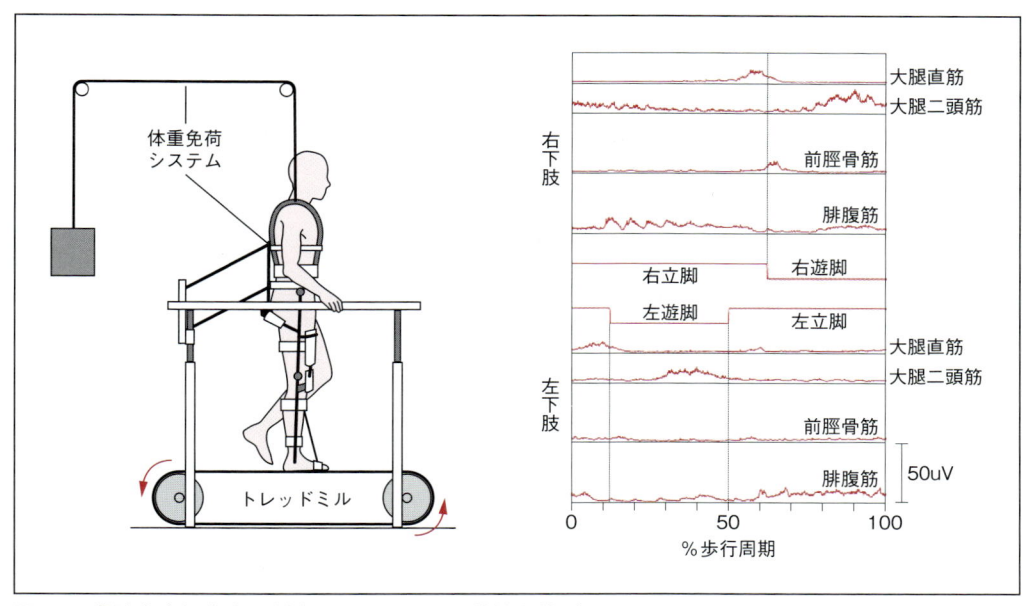

図11 脊髄完全損傷者を対象としてCPGの特性を検討したDietzらの研究

脊髄完全損傷者（6名）に免荷装置を装着しトレッドミル上を受動的に歩行させると，健常者と同様な歩行周期に同調した筋活動が発現することが示された．
「Dietz V, Müller R, Colombo G：Locomotor activity in spinal man：significance of afferent input from joint and load receptors, Brain, 125（12）：2628, 2630, 2002」より一部改変して引用」

右交互に筋活動を生成しているのでなく，2個のCPGが左右の脚をそれぞれ駆動し，お互いのCPGが抑制性の回路でできていること（図10），それから，ステッピング運動を誘発させうる刺激振動数があることを示した．

その後，Dimitrijevicら（2004）が，脊髄硬膜外電気刺激の刺激周波数の違いによりCPGの振舞いが変化することを報告している．臨床的完全対麻痺者5名の第11～12胸髄レベルに硬膜外電気刺激を5～15Hzで刺激すると下肢全体を突っ張るような運動が出現したのに対し，それより高い周波数の25～50Hzで刺激するとステッピング運動が誘発されることを示した（図12）．この結果から，CPGの神経回路に特定の振動数が入力されるとステッピングのリズムが生成される，つまり，特定の振動数により神経振動子どうしが引き込み現象を発生させることを裏付けた（⇒ CHECK！④）．

4）CPGを賦活するための求心性入力

CPGはそもそも「感覚入力や上位中枢からの指令なしに周期的な運動パターンを生成する神経システム」と定義されているが，実際のところCPGの働きには求心性の感覚情報が重要な役割を果たすことが明らかにされている．CPGを賦活する鍵は，股関節からの感覚入力と荷重情報といわれている（図4）（⇒ CHECK！②）．

まず，筋紡錘からの感覚情報，つまり，歩行中に絶えず変化する筋の長さや張力といった情報が運動制御にとって有用である．とりわけ，歩行中に参画する多数の関節のうち，股関節の運動とそれに伴う感覚情報は，CPGの活動に大きく影響する．例えば，立脚期後半に股関節が伸展される際の腸腰筋の筋紡錘からの求心性入力は，遊脚期への位相転換を担う股

第11章

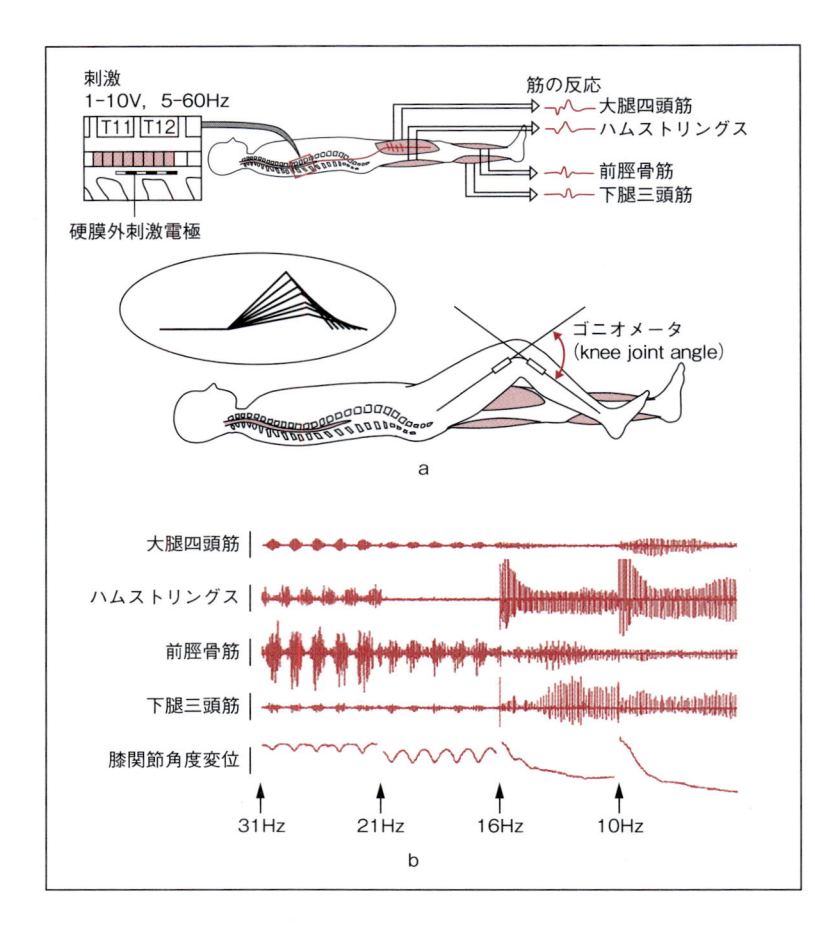

図12 脊髄損傷者を対象として脊髄硬膜外から電気刺激しステッピングを誘発した実験の例
a：脊髄硬膜外刺激実験の概略図
b：誘発された筋電図と膝関節角度変化の例
「Jilge B, Minassian K, Rattay F, et al：Initiating extension of the lower limbs in subjects with complete spinal cord injury by epidural lumbar cord stimulation, Exp Brain Res, 154（3）：310, 314, 2004」より一部改変して引用

関節屈筋群の活動を惹起させる．つまり，立脚後期に股関節がスムーズに伸展できることで，反対側の立脚前期をスムーズに移行させることができ，円滑な歩行運動が獲得できる．

なるほど　意識的な静歩行の功罪

重心移動に伴い立脚後期で股関節が伸展するためには，体幹がアップライトに保たれている必要がある．静歩行（COGの投影が足底面上に常にある歩行）のように，体幹の前後方向への動揺を使いながら歩くことにより，立脚後期に体幹が前傾するため股関節の伸展ができなくなる．したがって，意識的な静歩行は，内側運動制御系のシステムが働かなくなるため，バランス向上や歩行安定といった効果は得られにくい．

また，CPGの活動は，身体荷重量に影響を受けることが明らかにされている．荷重情報を検出する主要な受容器として足底・足趾の皮膚受容器がある．皮膚受容器由来の脊髄反射が皮膚反射であり，CPGの制御下で歩行と強く関連する．足底部の皮膚神経を電気刺激すると，立脚から遊脚の移行期（プレスイング）で前脛骨筋は促通，遊脚から立脚の移行期（ターミナルスイング）で前脛骨筋は抑制することが確認されている．この皮膚反射の歩行依存的変化は，歩行運動中に下肢が障害物に接触しても効率的に回避し，円滑な歩行運動を継続するためのシステムの一部と考えられる．

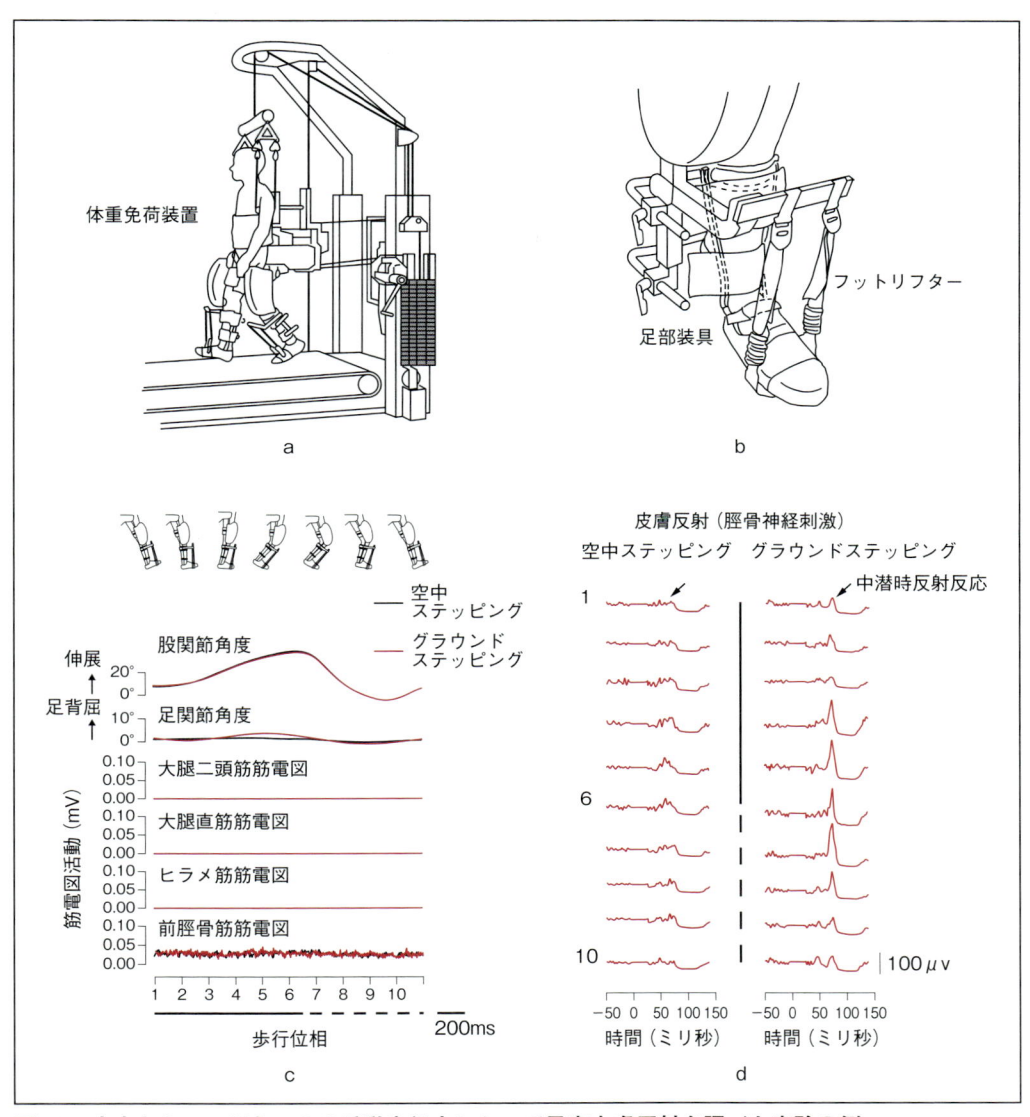

図13 空中とトレッドミル上の受動歩行中において足底皮膚反射を調べた実験の例

a：歩行トレーニングロボットとして開発された自動歩行補助装置ロコマットの概略図．体幹をハーネスで牽引して足底荷重をコントロールできる．股関節と膝関節部分に駆動モーターを装備し，プログラムされた通常の歩行パターンに従って各関節の動きをコントロールできるため，大脳皮質からの指令がなくとも歩行ができる．
b：スプリングからなるフットリフターを患者の足部に装着することで遊脚期での足部の下垂を防ぐことができる．
「Kamibayashi K, Nakajima T, Fujita M, et al：Effect of sensory inputs on the soleus H-reflex amplitude during robotic passive stepping in humans, Exp Brain Res, 202(2)：387, 2010」より一部改変して引用
c：1名の健常者のロコマットを用いた受動歩行時（1歩行周期）での股関節および足関節角度と下肢筋電図活動．赤線は足底が路面に着いた状態での自重負荷（0％免荷）におけるトレッドミル上の受動歩行（グラウンドステッピング課題），黒線は空中に吊り上げて空中での受動歩行（100％免荷；空中ステッピング課題）を示す．股関節および膝関節角度はコンピューターによって完全に制御され，足部は専用装具で固定されている．被験者は随意運動を行っていないことを筋電図活動で示している．歩行位相の1〜6は立脚相，6〜10は遊脚相を示す．
d：1名の被験者から得られた脛骨神経刺激時の前脛骨筋皮膚反射の波形例．空中ステッピング課題では歩行位相で皮膚反射振幅の変化はなかった．グラウンドステッピング課題では立脚期後半から遊脚期前半にかけて皮膚反射振幅が有意に増大し，通常歩行と類似したパターンを示したことから，歩行におけるCPGを駆動する刺激として荷重情報の関与が大きいことがいえる．
「Nakajima T, Kamibayashi K, Takahashi M, et al：Load-related modulation of cutaneous reflexes in the tibialis anterior muscle during passive walking in humans, Eur J Neurosci, 27(6)：1567, 1569, 2008」より一部改変して引用

また近年では，歩行トレーニングロボット（ロコマット）が開発され，大脳皮質からの随意運動のない歩行（受動歩行）が可能となり，荷重情報の入力に焦点をあてた研究を図13に紹介する．Nakajimaら（2008）は，荷重条件のある受動歩行と空中での受動歩行中の皮膚反射について調べている．その結果，随意運動でないにもかかわらず，荷重された条件でのみ立脚後期から遊脚初期にいたる移行期において前脛骨筋の皮膚反射のピークを形成したことから，荷重情報が歩行中のCPGを駆動する入力となっていることを示した．

歩行を効率的かつ円滑にする機能としてロッカーファンクション（次項参照）がある．足部の動きが膝関節，股関節，HATの関節運動を生成する．この無意識化の運動生成は，バイオメカニクスの機能だけによるものではなく，そのバイオメカニクスを変化させている根本には冗長な神経システムが存在していることを忘れてはいけない．

> **CHECK!** ④多賀厳太郎：脳と身体の動的デザイン〜運動・知覚の非線形力学と発達〜，pp 33-81，2002，金子書房
> 中島 剛，中澤公孝：受動歩行におけるヒト脊髄反射の興奮性動態とその可塑的変化について，Jpn J Rehabil Med，49(9)：567-572，2012

4. ロッカーファンクション　　　　　　　　　　　　須賀康平・鈴木克彦

1）ロッカーファンクションとは

歩行周期中の重心の上下動は，最高点がミッドスタンスで最下点がイニシャルコンタクトからローディングレスポンスとなり，その高低差はおよそ2cmである．重心はイニシャルコンタクト時に最高点から最下点まで一気に落下していく．その際，位置エネルギーを運動エネルギーに変換し，効率よく身体を前方へ推進させる複合的なシステムをロッカーファンクションと呼ぶ．ロッカーとはロッキングチェア（→Reference④参照）の機能に似ているためその名前がついている．ロッキングチェアと床の間には支点があり，歩行にも支点（回転軸）が存在する．立脚期に踵を接地した後，踵を軸に身体は前方へ回転する．次に足底全体が床面に接した後，足関節を軸に回転する．続いて踵が浮き上がり中足骨頭を軸に回転する．最後に前足部内側と母趾を軸に回転する．これらの回転軸をそれぞれ，ヒールロッカー，アンクルロッカー，フォアフットロッカー，トウロッカー（⇒CHECK!⑤）と呼び，歩行の重要なバイオメカニクスに位置付けられている（図14）．

> **CHECK!** ⑤Perry J, Burnfield JM：第3章 基本的な機能，ペリー 歩行分析 原著第2版（武田 功 統括監訳），pp 19-21，2012，医歯薬出版

> **Reference④　ロッキングチェア**
> 日本語で揺り椅子とも訳される．通常椅子は4個所で床に接するが，ロッキングチェアは床面に左右の2点でしか接していない．よって，前方へ体重を移すと滑らかに前方へ揺られるような仕組みになっている．歩行中はそのシンプルな運動が足部の4点で場所を変えながら起こることで，CPGによる無意識下の下肢周期運動を前方への滑らかな推進へつなげる役割をしていると考えられる（図15）．

図 14 ロッカーファンクション
a：ヒールロッカー，b：アンクルロッカー，c：フォアフットロッカー，d：トウロッカーを示す．
「Perry J, Burnfield JM：Chapter 3 Basic Functions, Gait Analysis 2nd Ed., p33 Fig3-20, 2010, Slack Inc, Thorofare, NJ」より引用

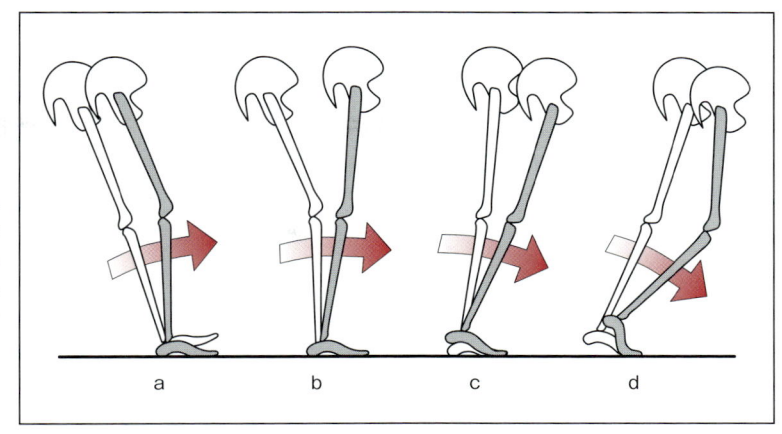

図 15 ロッキングチェアの図

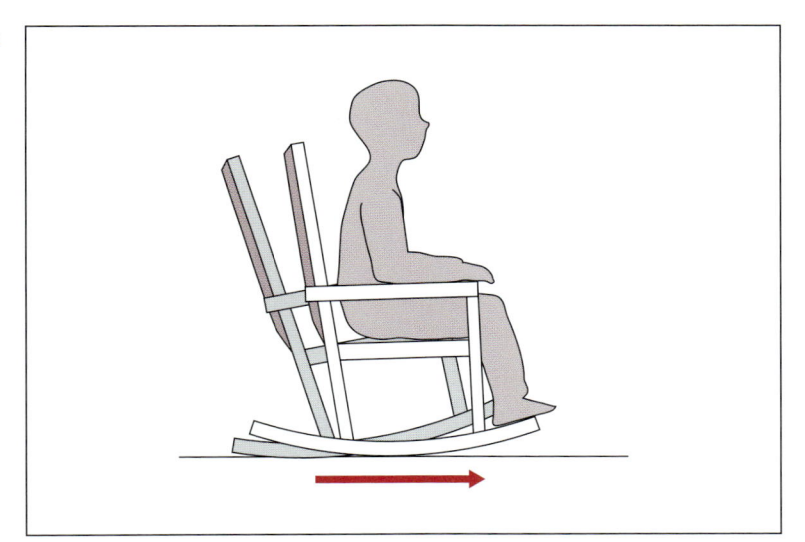

2) ヒールロッカー

　　ヒールロッカーは踵を回転軸とし，イニシャルコンタクトからローディングレスポンスで起こる（歩行周期の0～12％）．踵接地の瞬間は約1cmの高さから自由落下して床に接地し，足底にかかる衝撃力（床反力）は体重の1.2～1.5倍程度となる．また，ヒールロッカーの時期は重心位置が最も低くなる．ヒールロッカーが担う役割は床反力を緩衝し，位置エネルギーを立脚中期に向けた上方への運動エネルギーにまで変換する過程の第1歩を担うことである．ヒールロッカーの時期には前脛骨筋群が遠心性収縮を起こし，下腿を前方へ引っ張るベルトの役割をする．下腿の前方への回転に大腿がついていくために，大腿四頭筋の遠心性収縮が起こる．これらの筋活動によってヒールロッカーの担う役割が果たされ，次に続くロッカーファンクションの起点となる（⇒ CHECK！⑥）（図16）．

> **CHECK！** ⑥Kristen Götz-Neumann：2 歩き方―ヒトの歩容の生理学，観察による歩行分析（月城慶一，山本澄子，江原義弘，他訳），pp27-28, 2005, 医学書院

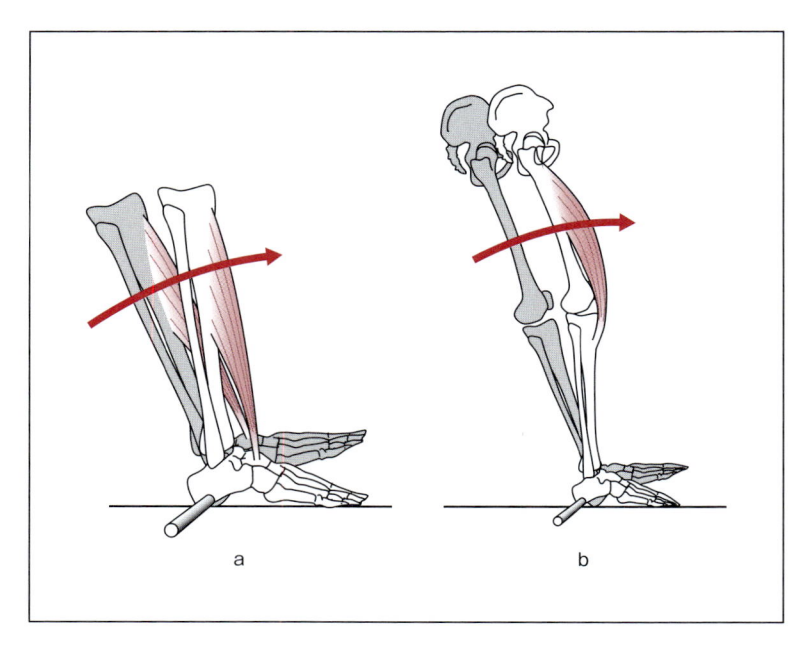

図16 ヒールロッカー

ヒールロッカーは踵を回転軸とし，イニシャルコンタクトからローディングレスポンスで起こる（歩行周期の0〜12％）．その際，前脛骨筋の遠心性収縮が下腿を前傾させる（a）．それに伴い大腿が下腿についていくため，大腿四頭筋が遠心性収縮を行う（b）．
「Kristen Götz-Neumann：2.4 Passagier und sein Lokomotor-Fundamentales, Gehen verstehen 3. Auflage, pp30-31 Abb2.17-18, 2011, Georg Thieme Verlag, Stuttgart」より一部改変して引用

3）アンクルロッカー

　アンクルロッカーは足関節を回転軸とし，ミッドスタンス（歩行周期の12〜31％）で起こる．アンクルロッカーは重心が最高地点に到達する時点を境に，その前半部分と後半部分で役割が異なる（⇒CHECK！⑦）．アンクルロッカーの時期の前半部分では，下腿の前方への回転にブレーキがかかり，相対的にその上に乗った大腿の前方への回転量が大きくなる．それによって膝関節を伸展させながら重心を最高地点へ持ち上げる役割を担う．後半部分では重心が足関節の前方へ移動するため，足関節背屈方向に外的モーメントが働く．足関節背屈方向の外的モーメントに拮抗するようにヒラメ筋が下腿の動きを安定させ，腓腹筋とともに遠心性収縮を起こし，下腿の制御された前傾が起こる（図17）．

> **CHECK!** ⑦石井慎一郎：第2章 Rocker Function の役割，歩行の臨床バイオメカニクス改訂版，pp11-13, 2013, 南西書店

4）フォアフットロッカー

　フォアフットロッカーは中足骨頭を回転軸とし，ターミナルスタンス（歩行周期の31〜50％）で起こる．フォアフットロッカーは重心が中足骨頭の回転軸を越えた際に身体を前方へ加速させ，歩行周期の中で最も強い推進力を生む役割を担う．また，アンクルロッカーで下方へ移動する重心軌道を上方修正することで遊脚肢の滞空時間を稼ぎ，歩幅を大きくする役割も担う（⇒CHECK！⑧）．フォアフットロッカーの時期ではヒラメ筋と腓腹筋の活動が最大となり，その筋活動によって足部がレバーアームとして働く．加えて，ターミナルスタンスでは長腓骨筋の活動も最大となる（⇒CHECK！⑨）．足部が安定したレバーアームとして機能するためには長腓骨筋が踵立方関節を外反ロックし，足部の剛性を担保することも重要な要素となる．これらの要素によりフォアフットロッカーがスムーズに形成されると立脚後期に

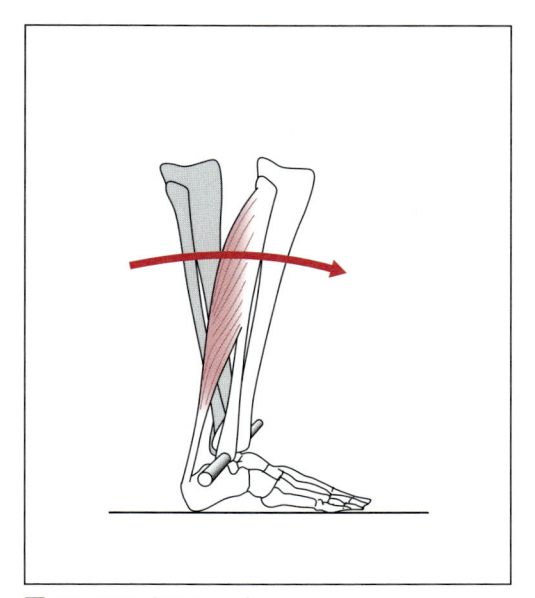

図17 アンクルロッカー

アンクルロッカーは足関節を回転軸とし，ミッドスタンス（歩行周期の12～31％）で起こる．アンクルロッカーはヒラメ筋と腓腹筋の遠心性収縮により制御された下腿の前傾を担う．
「Kristen Götz-Neumann：2.4 Passagier und sein Lokomotor-Fundamentales, Gehen verstehen 3. Auflage, p32 Abb2.19, 2011, Georg Thieme Verlag, Stuttgart」より一部改変して引用

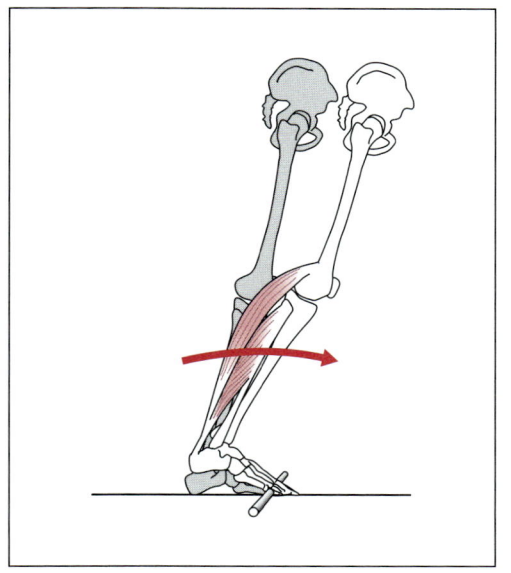

図18 フォアフットロッカー

フォアフットロッカーは中足骨頭を回転軸とし，ターミナルスタンス（歩行周期の31～50％）で起こる．フォアフットロッカーは身体重心に身体を前方へ加速させ，アンクルロッカーで下方へ移動する重心軌道を上方に修正する役割も担う．この時期ではヒラメ筋と腓腹筋，長腓骨筋の筋活動が最大となる．
「Kristen Götz-Neumann：2.4 Passagier und sein Lokomotor-Fundamentales, Gehen verstehen 3. Auflage, p32 Abb2.20, 2011, Georg Thieme Verlag, Stuttgart」より一部改変して引用

股関節伸展が起こる時間ができる．よって，フォアフットロッカーがスムーズに形成されることは前述されているCPG駆動にとっても重要と考えられる（前項参照）（図18）．

> **CHECK!** ⑧石井慎一郎：第2章 Rocker Function の役割，歩行の臨床バイオメカニクス改訂版，p14，2013，南西書店
> **CHECK!** ⑨Kristen Götz-Neumann：2 歩き方―ヒトの歩容の生理学，観察による歩行分析（月城慶一，山本澄子，江原義弘，他訳），pp29-30，p54，2005，医学書院

5）トウロッカー

トウロッカーは前足部内側の前縁と母趾の部分を下肢の前方への推進の中心とし，プレスイング（歩行周期の50～62％）で起こる．腓腹筋に蓄積されたエネルギーによって足関節底屈し，脛骨はトウロッカーの上を前進する（図19）．トウロッカーの終わりごろ，前脛骨筋と足趾伸筋群が筋活動を開始し，トウクリアランスに向けた準備が行われる（⇒ CHECK！⑩）．

ここまで述べてきたロッカーファンクションにおける筋活動に，後述される感覚入力位置

第11章

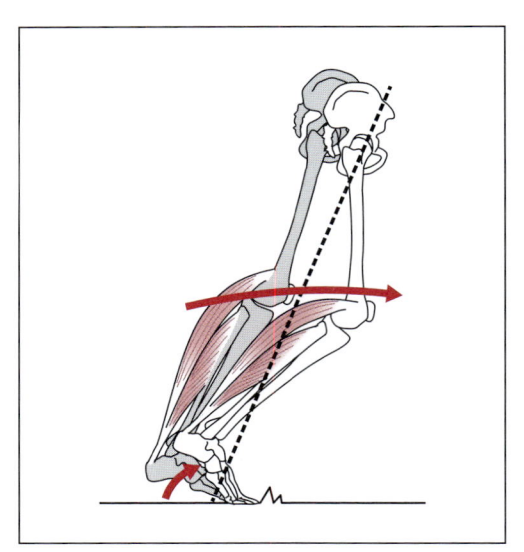

図19 トウロッカー
トウロッカーは前足部内側の前縁と母趾の部分を下肢の前方への推進の中心とし，プレスイング（歩行周期の50〜62％）で起こる．トウロッカーの終わりごろ，前脛骨筋と足趾伸筋群が筋活動を開始し，トウクリアランスに向けた準備が行われる．
「Perry J, Burnfield JM：Chapter 4 Ankle-Foot Complex, Gait Analysis 2nd Ed., p77 Fig 4-24, 2010, Slack Inc, Thorofare, NJ」より一部改変して引用

特異性が貢献していると考えられるため，そちらも参照されたい．

> **CHECK!** ⑩Perry J, Burnfield JM：第4章 足関節―足部複合体，ペリー 歩行分析 原著第2版（武田 功 統括監訳），pp52-53，2012，医歯薬出版

なるほど どこのロッキングチェアを治せば良い？

歩行分析を行う際，どこのロッカーファンクションが機能不全になっているかを観察することは治療上非常に重要である．例えばヒールロッカーの際の足関節背屈筋群の活動不全がある場合，歩行時に下腿を前傾してくることができず，前方への推進力を生むことができない．筋活動不全が重度の場合は油圧で遠心性収縮を補助するゲイトソリューション継手の装具を用いたり，軽度の場合はヒールがやや高くなるインソールを用いたりして対応するなどし，4つのロッカーファンクションが滑らかに機能できる環境を整えることは重要となる．どこのロッキングチェアが壊れているのか，それぞれのロッカーファンクションがどのようなものかを頭に入れておくと，歩行分析から治療の流れがスムーズになる．

12 「センスがない」なんて言うな！Sense は磨くもの

1. 感覚入力位置特異性

須賀康平

1）足底の感覚入力位置特異性

　足底に感覚受容器が多いことは知られており，部位によってその数が違うことも知られている．しかし，足底の感覚入力の位置によって，特異的に筋活動が変化することはあまり知られていないのではないだろうか？「臨床実践　動きのとらえ方」（⇒ CHECK！①）において，腹内側系の振舞いが足底刺激位置によって変化すると示唆されている．ここでは，皮膚反射に関する基礎研究において科学的に証明されている範囲を中心に，感覚入力位置特異性について述べていきたい．

　Nakajimaら（⇒ CHECK！②）が行った研究において，足底の皮膚刺激位置を変えると下肢筋活動が変化するという検討が，誘発筋電図を用いてなされている．その研究の一部について紹介していく．まず被験者が測定肢位である座位と立位において，測定する各筋ごとの背景筋電図という一定の筋活動を筋電図に記録できる状態を練習する．その状態を保ったまま足底の各位置に電気刺激が実施される．電気刺激は非侵害的なものであり，疼痛を伴わないことを確認しながら実施されている．非侵害的刺激が加えられた70〜120ms後，末梢効果器の筋電図に記録される中潜時反射を用いて皮膚反射を評価している．皮膚刺激位置は踵部，小趾球，母趾球の位置である．皮膚刺激位置と中潜時反射の関係を測定した各筋ごとにみていくと，踵部の刺激においてヒラメ筋，小趾球の刺激において長腓骨筋，母趾球の刺激において前脛骨筋が主に促通される（図1）．また，足底外側全長を刺激した検討も行われており，この条件では常に長腓骨筋が促通性の反応を示し，前脛骨筋とヒラメ筋は拮抗関係にある．ヒラメ筋は踵外側の方向を刺激するほど促通性の反応を示しやすい（図2）．

　図1，2における皮膚刺激位置は，歩行時の立脚期における足底接触位置の変化と類似していると解釈できる．よって，皮膚刺激で起こる筋活動の促通は，歩行中の立脚期における足底接触位置が正常であればロッカーファンクションに対応したものとなる可能性が考えられる．つまり，ヒールロッカーが起こる際，踵外側から接地し，それに遅れて順次アンクルロッカーにおけるヒラメ筋の活動が促通され，フォアフットロッカーに向けた長腓骨筋の活動も促通されていき，トウロッカーに移っていく際には前脛骨筋の活動が促通されると考えると研究結果との間に矛盾がない（第11章，4．ロッカーファンクションの項参照）．

　前述した研究では，表面筋電図を用いていたことによって他筋の筋電図を同時に拾っていた可能性がある．そのため，針筋電図を用いて結果の信頼性を，課題依存的に皮膚反射が変化するかも含めて検討した研究結果の報告もなされている．よって，健常者の座位と立位に

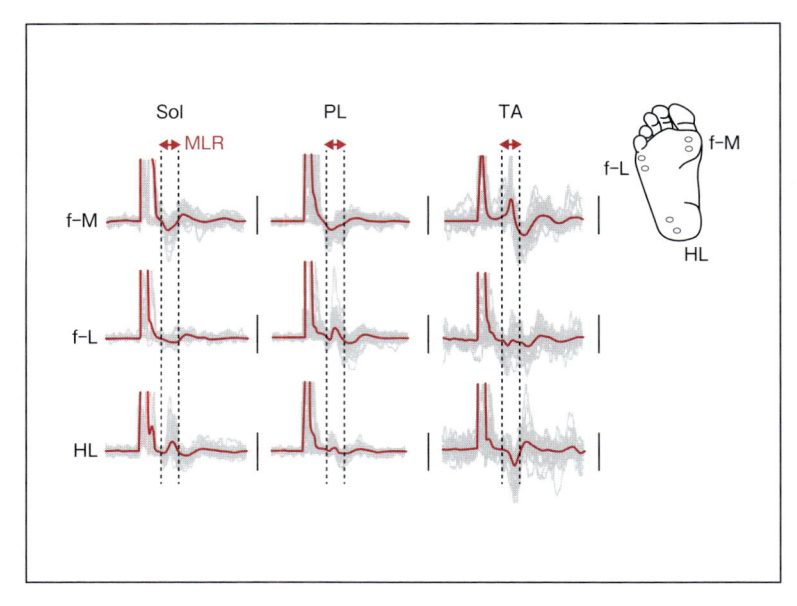

図1 足底の感覚入力位置特異性

ヒラメ筋(Sol)，長腓骨筋(PL)，前脛骨筋(TA)の筋電図を示す．踵部(HL)，足底前外側(f-L)，足底前内側(f-M)の各部位に非侵害的電気刺激を実施．その後の中潜時反射(MLR)を縦の点線の間に示す．
「Nakajima T, Sakamoto M, Tazoe T, et al：Location specificity of plantar cutaneous reflexes involving lower limb muscles in humans, Exp Brain Res, 175(3)：p516, Fig.1, 2006」より引用

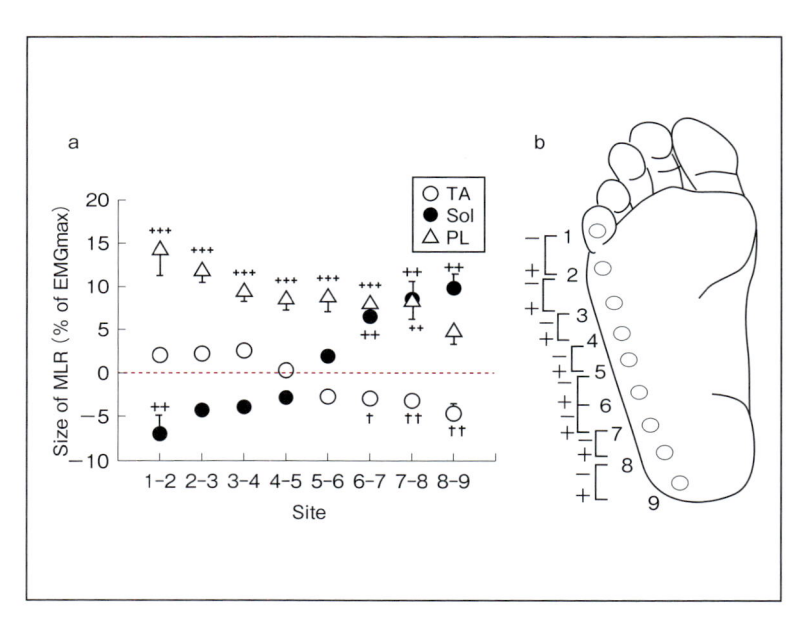

図2 足底外側部の刺激による筋電図変化

足底外側全長の中間で黒丸のヒラメ筋(Sol)と白丸の前脛骨筋(TA)の中潜時反射における促通，抑制反応が入れ替わる．踵側に向かって非侵害的電気刺激を実施するほど，ヒラメ筋における促通性の中潜時反射(MLR)が大きくなる．
「Nakajima T, Sakamoto M, Tazoe T, et al：Location specificity of plantar cutaneous reflexes involving lower limb muscles in humans, Exp Brain Res, 175(3)：p523, Fig.6, 2006」より引用

おける範囲ではあるものの，足底における感覚入力位置特異性は科学的に証明されているといえるだろう．臨床家としてはそれを治療につなげたい．

- CHECK! ①宮本大介：第5章 動作に影響を与えるエッセンス，臨床実践 動きのとらえかた（山岸茂則 編），pp220-227，2012，文光堂
- CHECK! ②Nakajima T, Sakamoto M, Tazoe T, et al：Location specificity of plantar cutaneous reflexes involving lower limb muscles in humans, Exp Brain Res, 175(3)：514-525, 2006

2）治療に活かしていくためには？

　紹介した研究は感覚刺激をうまく操ることで，必要な筋活動を無意識に起こせることを科学的に示唆している．つまり，インソールおよび足底板などで歩行中の足底接触位置を誘導したり，歩行前に感覚入力位置特異性を考慮した足底感覚入力を行ったりすることは，歩行という課題を無意識下で滑らかに遂行する助けとなることが考えられる．筆者は具体的に足底の靴側にテープを1枚貼付したり，距骨下関節をニュートラルポジションに保持した上で足底のボールを転がしたりすることを臨床でよく行っている（なるほど参照）．テープの貼付は短時間で実施でき，足底ボール転がしも若干空気を抜いたボールを用いて，短時間のうちに多くの反復刺激を加えることが可能である．これらのアプローチは反復して良好な感覚を中枢神経系へ入力することにより，神経科学の観点からみた運動連鎖に貢献しうると考えている．中潜時反射自体は脊髄経由，皮質経由，または混在しているものと仮説が分かれているが，足底の皮膚が地面に接触したという感覚情報は一次体性感覚野にまで確実に達する．一次体性感覚野に隣接する頭頂葉の後部は，後述される身体図式を貯える部位であり，特に上頭頂小葉は触覚に依存して身体図式を変化させる．運動学習の過程として，視覚有意から体性感覚有意の運動生成戦略を自己組織的に構築するために，良好な足底感覚は重要である．これらより，足底における感覚入力位置特異性を用いながら筋活動を変化させることは，良好な足底接触位置をつくり，その足底からの感覚情報が中枢神経系へ入力されるという治療上重要な貢献をしうると考える．

なるほど　繰り返しの感覚入力を起こすテープ貼付

臨床においてインソールおよび足底板を考慮することももちろんあるが，靴側の踵外側に当たる部位にテープを1枚貼付することも多い（図3）．正常歩行においてイニシャルコンタクトは踵外側であり，踵外側は立脚期の安定性と推進に寄与するヒラメ筋の発火を，皮膚反射で促すと考えられる部位である．実際に健常人の足底の踵外側にテープを貼付して10m歩行速度のデータを取ると，テープを貼付した条件で統計学的に有意に速くなるという結果になった（⇒CHECK！③）．実験では足底にテープを貼付したが，靴側に貼ると靴を履くときはいつでも，踵外側から始まる床面への皮膚接触の感覚が強調されて繰り返し入力されると考えられる．簡単に行えるので，治療のエッセンスとしてクライアントの反応をみながら試してみて欲しい．

CHECK！ ③須賀康平：踵骨外側の足底に対するテープ貼付は歩行速度を変えるか，山形理学療法学，9：22-24，2012

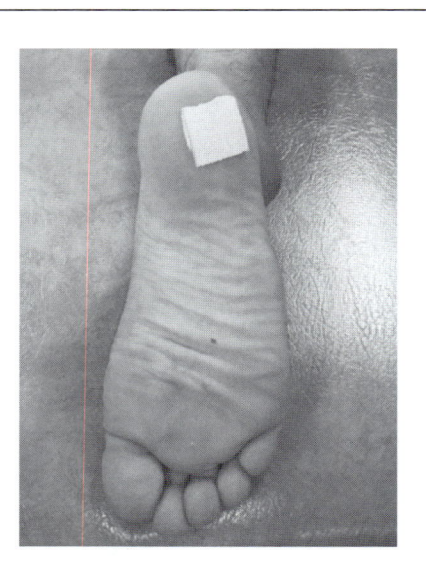

図3 足底におけるテープ貼付位置

ヒラメ筋の皮膚反射が促されると考えられる位置に貼付．実際の臨床では，靴側に貼って治療に用いることが多い．
(⇒ **CHECK！** ③ p23 より引用)

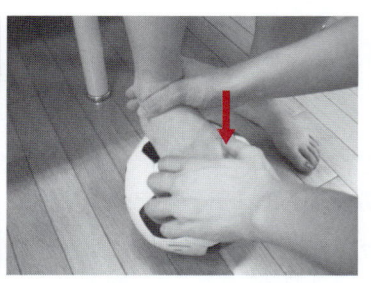

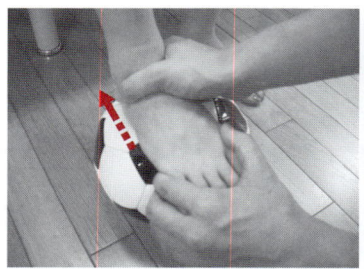

図4 足底ボール転がし

足底の感覚入力位置特性に従って，正常歩行時の足底接触を再現するように動かす．距骨下関節ニュートラルポジションで開始し，前足部まで接触面が移動した際は第1列を底屈する．

a　踵外側〜前足部外側へ向けての接地　　b　足底外側〜母趾球への接地

なるほど　滑らかな並進運動の準備としての足底ボール転がし

歩行時に位置エネルギーを前方への滑らかな並進運動に置換する機構として，ロッカーファンクションを前章で記載した．その際に必要となる筋活動を皮膚反射で起こすことを意識して，足底の皮膚接触位置が踵外側から前外側，母趾球付近の順になるようにボールを転がす．最初は他動運動で開始して，自他動運動，徐々に自動運動へと移行させている．ボールは皮が硬めのサッカーボールを用いて，接触面積が確保できるように若干空気を抜いて実施している．実際に行う際は片手で距骨頸を把持し，距骨下関節のニュートラルポジションをつくる．もう片手で足背を把持して踵外側から接触するように誘導し，前足部へ足底接触位置が移動するのに合わせて第1列の底屈を誘導している（図4）．このような誘導を行うとアンクルロッカーからフォアフットロッカーおよびトウロッカーに至るまでに必要な筋活動が皮膚反射で促されると考えられ，立脚期における前方への身体重心移動が滑らかになる反応が得られることが多い．

図5 短母指外転筋（APB），第一背側骨間筋（FDI），小指外転筋（ADM）の母指（D1），示指（D2），小指（D5）先端の非侵害的電気刺激による皮膚反射のスキーマ

持続的な収縮を行う課題（収縮課題）と，母指および示指でペンを把持し小指によって手部をわずかに浮かせた課題（動作課題）におけるE2（皮膚刺激の60〜90ms後に起こる促通性の反応）．濃い実線が収縮課題におけるE2，太い点線が動作課題のみにおけるE2，薄い点線は各指の刺激における弱く関連したE2を示す．

「Nakajima T, Sakamoto M, Endoh T, et al：Location-specific and task-dependent modulation of cutaneous reflexes in intrinsic human hand muscles, ClinNeurophysiol, 117（2）：p427, Fig.6, 2006」より一部引用

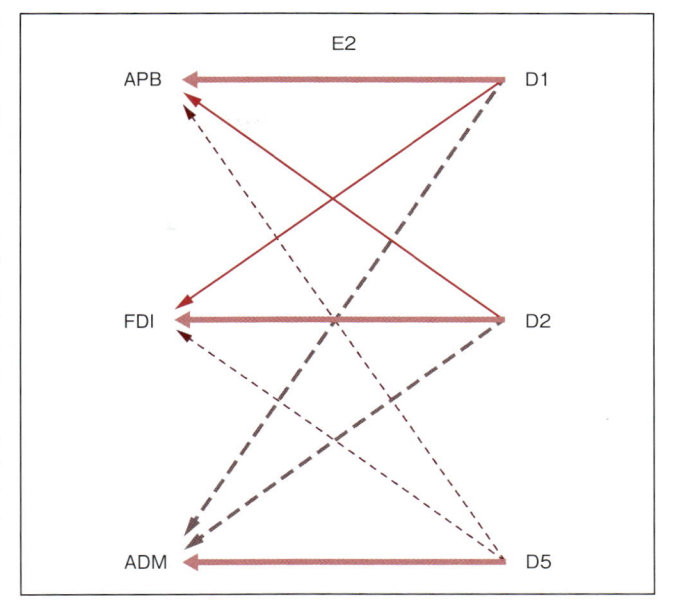

■Reference 感覚入力位置特異性は足底だけじゃない

研究において証明されている皮膚反射の感覚入力位置特異性は，手内在筋にも存在している（⇒ CHECK！④）．この研究も本文中のものと同様，皮膚に非侵害的な電気刺激を用いて皮膚反射を検討しており，ここではE2（60〜90ms後に起こる促通性の反応）の部分を紹介する．被検筋は短母指外転筋，第一背側骨間筋，小指外転筋である．持続的な収縮を行う課題と，母指および示指でペンを把持して小指によって手部をわずかに浮かせた課題で評価している．各筋の持続収縮時は，筋の付着する手指の刺激（短母指外転筋であれば母指先端）でE2がよく得られ，ペンを把持する課題では，母指と示指の刺激時に小指外転筋でE2がよく得られている（図5）．ペンを把持する課題に関しては，ペンを把持した際に手部を安定させるといった役割があるのではないかと考えられている．この結果は，手内在筋においても皮膚反射の感覚入力位置特異性があることと，それが課題に応じて反射の振舞いを変え，課題の実行に貢献していることを示唆している．

CHECK! ④ Nakajima T, Sakamoto M, Endoh T, et al：Location-specific and task-dependent modulation of cutaneous reflexes in intrinsic human hand muscles, ClinNeurophysiol, 117（2）：420-429, 2006

3）触り方は重要

この言葉は臨床家であれば良く耳にする言葉ではあるが，経験則で語られることが多かったように思う．しかし，文献検索を行って基礎研究の分野をみていくと，刺激を厳密に規定したデータが存在している．基礎研究が示唆してくれる可能性について述べてきたが，実際にクライアントに適応して本当に効果があるかどうかを検討するのは我々臨床家の役割であると思う．足底における感覚入力位置特異性の部分で紹介した研究も，あくまで座位と立位

における検討であるという限界があり，反射の振舞いは動作中に変化しうる．よって，臨床家は基礎研究のデータから仮説を立てて臨床で確かめ，またそこから得られた知見が基礎研究で裏付けされていくという好循環が重要であると考える．触り方，どの部位にどのような強さで触ってどのような感覚刺激を加えるか，その1つ1つを考慮していくことが普段の治療効果を上乗せしてくれる．経験則に加え，基礎研究の知見を臨床に応用して反応を引き出し，それを科学的に再考していくという過程を通してSenseは磨いていけるものと考える．

2. 情報伝達手段：イオン機構と液性機構

山岸茂則

　人体は構造的につながりをもっているが，それだけでは1個体全体として環境に対応して機能することは不可能であり，これには異なる役割を担うそれぞれの組織間あるいは細胞間においての情報のやり取りが必要である．情報のやり取りには，1) シグナル，2) センサー，3) 変換器，4) 反応器，の基本構成要素によって行われる．シグナルは活動電位やホルモンである．変換器については十分に明らかになってないが，活動電位の頻度を神経伝達物質の放出量に変換するなど，エネルギー形態の変換を行う．センサーは受容体や酵素などであり受容体に伝わるシグナルを特異的に認識する．反応器は最終的に反応を生じるための装置であり，筋活動や心拍数の変化や血管拡張などの最終的な生体反応を引き起こす．ここではその情報がどのようにやり取りされているのか，センサー，シグナル，変換器を中心に大局的に論ずることにする．

　情報の伝わり方には大きく分けて，伝導と伝達の2つがある（表1）．伝導は神経細胞（ニューロン）において電気信号が伝わる仕組みのことをいう．この伝導はイオン機構（電気化学機構）により行われ，高等動物にみられる情報を素早く伝えることができる重要な手段となっている．イオン機構に直接的に影響を与えるセンサーは感覚器と呼ばれ，受け取った情報が末梢神経を介して中枢神経系に伝えられる．感覚器には光に対する視覚器，音に対する聴覚器，化学物質に対する嗅覚器・味覚器，温度や機械刺激に対する触覚器，固有受容器などがあげられる．このうち触圧覚に関係したセンサーには形態が同定された4つがあげられる（図6）他，自由神経終末も疼痛や温度に反応する．さらに皮膚のケラチノサイト細胞もセンサーおよびシグナルの役割を担っている（⇒ CHECK！⑤「皮膚が感じる」pp117-150）ようである（図7）．固有受容器は身体の位置や動きに関する情報をもたらす受容器（筋紡錘，ゴルジの腱器官，関節の受容器，前庭迷路受容器）をさす．各受容器で感覚された情報は電気信号に置き換えられ，末梢神経を介して中枢神経系に伝えられるが，末梢神経であっても中枢神経であっても情報を伝える基本構造は神経細胞とシナプス（第6章，図1）であり，この構造は出力に関与する遠心路も同じである．神経細胞の軸索は神経線維と呼ばれ，長さ1mほどに達するものもあり情報を伝える導線の役割をしている．末梢神経の神経線維は髄鞘の有無，神経の太さなどで分類されている（表2）．髄鞘がある方が跳躍伝導により伝導速度が速いし，直径が太いほど電気抵抗が少ないため伝導速度が速い．また感覚神経においては別の分類もある（表3）．

> CHECK! ⑤傳田光洋：賢い皮膚―思考する最大の〈臓器〉，2009，ちくま新書

表1 情報の伝わり方

	機構	媒体	作用する場所
伝導	イオン機構[※1]	電気信号	神経細胞
伝達	液性機構	内分泌ホルモン	・細胞内 ・隣接細胞 ・身体に大局的 ・シナプス[※2]

※1：軸索における電気信号の伝導とシナプスでの神経伝達物質による伝達を合わせてイオン機構という．
※2：シナプスに作用する内分泌ホルモンは神経伝達物質と呼ばれる．

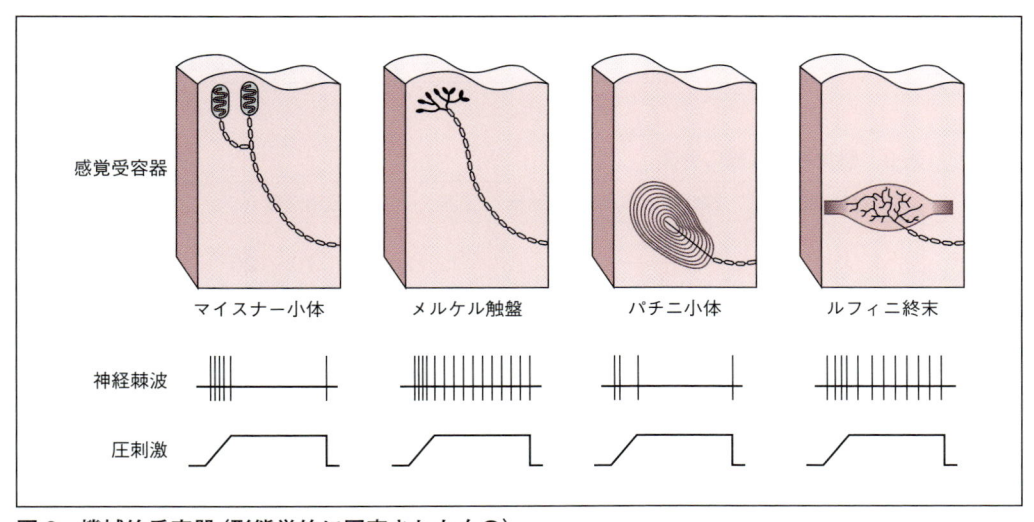

図6 機械的受容器（形態学的に同定されたもの）
遅順応型のメルケル触盤とルフィニ終末は圧刺激に対して終始反応を続けるのに対し，速順応型のマイスナー小体とパチニ小体は圧の変化に対して感受性が高く，一定圧条件では反応しない．

図7 皮膚感覚の可能性
表皮を形成するケラチノサイト細胞の中に，触・圧覚や温度などを感じる受容体が発見された！表皮そのものがセンサーであり，表皮こそ皮膚感覚の最前線である．
「傳田光洋：皮膚は未知の思考回路である，第三の脳，p27, 2007, 朝日出版社」より引用

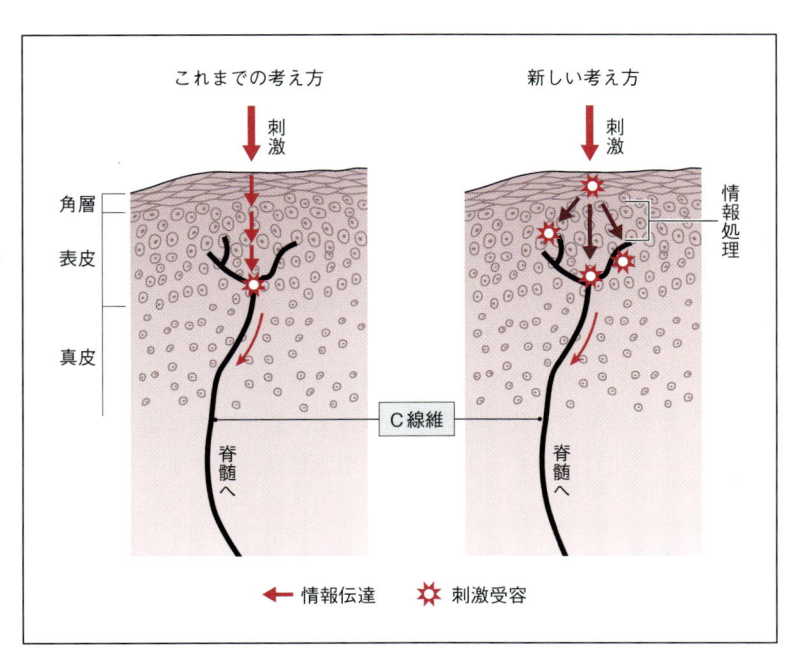

表2　伝導速度による末梢神経線維の分類

神経線維の種類		髄鞘	直径（μm）	伝導速度（m/s）	機能
A	α	有髄	12～20	70～120	筋紡錘外運動性 腱器官の感覚神経線維
	β		5～12	30～70	運動性 部位がはっきりわかる触・圧覚神経線維
	γ		3～6	15～30	筋紡錘内運動性
	δ		2～5	12～30	速い痛覚，温覚の神経線維 部位が不明瞭な触・圧覚神経線維
B			3以下	3～15	自律神経節前線維
C		無髄	0.4～1.2	0.5～2.0	遅い痛覚，温覚の神経線維 自律神経節後線維

表3　感覚神経線維の分類

感覚神経線維の型		神経線維の種類	髄鞘	直径（μm）	伝導速度（m/s）	機能
Ⅰ	a	Aα	有髄	12～20	70～120	筋紡錘一次終末求心性
	b	Aα				ゴルジ（腱紡錘）求心性
Ⅱ		Aβ・Aγ		5～12	30～70	筋紡錘二次終末求心性
Ⅲ		Aδ		2～5	12～30	筋痛覚，皮膚痛覚
Ⅳ		C	無髄	0.4～1.2	0.5～2.0	痛覚

　これに対して細胞内や細胞間で情報をやり取りする仕組みが伝達と呼ばれ，液性機構がこれを担う．液性機構とは特定の生理的調節機能に対して作用する性質をもつ生理活性物質である内分泌ホルモンが体液による拡散や対流などによって伝達される機構をさす．内分泌とは汗など体外に分泌される外分泌と対比した言葉である．内分泌ホルモンは脳下垂体・甲状腺・副甲状腺・副腎・膵臓のランゲルハンス島・生殖腺・胸腺などの内分泌腺といわれる器官の細胞で産生されて伝達されていく．また近年は表皮ケラチノサイト細胞もさまざまなホルモンを産生していることがわかっていて，理論上ドーパミン・ノルアドレナリン・アドレナリンの一連の代謝を行うことができるようである（⇒CHECK！⑤「身体と皮膚」pp 151-184」）．また腸は消化に関するホルモンを産生する他に，ドーパミンやセロトニンといった神経伝達物質の産生にも関与している．それぞれの内分泌腺は，おのおの作用が特異的な内分泌ホルモンを産生・放出し，成長・自己免疫・生殖・血圧・代謝など人体の恒常性においての主役をなしている．

　これら内分泌腺の主要な調節器官は脳であり，視床下部・下垂体がその主役をなすが，自律神経系や血管への内分泌ホルモン放出などによりその調節がなされる．また神経伝達物質の産生に関与する主要な神経細胞体は，産生する神経伝達物質ごとにニューロン群を形成するが，このニューロン群は脳幹およびその周辺に集中している（図8）．このように大脳皮質下器官に存在する内分泌腺の調節器官は，イオン機構および液性機構のフィードバックを受けてさらに調節される．

　内分泌ホルモンの伝達方法としては，内分泌ホルモンを合成した細胞自体に作用するオー

図8 脳のモノアミン作動性およびペプチド作動性ニューロン群

「Kahle W, Leonhardt H, Platzer W：神経の組織学，解剖学アトラス 第3版（越智淳三 訳），p405，1990，文光堂」より引用

- ドーパミン作動性ニューロン
- ノルアドレナリン作動性ニューロン
- セロトニン作動性ニューロン
- ペプチド作動性ニューロン

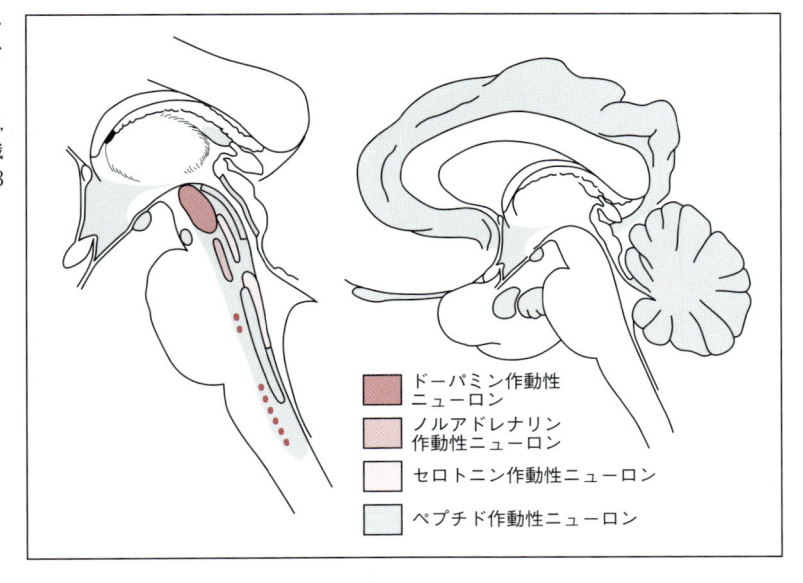

図9 化学伝達の種類

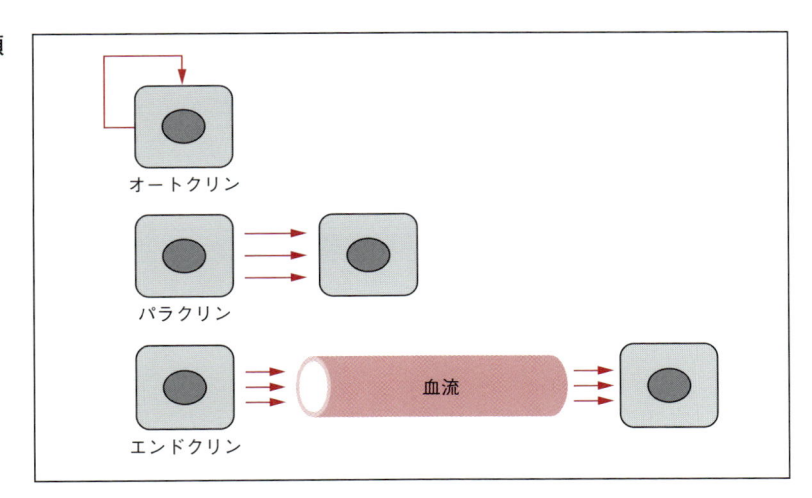

オートクリン
パラクリン
血流
エンドクリン

トクリン，隣接する細胞に作用するパラクリン，血管・リンパ管・脳脊髄液などを介して大局的に作用するエンドクリン（図9）の他，シナプスにおける内分泌ホルモン（神経伝達物質）による神経伝達などがある（⇒ CHECK！⑥）．内分泌ホルモンは標的に対して特異的な作用をするが，これは細胞膜や細胞内に存在する各内分泌ホルモンを特異的に認識する受容体と結合するためである．

　神経細胞間の情報はシナプスの液性機構によって伝達されるが，このメカニズムは次のとおりである（図10）．前シナプス細胞に活動電位が到達すると神経伝達物質はシナプス間隙に放出される．神経伝達物質はシナプス間隙に放出されると，拡散によって広がり，後シナプス細胞の細胞膜上にある受容体と結びついて活性化される．受容体がイオンチャネル型の場合そのイオンチャネルが開き，受容体が代謝型であればその後いくつかのステップを経てイオンチャネルを開かせ，後シナプス細胞に脱分極ないし過分極を生じさせる．放出後は速やかに酵素によって不活性化されるか，または前シナプス細胞に再吸収され，一部は再びシ

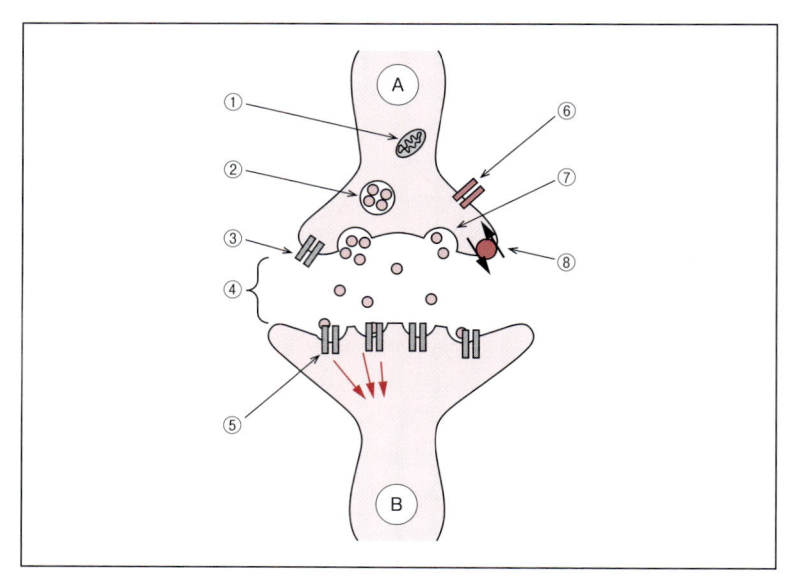

図10 前シナプス細胞（A）から後シナプス細胞（B）への化学シナプスを経由した神経伝達の様子

①ミトコンドリア，②神経伝達物質が詰まったシナプス小胞，③自己受容体，④シナプス間隙を拡散する神経伝達物質，⑤後シナプス細胞の受容体，⑥前シナプス細胞のカルシウムイオンチャネル，⑦シナプス小胞の開口放出，⑧神経伝達物質の能動的再吸収．

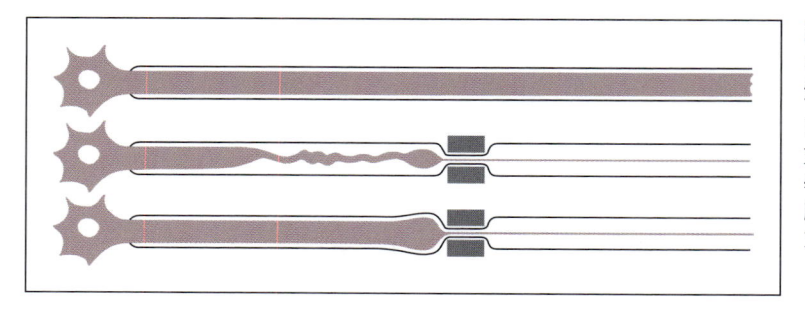

図11 軸索を結索したときの軸索形質の停滞

「Kahle W, Leonhardt H, Platzer W：神経の組織学，解剖学アトラス 第3版（越智淳三 訳），p404, 1990，文光堂」より引用

ナプス小胞に貯蔵され再利用される（元のシナプス小胞に戻るのではなく別のシナプス小胞に充填される）．シナプス間隙は数万分の1mmほどの隙間しかなく，シナプスの情報伝達は0.1～0.2ミリ秒ほどでなされる．

このようにイオン機構と液性機構は相互に複雑に関係しあいながら我々の身体の調節を行っている．

> CHECK! ⑥Greenstein B, Wood D：化学伝達，一目でわかる内分泌学 第2版（高野幸路 監訳），pp4-5, 2008，メディカルサイエンスインターナショナル

Reference　神経伝達物質の産生と輸送

神経伝達物質は神経細胞の細胞体で産生され，軸索内を通ってシナプス細胞に輸送される．エネルギーであるATPを利用した速い軸索輸送の他，24時間で1mmしか流れない恒常的な軸索形成流によって輸送される．軸索を結索すると輸送に停滞が生じ，軸索は膨れ出してくる（図11）．このような軸索の圧迫は軸索の電気信号の伝導の障害のみならずシナプスにおける神経伝達物質の放出も阻害すると考えられる．

図 12　血液脳関門
脳では内皮細胞の間隙が狭く物質が通りにくいうえ，血管の外側を数多くのグリア細胞が取り込んだ構造となっていて，物質の通過を防いでいる．

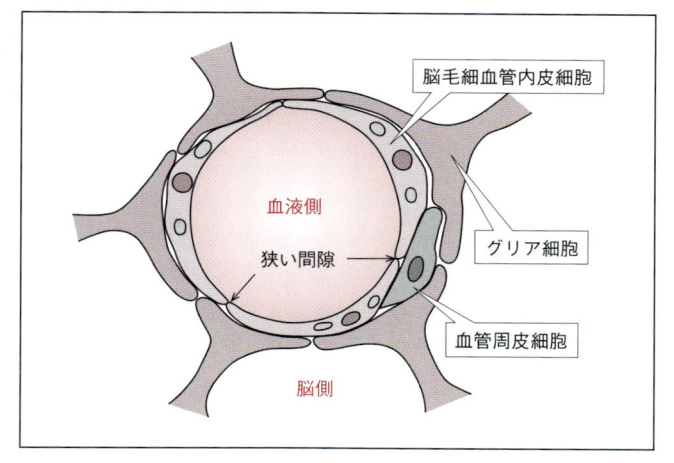

Reference　内分泌ホルモンと血液脳関門

脳毛細血管床および脈絡叢にある血液脳関門の働きによって脳実質および脳脊髄液への血液中の物質の移動は厳密に制御されている（図12）．かつては，血液中の蛋白質はほとんど血液脳関門を通過できないと考えられてきたが，近年，ホルモンや成長因子は血管内皮細胞に発現する受容体やトランスポーターの働きによって血液脳関門を通過することが明らかになってきた．例えば，ニューロンの成長や生存，細胞興奮性の調節といった多様な神経保護作用を発現する IGF-I は，体性感覚刺激などにより神経活動を活性化させると，血流関門を通過して活性化した脳部位への IGF-I の移行が促進されることが明らかにされている．

CHECK! ⑦Nishijima T, et al：Neuronal activity drives localized blood-brain-barrier transport of serum insulin-like growth factor-I into the CNS, Neuron, 67(5)：834-846, 2010

なるほど　BiNI Approach と液性機構

内分泌ホルモンは不明な点がかなり多く，いまだに新規のホルモンが発見されることも珍しくない．妊娠末期で卵巣・子宮・胎盤などから分泌されるリラキシンは結合組織の硬度を減少させて恥骨結合を緩める働きがあることが知られている．BiNI Approach では感覚入力により組織の硬度や弾性変化が生じるが，何らかの内分泌ホルモンがこれに関与している可能性は否定できない．
またイオン機構と対比した場合の内分泌ホルモンの情報の伝わりかたは，液性機構であるがゆえに情報が伝わるのが遅い分ゆっくりと作用を発現するが，微量で高い効果を比較的長時間作用することにある．BiNI Approach による組織の性質変化は発現するまでにある程度の時間がかかることが多く，また治療後数時間あるいは数日後により腹内側系の活性が向上することが観察されることが多いが，我々はこのメカニズムの仮説を液性機構に求めている．

3. 末梢神経と運動生成
成田崇矢

1) 末梢神経と中枢神経との連続性

「Gardner, Bunge (1984) によると，末梢神経系は，視神経を除く脳神経，神経根，神経枝を含めた脊髄神経，末梢神経と自律神経系の末梢を構成する要素を総称した解剖学的用語と定義している」と伊藤は述べている (⇒ CHECK！⑧⑩)．この項では，便宜上，神経根より末梢を末梢神経とする（ときに脊髄神経も含む）．我々は，末梢神経と中枢神経と区別をして用いることが多いが，末梢神経と中枢神経は連続した組織経路であることを，意識する必要がある．

末梢神経と中枢神経との連続性として，構造的に最も表層にある結合組織は，神経上膜や硬膜のように，その名称は変化するものの連続している．また，手指で発生したインパルスが脳まで伝達されるように，伝導路としても連続している．また，末梢神経と中枢神経には同じ神経伝達物質が用いられており，生化学的にも連続していると考えられる．

このことから，末梢神経系の一部に変化が生じると全体に影響を及ぼすことを理解する必要がある．実際，頸椎の屈曲が腰髄に，足関節の背屈が腰仙椎神経根に，手関節の運動が上腕の神経系にテンションを与えることは，死体による実験で1900年代中旬～後半にかけて，実証されている．また，SLRの際に，下肢と上肢に疼痛が出現する現象を，Breigは坐骨神経性四肢痛と呼んでいる (⇒ CHECK！⑨)．このように，臨床上において，中枢神経（脊髄）を介して，末梢神経と末梢神経の連続性を感じる場面がある (図13)．

> **CHECK!** ⑧ Gardner E, Bunge RP : Gross anatomy of the peripheral nervous system, Peripheral Neuropathy vol.1 2nd Ed. (Dyck PJ, Thomas PK, Lambert EH, et al eds.), pp11-38, 1984, WB Saunders, Philadelphia, PA
>
> **CHECK!** ⑨ Breig A, Troup JD : Biomechanical considerations in the straight-leg-raising test. Cadaveric and clinical studies of the effects of medial hip rotation, Spine, 4 (3) : 242-250, 1979

2) 末梢神経の構造と運動 (⇒ CHECK！⑩)

各神経の役割により線維の占める割合は異なるものの，運動神経，感覚神経，自律神経線維は末梢神経に集約される．また，少なくとも数本の筋や関節からの求心性線維を含んでいる．このことから，筋や関節の状態が運動に影響すると考えられる．

また，1本の独立した軸索は，四肢の長さに応じて伸びている．例えば，頸椎後根神経節内の細胞体から発した軸索は，手部のシナプス終末まで達している．しかし，末梢神経は可動性を有しており，伸張ストレスや運動刺激に対応できる構造となっているため，通常は手指の活動の影響は受けにくい．この可動性は，末梢神経組織とその周辺組織との滑走性に起因する．

> **CHECK!** ⑩ Butler DS : 1. 神経系の機能解剖と生理学，バトラー・神経系モビライゼーション（伊藤直榮 監訳），pp3-32, 2000, 協同医書出版社

図13 末梢神経と中枢神経の連続性
末梢神経に起こった情報は，中枢にも末梢にも伝達される．

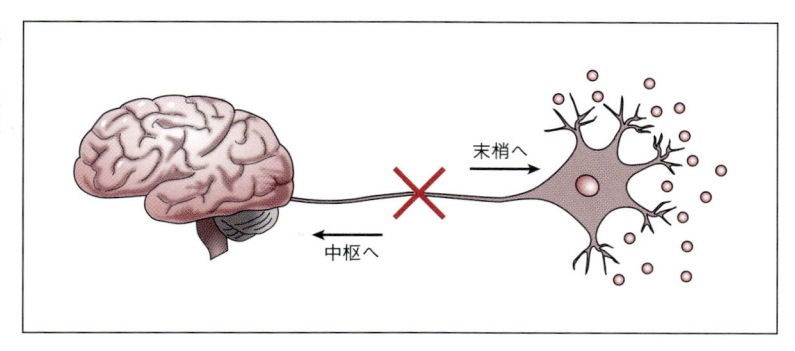

3) 末梢神経の異常そして運動への影響

　上記のように，末梢神経またはその周辺組織が正常な状態では，末梢神経が運動に及ぼす影響は少ない．しかし，末梢神経が損傷などにより，正常な状態でないときには，疼痛や感覚異常だけでなく，運動に影響を及ぼす．これは，疼痛回避や筋力低下が原因だが，病態によって，現れる影響が異なるので，主な病態を理解することが大切である．

a．末梢神経性疼痛の分類

　損傷組織が治癒したにもかかわらず，持続する疼痛，異常感覚は末梢神経の場合，主に2つの病態に分類される．

(1) 脱神経性痛覚過敏 (neuropathic pain denervation)

　主に圧迫ストレスにより，末梢神経の伝導性が阻害されている状態であり，その末梢神経（髄節レベル）の領域において，疼痛，筋力低下，感覚異常（触覚の低下など）が出現する．クライアントは，疼痛を回避するため末梢神経を圧迫しないような（主に脊柱における椎間孔が狭くならないような）姿勢，運動をする．例えば，右坐骨神経(L4-S3)に脱神経性痛覚過敏が起こっている場合，クライアントは，体幹を左側に側屈した姿位や運動を呈しやすい．また，足部筋群に筋力低下が起こっていることから，ランニング，歩行時の蹴り出し動作に影響を及ぼす．

(2) 末梢神経感作 (peripheral nerve sensitization)

　悪循環により，末梢神経もしくはその周辺組織に炎症が起こり，その情報が中枢に上がっている状態（図14）であり，末梢神経を伸張するストレスにより，痛みが誘発される．このような状態を有したクライアントは，疼痛を回避するため末梢神経を伸張しないような姿勢，運動をする．例えば，右坐骨神経に感作が起こっている場合，クライアントは，体幹を右側に側屈し，膝関節を屈曲した肢位を呈しやすい（図14）．

4) 末梢神経症状の評価

　優れた評価には，適切な技術とクライアントとのコミュニケーション能力が必要となる．また，評価結果の解釈には経験と知識が必要となる．

　もちろんここであげた評価は治療前後に行い，用いた治療手技が適切か？繰り返し行うことで，障害が改善しているか？悪化しているか？の判断指標にも用いられる．

(1) 脱神経性痛覚過敏の陽性所見

①問題がある神経が走行する部位の疼痛や異常感覚

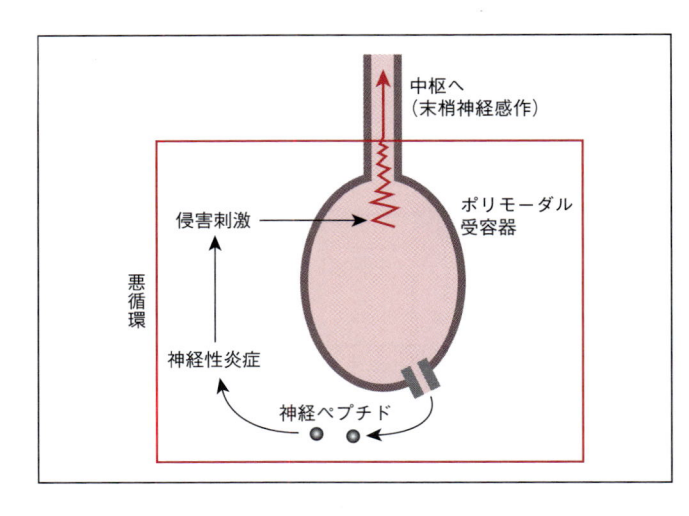

図14 末梢神経感作が起こるメカニズム
侵害刺激がポリモーダル受容体において感知されると神経ペプチドが分泌され,神経性炎症が起こり,この神経性炎症が再び侵害刺激を引き起こすという悪循環を生じ,末梢神経感作に至る.

　②問題がある髄節レベルの筋力低下
　　・上肢筋力検査：C4肩甲骨挙上筋群,C5三角筋群,C6上腕二頭筋,C7上腕三頭筋,C8長指屈筋群,T1骨間筋と虫様筋
　　・下肢筋力検査：L2股関節屈筋群,L3膝関節伸筋群,L4足関節背屈筋群,L5-S1拇趾伸筋群,S1足関節外反筋群,S2足趾屈筋群
　③問題がある皮膚節（デルマトーム）レベルの感覚低下もしくは消失（触覚）
　④腱反射の低下もしくは消失：膝蓋腱反射（L3,4）,アキレス腱反射（S1,2）など
(2) 末梢神経感作の陽性所見
　①問題がある神経が走行する部位の疼痛や異常感覚
　②神経伸張疼痛誘発テスト：各末梢神経を伸張することにより,疼痛や異常感覚が誘発される.しかし,正常な場合でも,疼痛や不快感は出現するので,左右差の確認や正常時との違いを経験しておくことが必要である.末梢性感作が存在する場合,これらのテストを行っている際に,大きく可動域が低下する.Slumpテストは坐骨神経の疼痛誘発テストである.主に,股関節の可動性が優れているクライアントに用いる.
　　主な末梢神経が伸張される肢位：頸椎屈曲,頸椎反対側への側屈,脊椎後彎姿勢はすべてに当てはまる.
　　・坐骨神経：SLR＋股関節内転＋股関節内旋＋（足関節背屈）
　　・大腿神経：PKB（腹臥位膝関節屈曲）＋股関節伸展
　　・正中神経：肩甲骨下制＋肩関節外転90°＋肘関節伸展＋前腕回外＋手関節背屈
　　・橈骨神経：肩甲骨下制＋肩関節外転90°＋肘関節伸展＋前腕回内＋手関節掌屈
　　・尺骨神経：肩甲骨下制＋肩関節外転90°＋肘関節屈曲＋前腕回内＋手関節背屈
　ここでは,例として正中神経に対する疼痛誘発テストを紹介する（図15）.肩甲骨を下制し,手関節を背屈位に固定しながら,肘関節を伸展していき,痛みや異常感覚の出現,可動域,テンションを評価する.
　③神経組織の触診：末梢神経感作がある場合,その神経を触診することにより,痛みが誘発される.痛みまでいかない場合でも,左右差を生じる.
　　　主な末梢神経が触診できる（存在する）部位

図15 正中神経に対する神経伸張疼痛誘発テスト

肩甲骨下制，手関節を背屈位に固定しながら，肘関節を伸展していき，痛みや異常感覚の出現，可動域，テンションを評価する．肘関節最大伸展位にて症状が出現しない場合は，頸椎を反対側へ側屈し，評価する．

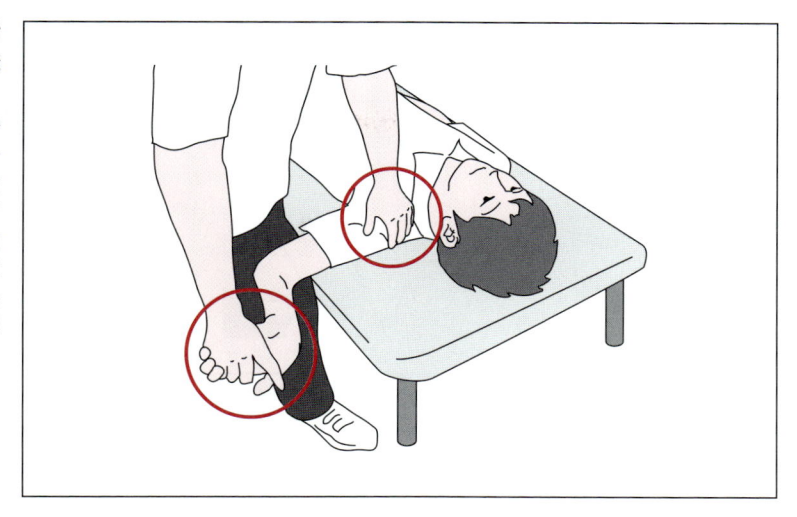

図16 a：脛骨神経（S1）；tibial N，b：総腓骨神経（L5）；com fibular

これらの神経を横切るように指先で触れると，コード状のものを触れることが可能である．正常でも人によって，触られた感覚が異なるので左右差を比べることが大切である．

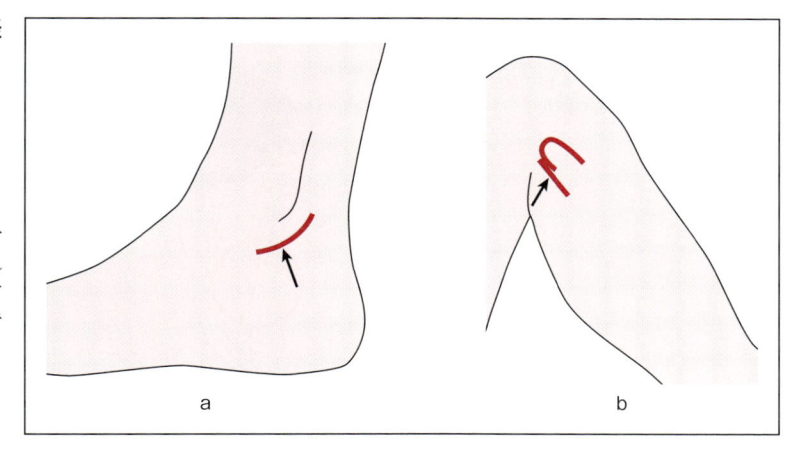

- 坐骨神経（L4-S3）：坐骨結節から大転子を結んだおおよそ1/3の所
- 大腿神経（L2-L4）：鼠径靱帯のほぼ中央，大腿動脈の外側
- 総腓骨神経（L5）：腓骨頭の後方（図16）
- 脛骨神経（S1）：内踝の後方（図16）
- 正中神経（C5-T1）：上腕内側の上腕二頭筋の下方，手根管
- 橈骨神経（C5-T1）：三角筋付着部の数cm下方，タバコ窩
- 尺骨神経（C7-T1）：上腕骨内側上顆の下方，豆状骨の外側

5）末梢神経性疼痛の治療例

　2つの病態を説明してきたが，臨床的にはこれら2つの病態は混在しているケースが多い．その場合，脱神経性疼痛（neuropathic pain denervation）から，治療をする方が，良いケースが多い．

　上記の評価結果から，治療髄節レベルを決定する．また，治療は徒手療法でだけでなく，起こってしまった原因を運動療法などで改善することで，再発予防につながる．

第12章

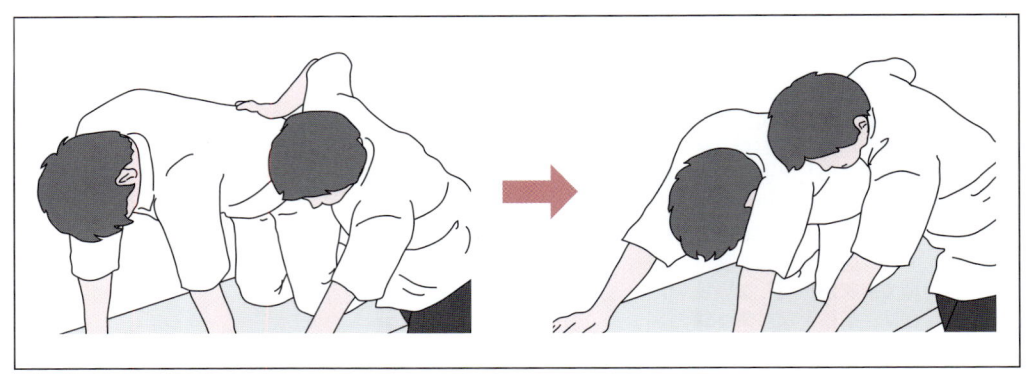

図17　徒手療法による椎間孔を広げる治療
クライアントは四つ這い位になる．評価により，問題が生じている髄節の棘突起を反対側の肩に向かい，治療者の小指球で押さえる．拮抗するようにクライアントに正座してもらい，その力を利用し，椎間孔を広げる．この動作を6回ほど行い，筋力や感覚に改善が見られるようであれば，3セット行う．

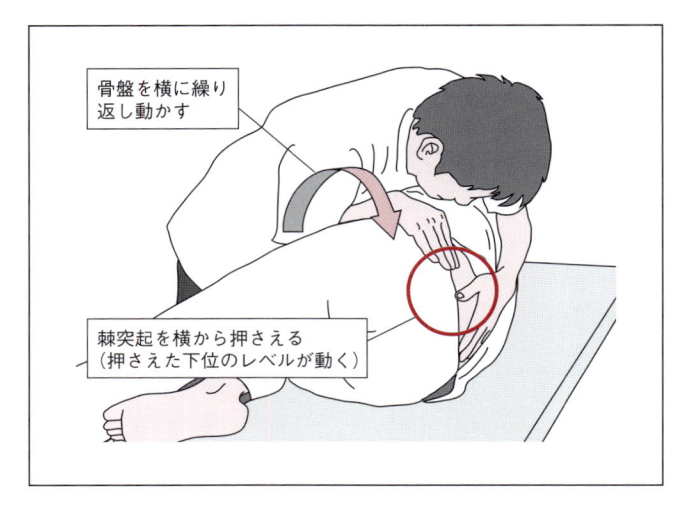

図18　坐骨神経のモビライゼーション
棘突起を横（上）から押さえ，反対側の前腕部で骨盤を左右に動かしている．クライアントの左下肢は，痛みを生じるSLR肢位から少し伸展方向に戻した肢位である．60秒繰り返し，再評価を行い，効果があるようであれば，3セット行う．

（図中ラベル：骨盤を横に繰り返し動かす／棘突起を横から押さえる（押さえた下位のレベルが動く））

(1) 脱神経性痛覚過敏の治療

　基本的には，末梢神経を圧迫している部位（脊柱管，椎間孔など）を広げることを目的とする．脊柱管は前屈（後彎）動作，椎間孔は，前屈（後彎），反対側への側屈で広がる．ここでは，徒手療法により，椎間孔を広げる1例を提示する（図17）が，運動療法より，これらの姿位を獲得することが，理学療法成功の鍵となる．

(2) 末梢神経感作の治療

　神経の滑走性や炎症症状の改善を目的とする．

　①末梢神経のモビライゼーション：触診の評価から治療を行う髄節レベルを決定する．図18は，左側の坐骨神経に対する感作に対し，L4レベルからアプローチしている．

　②末梢神経に対するスライディングテクニック：中枢部（頸椎）と末梢部の関節を同時に動かすことにより，神経全体を動かすことを目的とする．図19は正中神経に対するホームエクササイズである．図左では肩甲骨の挙上を認める．正中神経や橈骨神経に感作を認める場合，肩甲骨を挙上し，腕神経叢にテンションがかかるのを防ぐクライアントが多い（尺骨神経は影響が少ない）．

図19 正中神経のスライディングテクニックを用いたホームエクササイズ

図左では，（正中神経にテンションがかからないように）肩甲骨の挙上を認めるが，頸椎が上肢外転側に倒しているため，通常ではテンションがかからないはずである．

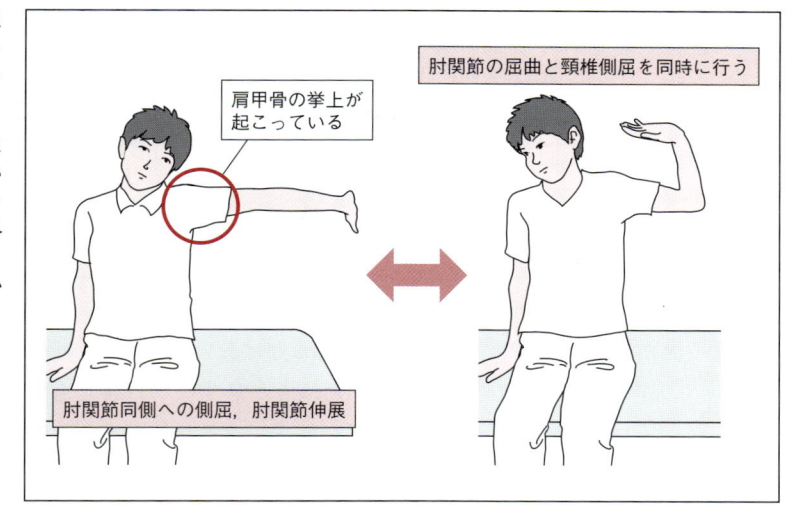

肩甲骨の挙上が起こっている

肘関節の屈曲と頸椎側屈を同時に行う

肘関節同側への側屈，肘関節伸展

(3) 末梢神経に対するモビライゼーションの根拠

あらゆる細胞の細胞質内部では，細胞を構成する物質が運動している．前述したように，四肢の末梢神経の軸索は長く，その細胞内物質も運動しており，その伝導メカニズムは軸索伝導系と呼ばれている．神経系モビライゼーションによる治療効果は，軸索流に対しての影響と推測している（⇒ CHECK！⑩⑪）．

> **CHECK!** ⑪Korr IM：Neurochemical and neurotrophic consequences of nerve deformation：clinical implications in relation to spinal manipulation, J Am Osteopath Assoc, 75 (4)：409-414, 1975

(4) 末梢神経と運動生成

感覚入力・運動出力双方に大きく影響する末梢神経に対する評価と治療も，運動生成を治療する上で重要である．それは，末梢神経性疼痛を有している者だけでなく，運動生成を問題とするすべての症例に対していえることである．

なるほど　慢性疼痛の理由は？？

18歳：男性．高校野球投手．3ヵ月前より，投球加速期に肘内側に痛みが出現．コーチから「投球時に肘が下がっている」と繰り返し指摘を受けていた．医師には，内側上顆炎と診断され，理学療法が処方された．
このような場合，投球フォームの問題による肘関節へのメカニカルストレスが原因と考え，肘関節周囲からアプローチすることが一般的ではないだろうか？しかし，尺骨神経の感作を疑うポイントが2つある．「3ヵ月前より」，「投球時に肘が下がっている」という点である．器質的な問題が改善しても長期にわたり，痛みが続いている場合は，末梢神経の感作に移行している可能性が高い．また，投球時に肘が下がっているのは，尺骨神経にテンションをかけるのを回避しているのかもしれない．主な末梢神経にテンションがかかる肢位を覚えておくと，疼痛を回避するための動きも想像できる．実際，この症例に対しては，尺骨神経に対するモビライゼーション，ホー

第12章

> ムExにて，1週間後には，痛みなく競技復帰している．
> 慢性疼痛を有するクライアントの理学療法を行う際には，末梢神経感作に移行している可能性を考えながら，アプローチする必要がある．

4. 身体図式（body schema）・身体イメージ（body image）　　　唐木大輔

明らかに体幹や頸部が側屈しているのに「え？曲がってる？まっすぐなはずだけどな…」と訴えるクライアントに出会ったことはないだろうか．その原因は身体図式や身体イメージの歪みかもしれない（図20）．実は多かれ少なかれ誰しもこのような問題を抱えている．本項ではこの曖昧だが実に興味深い概念である身体図式と身体イメージについて考えてみたい．

1）身体図式（body schema）

我々は日常生活において，関節の角度や筋出力などをほとんど意識することなく，ほぼ直感的に身体を動かし目的を達成することができる．この「直感的」言い換えると「こんな感じ」というような表現でしか言い表せない身体（心と体）の一体感をつくり出しているのが身体図式である．

身体図式という概念は1911年に英国人神経学者であるSir Henry HeadとGordon Holmesによって提唱された．Headは身体図式を「自分の身体の姿勢や動きを制御する際にダイナミックに働く無意識のプロセス」と定義している．無意識のプロセスとはどういうことなのか．我々の身体はおよそ200個の骨と400個の骨格筋，さらにそれを覆う膜などの結合組織や内臓などによって構成されている．普段それらの相対的位置関係や関節角度，さらに床反力情報とそれに基づいて動員すべき筋やその収縮の度合いなどは意識して生活していない．逆にそんなことを意識していては脳がパンクしてしまう（図21）．このような身体に関するフィードバック情報が頭頂葉で統合されてできたものが身体図式なのである．これがあるから，そのときどきの身体の状況を意識しなくても全身が一体となって動作を遂行できるのである．

では，身体図式の存在はどのようなときに実感できるのか．例えば健常者に模擬的に可動域制限をつくる．すると，当然今までどおりの運動パターンでは動けないため代償反応が現れる．このとき「膝関節が○度しか動かないから，床に足がすらないようにするには体幹を○○度側屈して，股関節を○○度外転…」と動作自体を意識してその戦略を考えて代償する人は何人いるだろうか．実は身体図式が膝は曲がらないという感覚情報を取り込んで更新されているから，意識して考えなくても運動プログラムが変更されて，代償的な運動戦略が現れるのである（図22）．

身体図式の機能局在は前頭－頭頂連間にあるとされている．身体図式の生成は体性感覚情報や背側経路からの視覚情報，運動野からの遠心性コピーなどの情報が集まり，それらが統合される頭頂間溝で行われる．具体的には，我々は母体から産まれた瞬間に重力環境にさらされるが，そのときから（厳密には母体にいるときからではあるが）触覚，固有感覚，平衡感覚，視覚，聴覚などのフィードバック情報が無意識のうちに中枢神経系に上行し，その感覚情報が自己組織的に統合され頭頂葉に身体図式が生成される．また，それを裏付けるようにブロードマンの5野には視覚入力と体性感覚入力両方に発火するバイモーダル・ニューロ

図20 身体図式・身体イメージと現実のギャップ

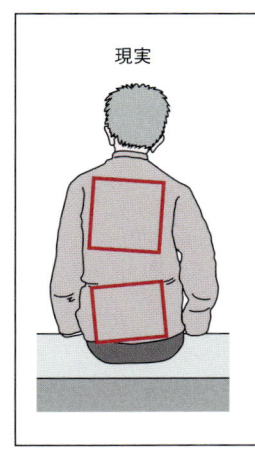

現実　　　　　身体図式　　　　　身体イメージ

長年歪んだ姿勢を取っていたことにより，筋の長さや筋膜系はその姿勢に合うように変化し，身体図式もそのように歪んでいると考えられる．そのため，実際は側屈しているが内観としてはまっすぐに感じてしまう

身体イメージは意識的なので，客観的には曲がっている体幹を，本人はまっすぐ背筋が伸びていると思い込んでいる

図21 本来意識されないプロセス

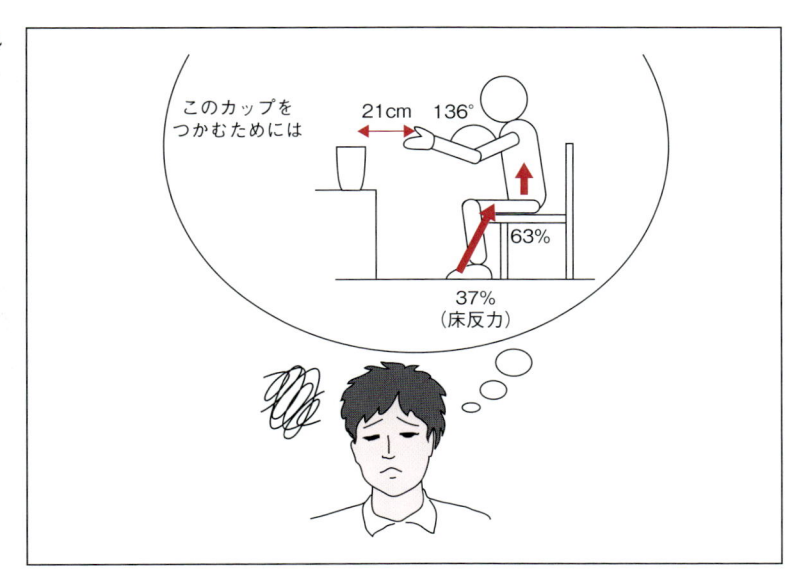

このカップをつかむためには　21cm　136°
63%
37%（床反力）

図22 模擬的な可動域制限による運動パターンの変化（左遊脚中期）

一側の膝関節をニーブレースで固定して歩いてもらう．すると当然歩行中の膝の屈曲は制限されるため，固定側骨盤挙上や股関節外転，体幹側屈などの代償戦略をとる．

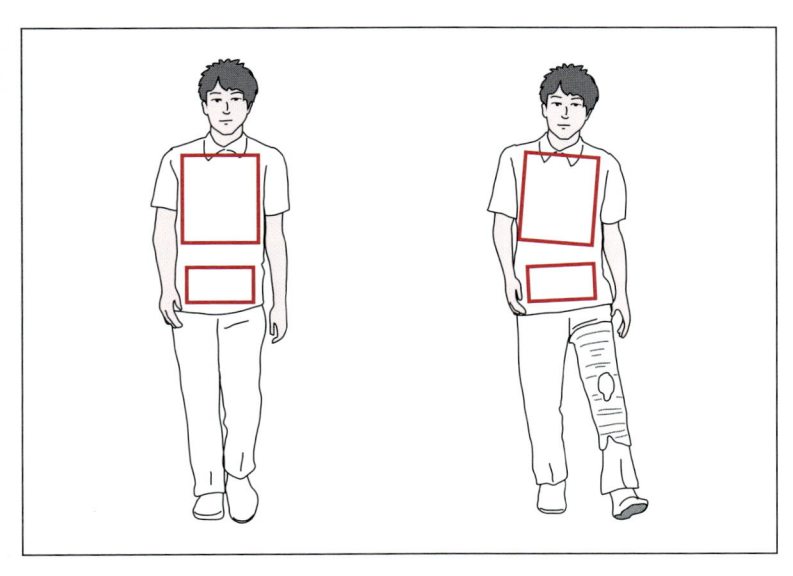

第12章

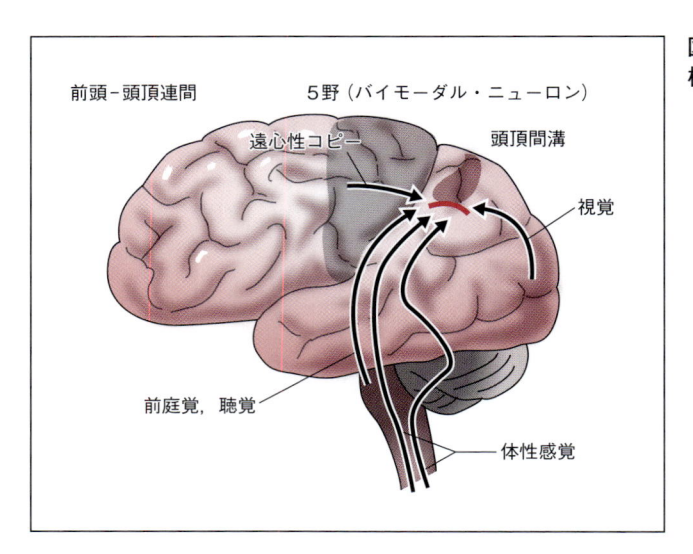

図23　身体図式に関与する神経機構

前頭-頭頂連関　5野（バイモーダル・ニューロン）
遠心性コピー　頭頂間溝
視覚
前庭覚，聴覚
体性感覚

ンが発見されており，身体図式の生成に貢献しているとされている（図23）．

そして，身体図式は成長期には骨の成長に合わせて変化し，成人してからもけがや関節の変形などにより変化する感覚情報によってリアルタイムに更新され続けている．そして，ここで重要なことは運動は身体図式をもとに企画されるということである．まだ，詳しいメカニズムはわかっていないが，これは身体図式の変化が随意運動や先行随伴性姿勢調節などを変化させることを意味する．つまり，我々セラピストが触ること，すなわち感覚入力をすることで身体図式を経由し運動を変化させることができるはずなのである．

では，臨床の場面でどのようにすれば身体図式を経由して運動の変化を起こすことができるのだろうか．基本的な考え方としてはこれまで述べてきたように，感覚を治療対象としていくことが重要である．

例えば固定部位と運動出力を例にあげると，固定部位が存在すればそこからの感覚は「動かない部位」というものであり，身体図式もそのようなものになる．図24のように上肢を固定して数歩あるくだけで並進バランステスト（76頁参照）の結果は悪くなる．そしてその後，胸郭に軽く運動感覚を入力するだけで，並進バランステストの結果が改善する．

また，骨折や免荷期間があった下肢において荷重をかけられない脚，つまり体重支持のための効率的な筋活動が自動的に起きない脚をよく経験する（図25a）．これは，疼痛や筋感覚・床反力情報の低下から「患側下肢は伸展して体重を支持できない部分だ」というように身体図式が変化しているものと考えられる．その下肢に対して図25bのようにセラピストの操作によって床反力情報を患側下肢に与えてターゲットとしていない部分の運動（今回は上肢挙上）を行わせると，体重支持のために必要な筋活動が自動的に起きる．これは，足底からの床反力情報や下肢の固有感覚などが患側下肢の身体図式を「体重支持できる脚」に変化させ，その結果上肢を挙上しようとしたときの運動プログラムに患側下肢の筋活動が組み込まれたのだと考察できる．

少し話は変わるが，我々が道具を使用するとき身体図式はその情報を取り込み，ペリパーソナル・スペースを拡大させる．例えば，「箸で物をつかむ，野球のバットでボールを打つ，

図24　模擬的な固定部位

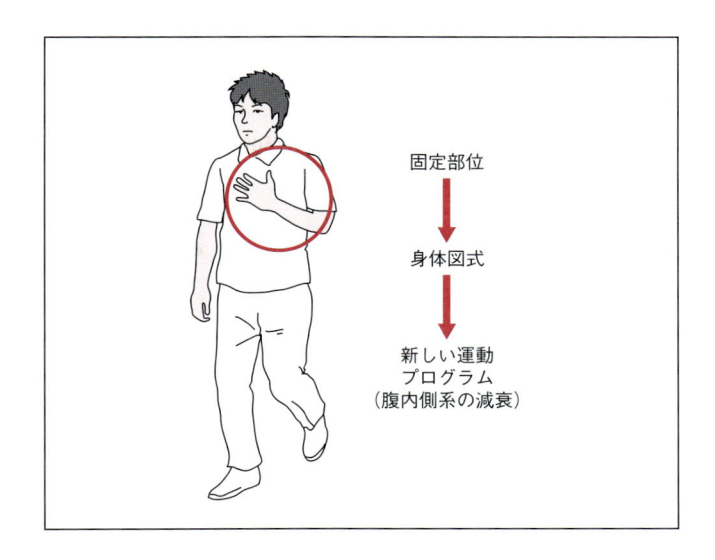

図25　上肢挙上時の先行随伴性姿勢調節としての下肢の筋活動の変化（右足が患側）
a：右下肢は屈曲しており荷重がかかっていない．右下肢の抗重力筋の収縮は乏しい．
b：セラピストの介助は右膝折れ防止．疼痛のない範囲で左に偏位した重心を中心付近に移動させてから上肢を挙上してもらう．すると，右下肢抗重力筋の収縮が増す．

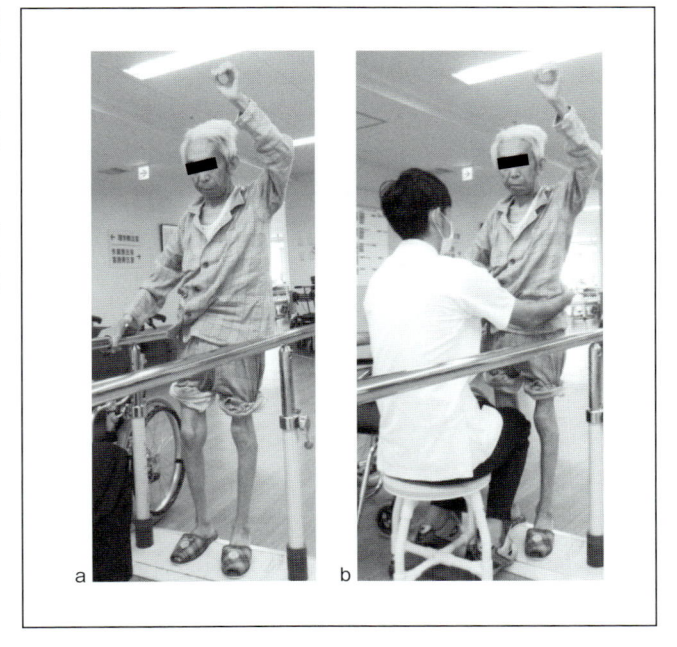

ほうきでゴミを集める，下肢切断者が義足を自分の脚のように動かして歩く」などの動作も道具の長さや重さの情報が身体図式に取り込まれ，瞬時にペリパーソナル・スペースが拡大されるから実現される．

CHECK! ⑫Blakeslee S, Blakeslee M：脳の中の身体地図―ボディ・マップのおかげで、たいていのことがうまくいくわけ（小松淳子　訳），2009，インターシフト

> **Reference　ペリパーソナル・スペース（身体近接空間）**
>
> ペリパーソナル・スペースとは「座ったまま前にはどこまで手が届くか，立って手を上にリーチするとどの高さの物なら手が届くか，目の前の水たまりを1歩またぐことができるか」などの身体を取り巻く腕や足が届く空間のことをいう．それは道具の使用で驚くほど簡単に拡大される．例えばゴルフのクラブ，クライアントの杖，さらに車の運転中は車幅感覚までもがそれにあたる．また，上肢に棒を持ってしばらく動かしていると，そのときは棒の長さも身体図式に取り込まれ，ペリパーソナル・スペースは拡大するが，自身の上肢は実際の長さより短縮したように身体図式が変化するという実験データも出ているようだ．

　頭頂葉病変により身体図式が障害されると高次脳機能障害が現れる．右半球病変では反側身体失認や病態失認など，左半球病変ではゲルストマン症候群や身体部位失認などが症状として現れるが，詳しくは他の参考書などを参照されたい．

　身体図式は無意識的に働くものであり，実感もできないため実はかなり曖昧な概念であり，現在も神経学者の間で議論になっているということを最後に付け加えたい．

2）身体イメージ（body image）

　身体イメージはオーストラリア系アメリカ人の神経学者Paul Schilderが身体図式という概念では身体経験の本質を完全には捉えきれないと考えて，1935年に導入した用語である．身体イメージは「自分自身の身体について意識的にもつ表象」と定義されている．「意識的」とは客観的に見た自分の姿，つまり言葉で表現できる身体の様子であり，視覚的イメージの要素が強い．身体イメージに影響を及ぼす因子は文化や家族，同僚にまで拡大される．つまり，個人的な経験と記憶の複雑な関係によってつくられていくため，それにより発生する心理的な要素も含まれる．

　身体イメージの機能局在は左側頭葉にあると言われているが，大脳の記憶がある場所にならいたるところに存在しているとも考えられる．身体イメージは「自分はこうであるはずだ」という印象をつくり出しており，それは何か情報を得るときの予測となる．その予測は我々があらゆる感覚情報を処理する段階で常に比較対象となる．ここで注目すべきはその予測が「現実を歪めて解釈」させ得るということである．

　大脳皮質では低次の領域が未処理の感覚情報をすべて吸収し，高次の領域に伝え，高次の領域に達した情報は低次の領域にフィードバックされるという機能が存在する（その比率は，「低次から高次への神経線維：高次から低次への神経線維＝1：10」と言われている）．身体イメージが存在する高次の領域が入力された感覚情報を「これは知っている情報だ」あるいは「予測していた情報だ」と判断すると，それは実際に起こっていることだという認識になり低次の領域にフィードバックされる．このとき注目すべきことはフィードバックされた予測や思い込みが，つじつま合わせのために低次から高次へ上がる情報を変化させてしまう場合があるということである（図26）．つまり，予測と思い込みにより物事を新たな視点で見ることができなくなるため，我々が理解している現実（さまざまな感覚情報）は，本当の現実とはかけ離れている可能性もあるのである．

　この例として脳卒中をあげると，初期に麻痺側の異常な重量感や，麻痺肢を使用する際の拠りどころのなさなど今まで経験したことのないような感覚に陥る．その反面非麻痺側に対

図26 身体イメージによる視覚情報の歪み

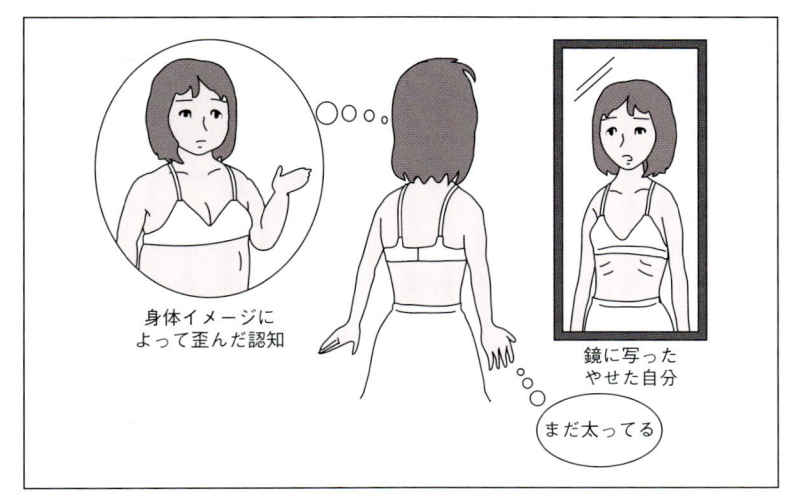

しては正常と感じ，そこに依存した非対称な姿勢をとる（高次脳機能障害がない場合として考える）．そして，徐々にその姿勢が，自分にとってまっすぐだという新しい身体イメージへと変化する．すると，たとえセラピストが他動的に左右対照のアライメントを提供しても，上行する感覚情報に対して身体イメージが感覚入力を歪めることで，「この姿勢はまっすぐではない」という印象をつくってしまう．

上記のような状態にしないために，我々セラピストは急性期においても麻痺側からの体性感覚や前庭感覚や視覚からの入力をしっかり行い身体図式にアクセスしながら，正しい身体イメージへと導いていく必要がある．

> ■Reference　身体イメージの歪みと身体図式
>
> 摂食障害は身体イメージの歪みが原因であることが多いが，そのような人の場合身体イメージが感覚の取り込みを歪めてしまうことで身体図式を利用しにくくなるという現象が起きることもあるようだ．例えば，意識的にどこかの筋を収縮させることや，肩甲骨を内転させて胸を張るなどの動作ができないのである．これらの障害を改善するには身体の固定部位を改善し，加速度や傾き，回転などの前庭感覚を用いて利用しにくくなっていた身体図式へのアクセスと更新に目を向ける必要がある．そういった意味ではヨガ，ピラティス，ダンスなど，身体図式の核心的要素に注意を向けるような運動も有効だろう．

5. 身体心理学　　　　　　　　　　　　　　　　　　　　　　　　　　舟波真一

統合的運動生成概念とは，意識的な運動制御だけに視点を置かず，その対義語として現される自己組織化という運動生成のあり方を治療に汎化していこうとする試みである．人にとっては，自分で意識できる，認知できる部分はごくわずかでしかないことに目を向けるべきである．日常生活のほとんどの場面で，運動を意識する瞬間はない．ゆえに脳が運動を制御している，脳が解明できれば運動の問題はすべて解決できるといったリハビリテーションにおける脳一元主義の風潮に疑問を投げかけているのが我々である．実は，「心」の問題も同様の壁に直面している．脳がわかれば心がわかるのか？「心」のダイナミクスと，身体・脳・

第12章

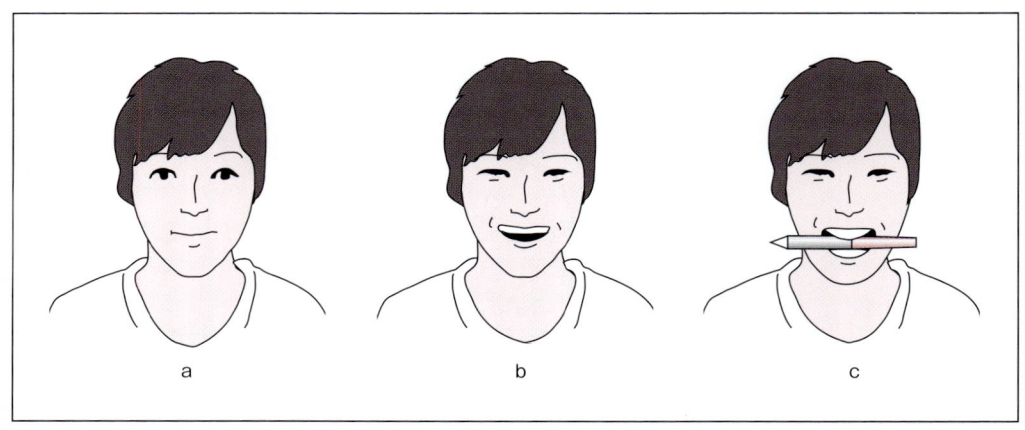

図27　人の表情という運動

(a)はいわゆる無表情の女の子である．この女の子が「おもしろい」や「うれしい」という感情表出を行った場合，「笑顔」といわれる顔面筋群の運動が生成される．その状態が(b)である．それに対し，特に何も感じていない状態で，ペンを上下の歯で噛むという運動をしたとする(c)．このときの顔面筋群の活動は，いわゆる笑顔という運動の筋活動と酷似する．顔面の運動感覚が中枢神経系に引き込まれ，感情として出力変換される．身体運動感覚が「心」として自己組織的に生成されるのである．

環境のダイナミクスもまた並列であるべきである．その相互の引き込み合いの中にこそ真理が生まれる．

　身体心理学とは，心身二元論的な分断を避け身体的要素との関連の上で心理学的研究・実践を進める心理学の1分野である．早稲田大学名誉教授の春木豊氏が提唱している（⇒ CHECK！⑬）．統合的運動生成概念においても，漢字の「体」は，「物質的あるいは解剖学的な身体」とし，気や精神，心も包含する「身」という漢字をつけて「身体：からだ」と表現している．

　心が変化することで姿勢・運動が変化してしまうことはよく理解できる．「落ち込んでるな」「怒っているな」とわかってしまうのは，表情や態度・姿勢に反映されているからである．読者の誰しもが経験しているであろう．「痛ーい！」と言って大の字に身体を伸展する人は少なく，縮こまって屈曲する身体反応となるのが常である．しかし，その逆に，姿勢・運動を変化させることで，「心」のありようが変化すると考えたことがあるだろうか．

> **CHECK!** ⑬春木 豊：第6章 レスペラント反応と生理・心理との関係，動きが心をつくる—身体心理学への招待，pp79-152，2011，講談社現代新書

　例えば，こんな実験がある．ボールペンなどの細長いものを口の前歯と下歯でくわえて「イー」という声を出す．この瞬間，表情筋の運動は口を開けて笑ったときと類似した活動パターンを示す（図27）．この後にアンケートを取ると，否定的なものより幸福感を訴える回答が多くなる傾向があるという．つまり，感情は抜きにして，その姿勢や運動を行うことで，身体運動感覚に伴って「心」が変化するという実験である．

　また，「喜んで　飛び上がった」と「飛び上がって　喜んだ」のどちらが本当に嬉しそうですか？という問いには，圧倒的多数が「飛び上がって　喜んだ」の方が嬉しそうであると回答する．

図 28　島皮質

「Chittka L, Brockmann：http://commons.wikimedia.org/wiki/File:Insula_cortex_ja.png［accessed 2014-04-23］From wikimedia Commons/File:Insula cortex ja.png 16:51, 14 October 2009（UTC）License＝CC BY-SA 2.5」より引用

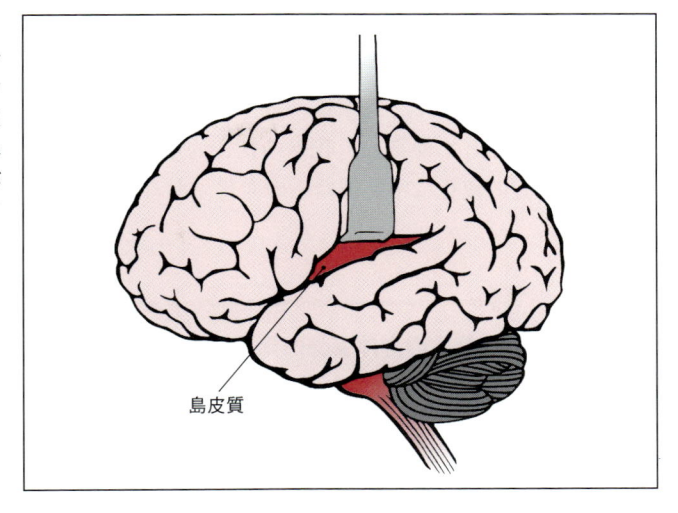

島皮質

　現に，我々のセミナーで質問しても同様の結果となる．言葉を入れ替えてあるだけなのに，どうして圧倒的多数の人が「飛び上がって　喜んだ」の方が嬉しそうであると答えるのか？それは，身体運動の表現である「飛び上がった」が最初に提示されているからであるという．身体運動感覚があってからの，感情だということである．

　脳という中枢の存在は，末梢である四肢の活動の経験の集積であって，末梢である身体なしに存在しえない．大雑把な言い方になるが，初めに「身体での経験」があって，その経験を以後の状況で能率よく生かすために形成された器官が脳なのだ．つまり，「はじめに末梢の身体ありき」であって，中枢の脳があったのではない．動物の進化の過程をみれば明らかである．脳は進化の後半から生まれたのであって，多くの動物は脳なしで十分に生きてきたし，生きている．身体というと，物体や物質として考えやすいが，重要視しなくてはならないのが「動く身体」である．それは身体が動くことによって生起される「感覚」が非常に重要だということである．「心は身体運動感覚から生まれた」ということであって，心の始まりは感覚にある．運動生成と同様で，感覚によって導かれる「心理生成」といえる．運動生成・心理生成のどちらをとっても，中枢神経系で「制御：コントロール」するなどとは，やはりおこがましいにもほどがあると言わざるを得ない．

　現代の流れは，知識中心，知に偏った心を重視する傾向がある．言葉を変えると中枢である脳が重要であり，脳のことがわかれば，心の問題はすべて解決するとの信念すら生まれつつあると感じられる．まず人間は脳（中枢）のみで存在するとは考えない．末梢もなければならないという当たり前の考えに立ち戻るのである．言い換えれば，人間を心のみの存在とは考えない．身体があって心が成り立つと考える．しかもその身体とは，心理学では従来から無視されてきた身体の動き（運動）に焦点を当てるのである．なぜならば，心は身体の動きから生まれてきたと考えるからである．そのようにして生まれた心の原初的なありようは，身体の動きから生じる感覚である．そしてその感覚は同時に心の根底を支えている気分や感情となる．春木教授は，動きが心をつくることの根拠として，「我々は泣くから悲しい，殴るから怒る，震えるから恐ろしい，ということであって，悲しいから泣き，怒るから殴り，恐ろしいから震えるのではない」というウィリアム・ジェームズの説を紹介している．

第12章

　我々は，脳や心に支配されているのではなく，環境や身体内部からの感覚，運動感覚によって心・感情の移ろいが生まれると考える．身体・脳・環境にプラスして，心のダイナミクスも並列にあり，引き込みあって自己組織化される．運動生成の本質であり，心理生成の真理といえる．ゆえに，我々の統合的運動生成概念では，身体構造の変化は感覚の変化であり，感覚の変化は中枢神経系の変化であると結論づけている．

> **なるほど　無意識の身体運動感覚は島皮質へ**
>
> 人間には2つの感覚情報処理システムが備わっている．1つは大脳皮質体性感覚野による，認知的，意識的感覚情報処理であり，もう1つが島皮質（図28）による，情動的，無意識的感覚情報処理である．島皮質には，C線維によって無意識下で全身からあらゆる身体感覚が入力され続ける．自己の情動に気づくことは身体的表出と一致して発生する．内臓を含めた身体の情動性表出を実行する脳部位と，情動に気づく脳部位は共通あるいは結合している．それが島である．また，全身の身体感覚をモニターしている部位でもある．心拍リズムを身体感覚として受容する場所（1秒という時間にもっとも近い生体リズムが心拍）である．
>
> 島皮質，特にその前端部は辺縁系との関連がある皮質だと考えられている．アントニオ・ダマシオ（Antonio Damasio）は，この領域が，意識的な感情を生み出す情動の体験に関連する，直感的な状態をマップする役割をもつとした．この研究は，主観的な感情の体験（つまり気分）は，脳が感情的な出来事によって起きる身体の状態変化を解釈することによって生じるとするウィリアム・ジェームズ（William James）の考えの神経科学的な定式化であるといえる．これが身体化的認知（embodied cognition）である．

13 運動学習

関塚修久

1. 臨床における運動学習の難しさ

運動学習をするにあたり臨床上，困難に感じることとはどんなことであろうか？
- セラピストがクライアントに動作を教示しても認知面に障害がある場合，指示内容を理解できない．
- 動作理解をしても意識して何回も反復動作をしなくてはならない．
- 自主トレなどを指導してもいつの間にか自己流になり自主トレ方法に微妙なずれが生じる．

このようなことを経験したことはないだろうか？もちろん前述したような問題をクリアにして運動学習の効果を得られる例もあるだろうが，麻痺などの影響で四肢・体幹の動きが阻害されたり高次脳障害の影響で指示の意味を理解できない症例に対して新たに動作を指導して繰り返し行い，その動作を完成することは容易ではないことが多いことも経験する．

2. 運動学習とは？―諸理論と背景―

学習とは環境における巧みな遂行能力を獲得しそれが比較的永続するように導く実践，あるいは経験に関連する一連のプロセスのことをいう．学習は大きく認知学習と運動学習に分けられ，運動学習は運動課題を練習することによりその技能を習得していく機能のことであるとされている．学習に際して起こるニューロンとシナプスの変化は共通であることが仮定されている．

> CHECK! ①中村隆一，齋藤 宏：運動学習，基礎運動学 第4版，p362，1997，医歯薬出版

運動学習を理解するために運動学習の諸理論の背景にある考え方をまとめると図1のようになると考えられる．

1) スキーマ理論

Schmidtにより1975年に発表された理論である．再生スキーマにより運動プログラムの実行計画がつくられ，再認スキーマにより誤差検出のための基準となるモデルがつくられる．外部受容器フィードバックと自己受容器フィードバックの両者が統合されながら誤差のラ

第13章

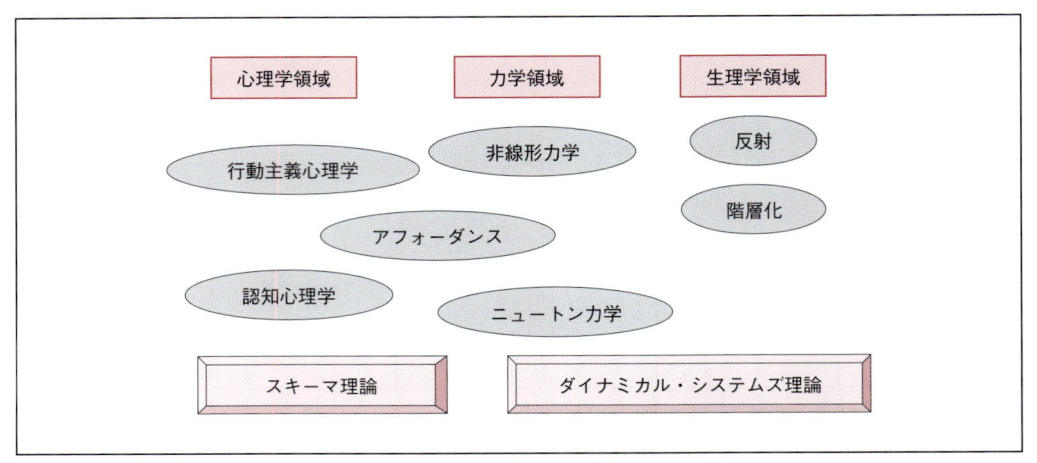

図1　運動学習の諸理論と背景

ベリングを行い運動プログラムを作成する．さらに，期待される外部受容器フィードバック，自己受容器フィードバックを生成し，感覚結果が比較照合され誤差を修正していく．

例：ボールを蹴る動作

この強さ（x1）で蹴ったら，ある距離（y1）を得られたので，次はもう少し強く（x2）蹴れば，目標距離（y2）まで蹴れるだろうと計算する．蹴る方向の空間やボールからの感覚情報を元に誤差が検出され，運動プログラムが作成される過程である．経験したことのないことを予測的に導き出すものである．

2）ダイナミカル・システムズ理論

大橋は「人間の体は脳からの指令を受けて動くのではなく実際の課題が与えられたとき，その課題を解決するために必要なシステムが自動的に動員されて人間の身体構造に適した運動が引き起こされるとされている」と述べている（⇒CHECK！②）．運動制御を考える上での理論であるといえる．知覚と運動の協調的プロセスを学習としており，学習とは知覚と運動連鎖の探索行為であり，動くことは知ること，知るためには動くことである．知覚＝運動という生態学的視点を含んでいるといえる．

> **CHECK!** ②大橋ゆかり：運動学習の臨床応用―課題と展望―，理学療法学，35（4）：202-205，2008

3. 運動学習の分子レベル構造と戦略

1）Hebb則

1949年カナダの心理学者であったDonald Hebbが唱えた仮説である（図2参照）．ニューロンAの発火がニューロンBを発火させると2つのニューロンの結合が強まる．脳の中で起こっている記憶の基礎現象であると考えられ，記憶とは適切なニューロン同士の結合力の変化であるとしている．

図2 Hebb則の概念図

①細胞Aは細胞Bにシナプスを形成している．
②細胞Aが連続的に発火して入力する，もしくは他細胞からの入力が加わることによって細胞Bが発火する．
③その発火に寄与した細胞Aとの間のシナプスが強化される（シナプス応答が増大する）．

「髙橋直矢，池谷裕二，松木則夫：脳科学辞典 ヘブ則［internet］, http://bsd.neuroinf.jp/wiki/ ヘブ則（2012）[accessed 2014-04-23]，脳科学辞典」より許諾を得て転載

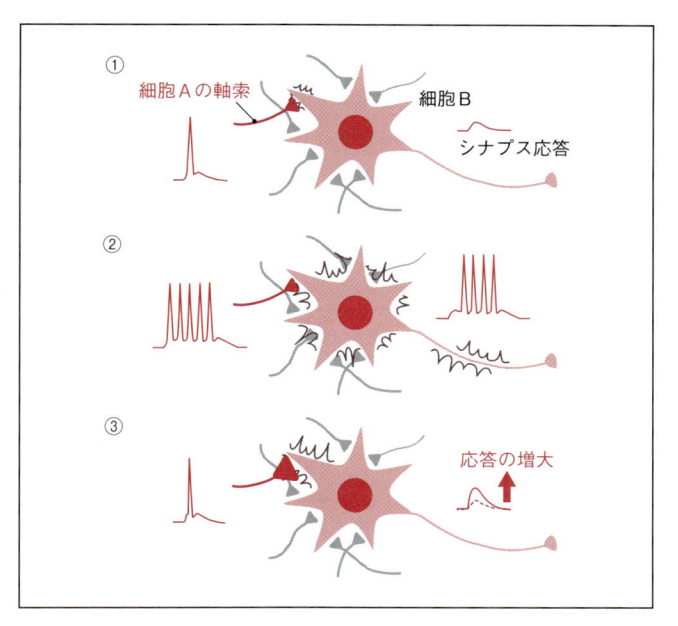

2）長期増強

記憶にかかわる機序として考えられているのがシナプスの伝達効率の変化である．海馬の神経回路で見出されたといわれている．発生機序としてシナプス後細胞における神経伝達物質への感受性の増加とシナプス前細胞からの神経伝達物質（グルタミン酸）の放出と増加があげられる．

CHECK! ③坂井建雄，河原克雅：学習と記憶，人体の正常構造と機能，pp604-605，2009，日本医事新報社

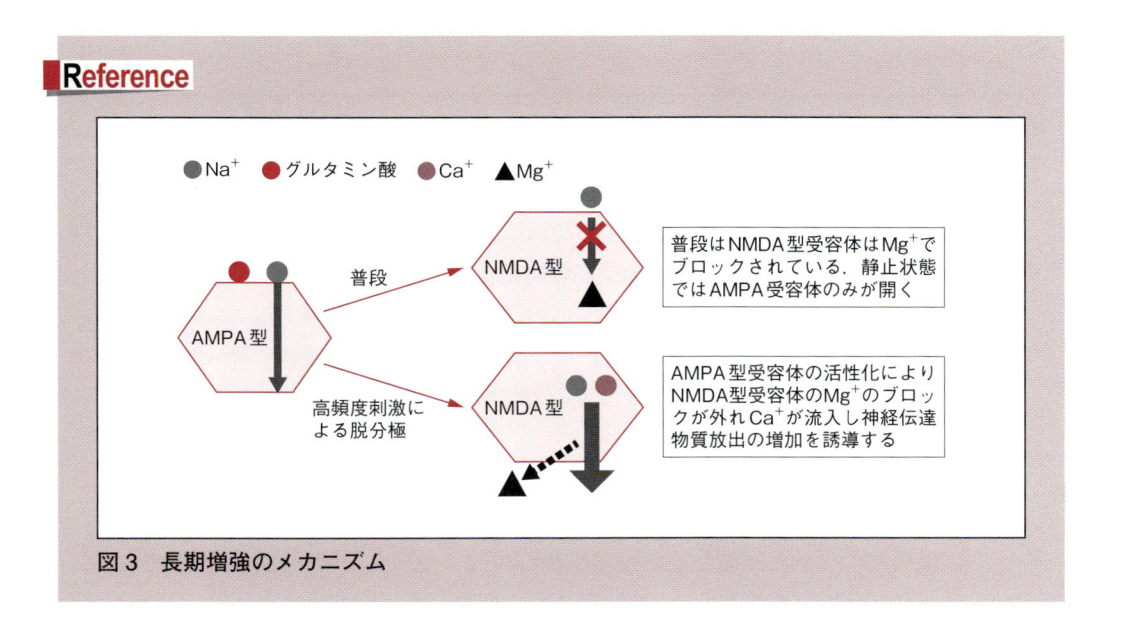

Reference

図3 長期増強のメカニズム

普段はNMDA型受容体はMg^+でブロックされている．静止状態ではAMPA受容体のみが開く

AMPA型受容体の活性化によりNMDA型受容体のMg^+のブロックが外れCa^+が流入し神経伝達物質放出の増加を誘導する

第13章

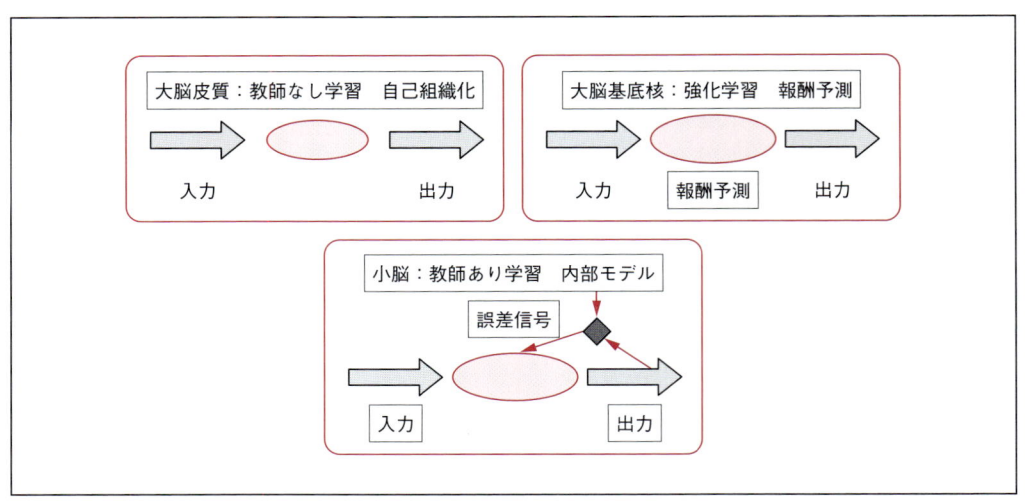

図4 運動学習におけるグローバルな協調機構

3) 運動学習戦略

　森岡は運動学習戦略について強化学習，教師あり学習，教師なし学習はグローバルに協調していると述べている（⇒ CHECK！④）．

> **CHECK!** ④森岡　周：私は知る，リハビリテーションのための神経生理学入門，pp 178–212，2013，協同医書出版社

　理論に基づいた考え方を背景に治療的アプローチを行い，治療刺激が長期増強という分子レベルでの変化を起こし，運動学習戦略にかかわる脳領域がグローバルに協調することが運動学習成立への鍵となると考えることができる．運動学習成立には諸理論とその背景にある考え方を用いていくことが肝要になると考えられる．

4. 症例を通して運動学習を考える

　臨床的な問題点として自ら意識した運動でなければ運動学習は困難であるということがあげられる．しかし，急性期病院などでは予後良好とされている病態であってもリハビリ開始時には何らかの運動機能や認知機能の問題を抱えている．また，慢性期疾患の病態であってもセラピストのかかわり方で介助量の軽減を図ることを経験する．このように自らの身体状態や環境認識が困難であるクライアントに対して臨床上，運動学習へとつなげていくにはどのようなアプローチをしていけばよいのであろうか．筆者が経験した1症例をあげ運動学習について考えてみることにする．

　症例：70歳．男性
　疾患名：クモ膜下出血後遺症，重度右麻痺．
　現病歴：急激な頭痛と意識障害出現し当院入院．クモ膜下出血と診断される．90病日後リハビリ目的で転院となる．270病日後に施設入所．徐々に意識状態は改善され簡単な発語

図 5　治療内容変更前の歩行練習

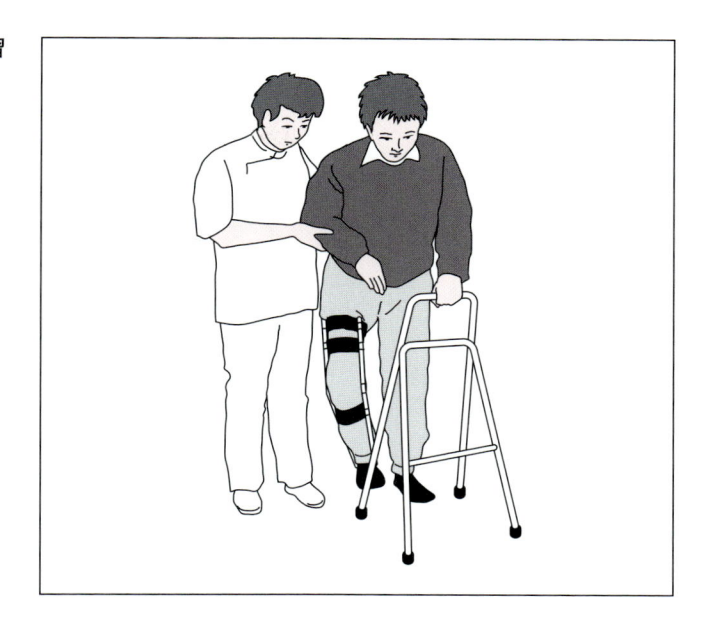

が認められるようになってきた．ADL は全介助であったが状態としては落ち着き発症日から 1 年 4 ヵ月後退所となり在宅で介護することになった．

退所と同時に訪問リハビリ開始．以後徐々に身体・高次脳機能改善されてきており基本動作は起き上がり〜移乗までは部分介助で行えるようになってきたが上下肢重度麻痺（Brunnstrom stage Ⅲ）が残存している．

上記の症例に対して在宅生活開始から約 5 年後に引継ぎをして治療を行った．

引継ぎ時評価

コミュニケーション：全失語，指示入力は曖昧で細かい指示は理解困難．大声をあげることが多く筋緊張が高い状態であった．

可動域：右肩甲上腕関節屈曲・回旋制限あり．右膝関節伸展制限あり．

麻痺：右上下肢・手指 Brunnstrom stage Ⅲ．

基本動作：寝返りから端座位は部分介助．端座位保持：自立．移乗：部分介助．

ADL：部分介助〜全介助．

画像所見：左前頭葉〜左頭頂葉にかけての広範な障害．

週 1〜2 回の訪問リハビリの介入．

引継ぎ前治療内容

ROMex，端座位練習，Long Leg Brace（以下 LLB）とサイドケインを用いた歩行練習（図 5）．

引継ぎ時の問題点

①基本動作時などの姿勢変換時の過剰な左上肢参加（柵を握りこむ）．

②移乗時など体幹・股関節の伸展運動拙劣．

歩行練習についてサイドケインを左上肢で過剰に支持し，セラピストの介助で右下肢を振出していたことをやめ，関節への軸圧や交互性のステップを通して，床反力・慣性力を感覚情報として入力した（図 6 参照）．その際，LLB を使用したが目的は膝の支持性を得ることによって床反力・慣性力を立ち上げるためであり，角運動量が増大してコアを減衰させる"ぶ

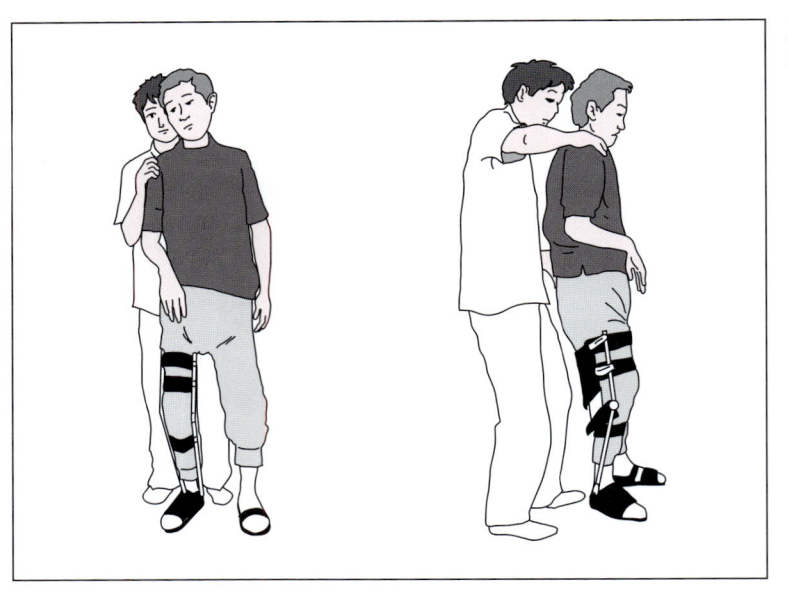

図6 治療内容変更後のアプローチ

表1 アプローチ後の変化

介入前：妻の移乗介助において柵を握りこんでしまい介入前は声がけをしてやっと体幹・股関節伸展を行っていた
↓
介入後：声がけなしで体幹・股関節が伸展できるようになり介助量が軽減した

ん回し歩行"は行わないようにした．

別メニューとして発症されてから1度も経験したことのない腹臥位を行い体幹前面からの感覚入力を入れ固定してしまっている体幹の緊張を緩める．

治療内容変更後の変化は表1のようになった．

この症例に対してアプローチした結果，移乗時において体幹・股関節伸展運動の出現という運動学習が成されたと考えられる．なお，今回のように重度麻痺などで下肢の支持性が得られない場合はLLBや軟性膝装具を使用してもよいかもしれない．しかし，床反力情報を得ることが目的であるので下肢の振出しによって慣性モーメントが増大し，コアが減弱するような歩行練習は行わない．以上のことを元に現在論じられている運動学習理論を絡めて考えてみることにする．

5. 動作の階層化とアウェアネス（気づき）

1）動作の階層化

症例は発症当時から全失語であり，細かい指示内容の理解や自ら意識して指示内容の運動を遂行することは困難な状態であった．そこで症例の運動学習について考えるにあたり，動作そのものについて詳細に考えてみることが必要になる．富田は，ベルンシュタインは動作の階層化について表2のように分類したと述べている（⇒ CHECK！⑤⑥）．

表2　4つの階層分類

レベルD：行為 新皮質の発達した霊長類だけが行う行為である．融通性や柔軟性で動作を調整する
レベルC：移動動作 体幹や近位大関節の粗大な運動．全身のリズム形成に欠かせない
レベルB：パターン運動 筋—関節リンクの運動．個々の関節や筋の要素的な運動ではなく合目的な運動を指している．神経振動子による運動の関与が考えられる
レベルA：筋緊張 筋肉が持続的に収縮して筋骨格系を支える活動である．姿勢と運動において筋骨格系が重力へ適応する機能のこと

(⇒ CHECK！⑤ p285 より引用，作成)

> CHECK！⑤富田昌夫：動作の崩壊と再構築，理学療法学，39（4）：284-288，2012

> CHECK！⑥ニコライ A. ベルンシュタイン：デクステリティ 巧みさとその発達（工藤和俊 訳，佐々木正人 監訳），2003，金子書房

　人はいきなりレベルBの関節運動やレベルCの移動動作が働くわけではなく，常に何らかの姿勢調整しているところからスタートする．また，運動を持続・変換するにも筋緊張の調整が必要であり歩行や立ち上がりといった行為の調整には必ずレベルAの筋緊張が関与していることになる．ではこの筋緊張に対して必要な要素とは何であろうか？

2）アウェアネス（気づき）

　富田はアウェアネスについて「身体内部の相互関係や自分と外部の物や空間，力との関係がわかってはじめて自分を変化させ，修正できるのである」と述べている（⇒ CHECK！⑤）．動作の階層化で考えると意識している気づきはレベルD，通常意識しない気づきはレベルBやC，意識できない気づきはレベルAに対応すると考えられる．通常はレベルCのように無意識に行っているレベルCの動作ができないと意識してレベルCの動作を行おうとするようになる．うまくいかない動作が目的動作になるので，努力感が筋緊張を高めたりバランスを不安定にして姿勢を固定化させる原因になりやすい．

6. 統合的運動生成概念においての考察

　介入前の立位では体幹・股関節屈曲位の状態で，移乗動作につなげるために筋緊張を自己修正するような立位姿勢ではなかった．LLBによる"ぶん回し歩行"により慣性モーメントが増大し，コアが減衰し体幹を固定してしまい動作の連続性が得られにくい状態であったことが考えられる．修正後は床反力・慣性力を感覚情報として身体に入力し，階層化の概念でいわれるレベルAの筋緊張を介助側でコントロールしたことにより，その感覚がニューラルリズムジェネレーターに引き込まれ運動が自己組織化されていった．それは，内部モデルをダイナミックに変化させる，無意識下での学習につながったといえる．また，同時に腹臥

位では体幹の緊張が緩み四肢の筋緊張が調整されたことも身体図式の再構築に関与したものと思われた．

7. 運動学習と行為

　宮本は行為の発達について「ゴールのある行為をしていてもその途上でなされる選択には幅があり，行為の発達には終わりはない」と述べている（⇒ CHECK！⑦）．今回例にあげた症例について考えてみても柵を握りこむだけの移乗パターンでは通所サービスなどで柵がない状況下での移乗では介助量が増大してしまうだろう．1つの行為に対してより多くの方法を獲得するための評価・治療が必要である．今後の行為の獲得についても上肢で柵を握りこんでいた片側上肢が体幹の安定により上衣のボタンを外すなど他のADL動作に汎化していくことも考えることもできる．

> **CHECK!** ⑦宮本英美：I章 運動の回復，アフォーダンスと行為（佐々木正人，三嶋博之 編），pp7-42，2001，金子書房

　階層化の概念から考えるとADL動作は行為という位置づけになると考えることができるが，急性期・慢性期という区別はもとより，クライアントの認識が十分でなくともセラピスト側からの介入により筋緊張が調整され，運動を行い，行為につながるような運動学習のアプローチを行うことができると考えられる．人間は加齢など時間的変化の要素を含んだ環境の中で生きている．そのことを考慮すると我々セラピストのアプローチにも終わりはないのではないだろうか．

Column

単関節筋と二関節筋

山岸茂則

　単関節筋と二関節筋はそれぞれ担う機能的役割が異なることが，従来より言われている．単関節筋は関節の安定に作用し抗重力的な働きがあるが，二関節筋はトルクをつくる筋として粗大な運動にかかわるなどである．近年は二関節筋が四肢遠位部の出力方向の制御に大きな役割を果たしていることが示されており，身体重心を合目的にコントロールするためのCOPの微妙で円滑な移動にとって非常に重要な筋になることは明らかである．

　単関節筋と二関節筋はともに協調して働くことで我々の運動を保障してくれているが，クライアントは二関節筋優位な活動をしている場合が非常に多いように思われる．では大腿四頭筋を用いて二関節筋優位の活動と単関節筋優位の活動が，それぞれ運動感覚として取り込まれたときに中枢神経の振舞いがどのように変化するのか並進バランステストを用いて確認してみたい．

　大腿や上腕に平行な方向に抵抗をかけると二関節筋優位の活動となるため，図1のような抵抗をかけると大腿直筋優位な活動となる．また肩関節と手関節，股関節と足関節を結んだ直線上に抵抗をかけると，肘や膝関節の単関節筋が優位に活動するために，図2のような抵抗をかけると広筋群優位の活動となる．我々の検証では二関節筋優位の活動においては，抵抗運動をした側への並進バランステストの減衰を招き，単関節筋優位の活動においてはこの結果に変化がないか活性を示すことが確認されているため試してみていただきたい．

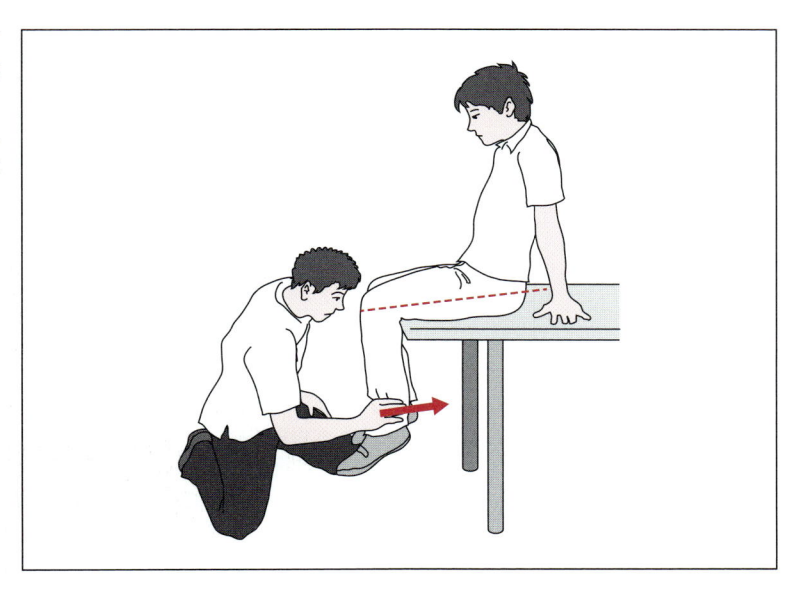

図1　膝伸展に関与する二関節筋優位な活動の誘発

大腿に平行な方向に対して抵抗をかける（矢印は抵抗の方向を示す）．

Column

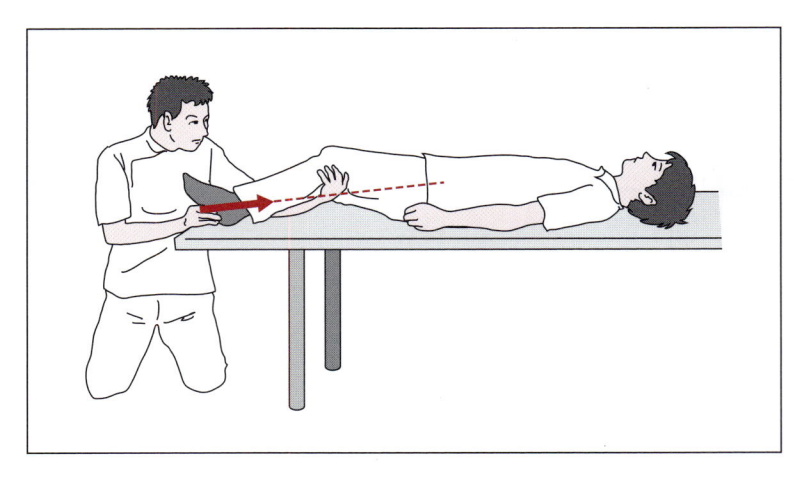

図2 膝伸展に関与する単関節筋優位な活動の誘発
片手で下肢の重みを取り除き，股関節と足関節を結ぶベクトル方向に抵抗をかける（矢印は抵抗の方向を示す）．

　従来から行われてきた端座位において大腿に平行な抵抗をかけるような筋力トレーニングは二関節筋優位の活動になることを念頭におく必要があり，このような単純な筋力トレーニングを高負荷で行うことは再考されるべきである．

CHECK! **奈良 勲（監修）：二関節筋―運動制御とリハビリテーション，2008，医学書院**

14 Global Entrainment

舟波真一

1. 生体は環境の不確定性にどう対応しているか？

　　我々を取り巻く環境は多種多様であり，その時々刻々と変わっていく環境のなかで我々は生活している．例えば，家から出て外を歩くとき，その道路状況は常に一定であることはない．凹凸があり，傾斜があり，石ころがある．雨あがりであれば水たまりもあるだろうし，冬は凍ってしまう．つまり，我々にとって環境は常にある種の不確定性を含んでいるが，その不確定な状況に適応して安定した歩行が遂行できている．もしかしたら，これらの路面状況を一度経験していれば予測の範囲内で制御できるからだと思うかもしれない．しかし，滑る路面だとわかって歩いていても，突然足が滑って体勢を大きく崩したり，転んだりしたことは誰しも経験しているのではないか．その瞬間・瞬間に自分の取り巻く環境がすべて理解できているということは原理的にあり得ないはずである．それでは，我々はどのようにしてこのような不確定性の環境のなかで安定した運動が遂行できるのだろうか？

　　第1の考えは，いろいろな状況を経験し学習した結果，内部モデルを構築しフィードフォワード制御が可能となっていくというものである．当然，その機能は運動制御においても身体図式などを含めて重要である．しかし，これだけでは，極論するとやったことのないことはできないことになってしまう．我々は経験したことのない状況でもリアルタイムに対応しなければならず，そのたびに失敗していたら生きていけない．

　　第2の考えは，アフォーダンス理論，つまり，環境の変化はそれに応じた行動の変化を自然に引き起こすというものである．環境は直接知覚され，我々の運動を自然にアフォードする．また，環境への著しい適応性は生態学的な環境のなかでの進化の過程で獲得されたとしている．これは，生体側に経験に基づいて構築された環境の表象があることを前提としている第1の考えとは全く別の見方であることを示した．ただ，これは見方の違いであって，システムの動作原理や設計原理の解明に寄与できていない．

　　この2つの古典的運動制御理論だけでは，冗長多自由度である人の身体力学系を十分に解説することは困難である．では，著しい柔軟性や適応性をもった我々の運動を生成する機構はどういったものであるのか？　それが，グローバル・エントレインメント（⇒ CHECK！②）と呼ばれる，神経振動子の結合系からなる考え方である．

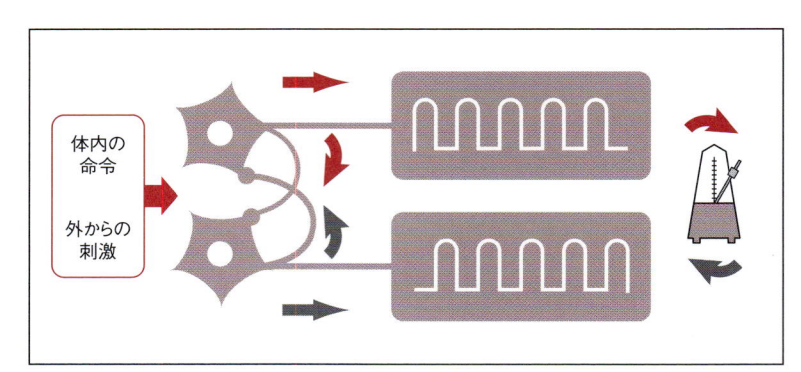

図1 神経振動子
ニューロンのシナプス結合によるユニット.
「伊藤哲朗：よくわかる歩行のメカニズム 二本足で歩くってどういうしくみなんだろう？, 大人の科学マガジン テオ・ヤンセン式二足歩行ロボット（大人の科学マガジン編集部）, p46, 2012, 学研教育出版」より引用

2. 神経振動子

　生命はリズムに満ち溢れている．生命の営みにリズムは不可欠である．心臓の鼓動も，呼吸もリズムである．脳波も振幅で表されるリズムであるし，言語もリズムである．地球の自転からくる生物のサーカディアン・リズム（概日リズム：約24時間のリズム）も時計遺伝子（1971年にシーモア・ベンザーらによってはじめて報告された）によって形成されている．

　振動子とは，外部の力や電気を加えることによって一定周期（振幅）で動くものをさす．メトロノームもその一種である．1つの神経細胞（ニューロン）は全か無かの法則に従うので，活動したり活動をやめたりするリズムをもつ．神経振動子とは，シナプスを介して接続している神経細胞同士が互いに干渉しあう1組のユニットである．ユニットを構成するニューロン数は決まっていない．2個かもしれないし，10個くらいかもしれない．言えることはニューロン同士が干渉しあって同期し共鳴するユニットが神経振動子である．そのユニットにあるインパルスが入力されたとき，一定の振幅で交互性に発火するリズムを生成すると考えられている（図1）．周知の事実として広く認知されている，セントラルパターンジェネレーター（中枢パターン発生器）は，この神経振動子のなかの1つである．

Reference　量子力学？

　一般相対論，特殊相対論と並ぶ理論であり，20世紀以降の現代物理学を支えてきたもう1本の大黒柱．マクロの世界を扱うのが相対論であるのに対して，量子力学はミクロの世界を扱う物理学である．我々を構成している細胞は，必須アミノ酸などの分子化合物であり，その分子を分解すれば，原子となる．四半世紀前までは，原子以上には分解できなかったものが，今では量子力学によって解明されてきた．原子は原子核と電子に分けられる．原子核の周りに電子が一定のリズムで飛び回っているのである．その原子核は陽子と中性子に分解することができ，それもクォークという素粒子からなり…といったふうに，現代物理学の発展は玉ねぎの皮をむくように発展してきている．つまり，我々を構成しているものがすでにミクロの量子力学レベルでリズムを刻んでいることがわかっているのであれば，生きているという事実こそ，リズムそのものであるといえる．

　生命の誕生，宇宙の始まりの謎を解くには，アインシュタイン理論の限界を乗り越え，相対論と量子力学の2つの理論を統合しなければならない．その先に自然界のすべての現象の基礎となる究極の統一理論があると期待されている．その1つが超弦理論である（⇒ CHECK！①）．

> **CHECK!** ①大栗博司：第六章 宇宙玉ねぎの芯に迫る，重力とは何か アインシュタインから超弦理論へ，宇宙の謎に迫る，pp195-229，2012，幻冬舎

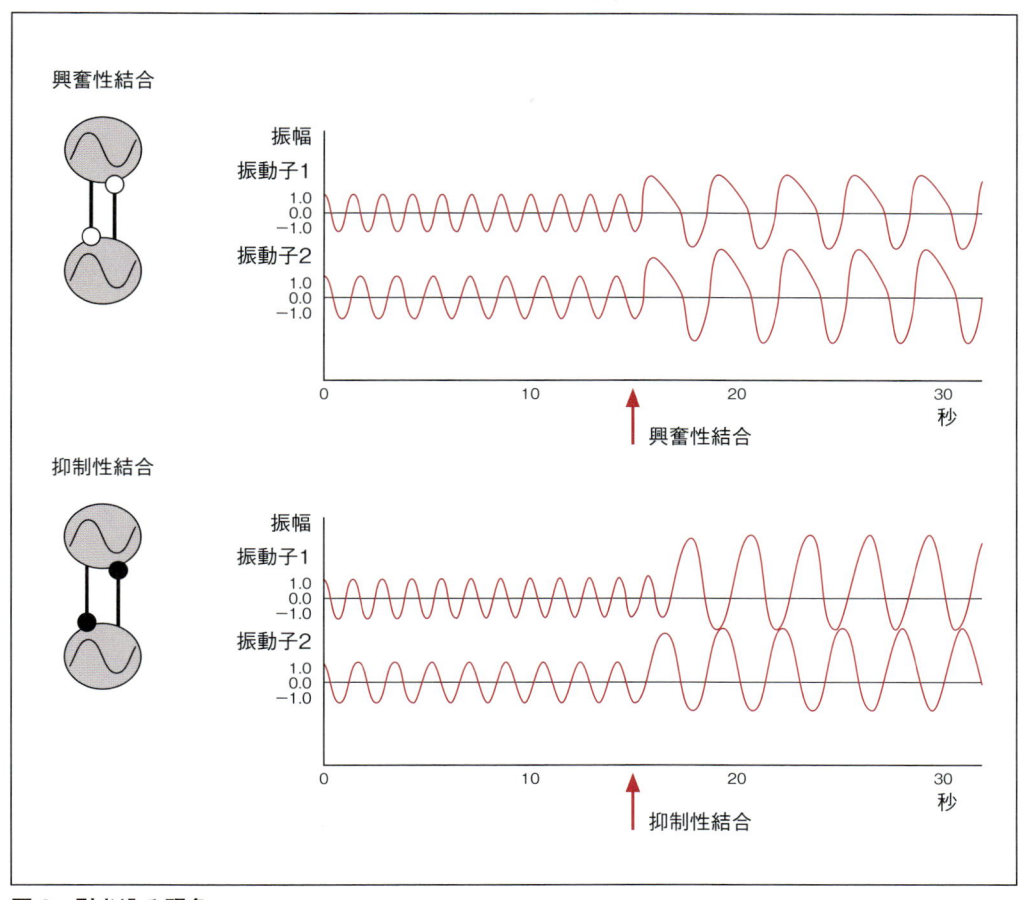

図2　引き込み現象
2つの神経振動子が織りなすリズムは引き込まれ，特別なプログラムがなくてもひとりでに自律的に同期する．「多賀厳太郎：I章 運動と自己組織，脳と身体の動的デザイン～運動・知覚の非線形力学と発達～，p16，2002，金子書房」より引用

3. 引き込み現象

　神経振動子は中枢神経系のあらゆる場所に存在し，それぞれの固有振動数，つまりリズムが異なっている．これを物理学的に考えると2変数の微分方程式で表すことができる．1つ1つの神経振動子の振舞いには固有のリズムがあり，そのユニット間にシナプスなどの結合系をつくると，神経振動子同志でリズムが協調・同期してくる現象が表れる．それを「引き込み現象」と呼ぶ（図2）．英語ではエントレインメント（entrainment）というが，シンクロナイゼーション（synchronization）ともいう．この神経振動子間の同期には自己組織の仕組みが関与している．2つの振動子が織りなすリズムには，いわばひとりでにつくられ，自律的につくられる性質がある．何か特別なプログラムがなくても自然とそろってしまうのである．

第14章

　身体の中にはα運動ニューロンプールと中枢神経系をつないだ神経振動子というメトロノームがたくさんあって，人の運動のリズムを生成している．しかもそれがバラバラだったとしても，互いにシナプス結合することで引き込みあって同期したリズムになり，意識しなくても自己組織的に運動として表出されるのである．

Reference　メトロノームの引き込み現象

ごく簡単な実験で表すことができる．本物のメトロノームをたくさん用意し，自由に動く台の上に設置する．そして，それぞれバラバラに動作させるとどうなるか（図3）？
それぞれの針が触れるたびに，板は小さく動き，他のメトロノームをかすかに揺さぶる．リズムは板の動きによって相互に影響しあい，完璧にそろった1つのリズムに到達する．

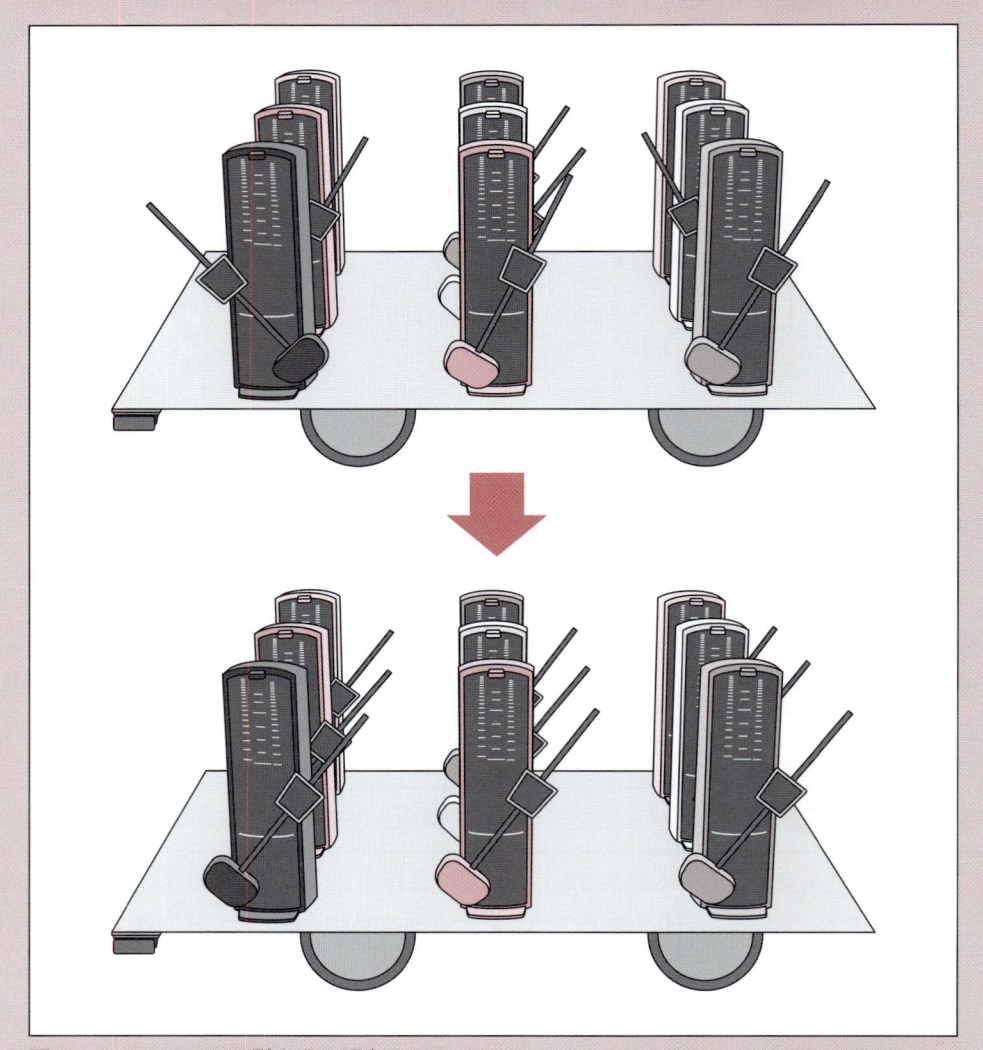

図3　メトロノームの引き込み現象
はじめはバラバラに動いているがしだいに引き込み合って同期する．
「小西哲郎：Synchronization of 9 metronomes/ 同期現象のデモ（台も写したもの）[internet]，https://www.youtube.com/watch?v=DD7YDyF6dUk [accessed 2014-04-22]，非線形物理学研究室 R研 名古屋大学」の動画より許諾を得て作成

図4　グローバル・エントレインメント
（global entrainment：大域的引き込み）

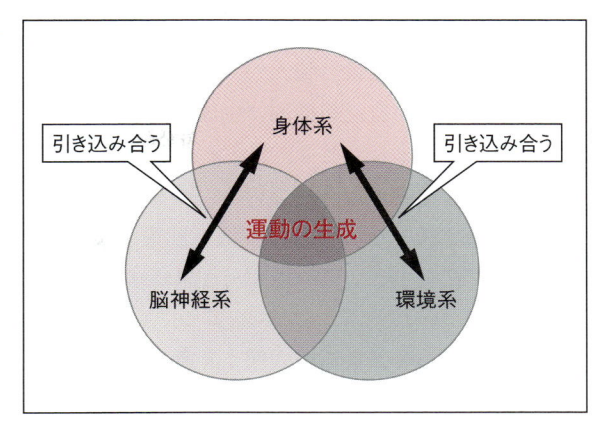

4. グローバル・エントレインメント（global entrainment：大域的引き込み）

　これまで述べてきたように，刻々と変化する環境，例えば歩行しているときの路面の変化に対応してその歩行運動を動的に安定しながら遂行しようとしたとき，現在のリハビリテーション業界などでも広く採用されている古典的な運動制御理論ではつじつまが合わず，説明しつくすことは不可能となってくる．α運動ニューロンが発火をすることで筋線維が収縮し関節運動が起きることを考えれば，連続した運動のその一瞬一瞬に全身の約400個の筋肉を1つ1つ制御しようとすることは，環境の変化にとても対応できないし，ナンセンスである．

　運動はもっとダイナミック（動的）である．

　身体のダイナミクスは，骨・関節や膜の連鎖などから考えられる連続した構造体からなり，すべての内部・外部環境からの感覚の入口であると同時に，筋自体の並列・直列弾性要素などの性質を包含した運動単位（モーターユニット）の振舞いであるといえる．最終中継基地であるα運動ニューロンプールの振舞いともいえるかもしれない．

　脳や脊髄などの中枢神経系のダイナミクスは，天文学的な数と考えられるニューロンネットワークそのものである．

　そして環境は，生物に与える影響は計り知れないほどのダイナミクスをもっている．

　このように，身体，中枢神経系，環境がそれぞれ複雑なダイナミクスをもち，それらの間の相互作用から環境の変動に安定で柔軟な運動が，いわば自己組織的に生成されるという新しい運動原理がグローバル・エントレインメント（大域的引き込み）である（⇒CHECK！②）．

　身体，中枢神経系，環境のそれぞれが神経振動子の介在によって引き込み合い，リズムを同期させて運動を自己組織的に生成するのである（図4）．神経振動子へは，上位中枢からの入力がある一方，外部環境からの感覚情報が身体を介して入力される．また動いた結果の身体内部からの感覚情報も入力される．つまり，フィードフォワードもフィードバックも常に双方向性で存在し，神経振動子によって引き込まれ，インパルスの同期現象が起こり，最終的にはα運動ニューロンに出力されて運動が生成されるのである．運動の最初はバラバラかもしれない．クライアントも歩きはじめにふらつくことが多いであろう．しかし，バラバラなリズムはやがて同期し，安定してくる．動的安定，ダイナミック・スタビリゼーションで

ある．その間にも双方向性に情報（インパルス）のやりとりがある．この引き込み現象に関しては，もはや他人が人為的に制御できる部分ではない．クライアントの運動はクライアント本人が自己組織的に生成するものである．我々治療家が運動を制御するなどということは，おこがましいとさえ思える．我々ができることは，クライアントの身体構造を良好に整える，関節運動が減少している，つまり固定されている部分の運動性を改善する．硬度の高い部分の柔軟性を引き出し弾性を回復する．制御可能な外力を感覚として入力し，APAセッティングをする．その程度だと思わせるほど，運動とは巧みであり，魅力的であり，素晴らしい．

CHECK! ②多賀厳太郎：Ⅱ章 歩行における脳と環境の強結合，脳と身体の動的デザイン～運動・知覚の非線形力学と発達～，pp 39-90，2002，金子書房

歩行は，からだと地面の協奏曲

「歩きはじめがふらつくんだよね」
「痛い」と共にクライアントから聞かれるもっとも多くの訴えではないだろうか？セラピストなら誰しも一度は聞いたことがあるフレーズだと思われる．「複雑系」科学から考えると，多少はしょうがないといえる．散逸系の運動の初期は過渡状態にある．最初からリズムがいきなり引き込まれて同期はしないからである．十分な時間が経過すると，「アトラクタ」という特定の軌跡に落ち着く．いわゆる，動歩行のリズムで動的に安定するのである．
それを待たずに，COPとCOGを一致させるような，とりあえず止まって姿勢を制御しようとするような戦略に向かおうとすると転倒する危険性も増大する．古典的リハビリテーションもその運動制御を教えているから，クライアントもそのような学習方向に向かう．「多少はふらついてもいいから，少し歩き続けましょう」そんなアドバイスも必要ではないかと思う．
歩行は，綿密な制御で動かすものではない．もっとずっとシンプルでラフだ．もちろん，意識的制御も可能であるが，我々の生活のほとんどが無意識下での運動である．皮質の指令を待たず，内からわきあがるリズムにのって，からだそのものにゆだねればいい．歩行は，まさに，脳とからだと地面が織りなすリズムであり，協奏曲なのである．

15 螺旋性の法則

山岸茂則

　水口慶高氏は我々の仲間であり，㈱インパクトトレーディングに所属してアメリカ足病医学バイオメカニクスに基づく足底板やインソールの普及につとめる傍ら，トップアスリートを含むさまざまな方々の動作指導を行っている．2008年に水口氏より身体における右と左の違いを悠然と語っている常足（なみあし）研究会の存在を教えていただいた．「左右を揃える」という従来の発想に漠然と違和感を覚えていた筆者は，常足会に所属される小田伸午先生の書物（⇒CHECK！①）を読む機会に恵まれた．その後，2009〜2011年にかけて小田伸午先生と同研究会の小山田良治先生を講師として長野に招聘させていただき，直接お話を伺うことができ大変刺激的だった．身体運動には「右ネジの法則」（⇒CHECK！②）というものがあって，それは「右に体幹を回旋するとネジがしまるように回転し，左に体幹を回旋するとネジがゆるむように回転する」ということであった．当時高校野球のサポートに携わっていた筆者としては，投手の左投げと右投げの体幹の使い方の違いを説明できる法則として魅力を感じた．そしてそれは1.2〜1.5kgという重さをもつ肝臓が右側を中心として存在していることに関係があるのではないかということであった．

> **CHECK!** ①小田伸午：身体運動における右と左，2001，京都大学学術出版会

> **CHECK!** ②小田伸午：身体運動の右ネジの法則，運動連鎖〜リンクする身体（嶋田智明，他編），pp245-249，2011，文光堂

> **なるほど**
> **肝臓の重みをキャンセル**
> 我々の調査では正常人（成人）の約8割で，骨盤に対して胸郭はやや左に変位する傾向がある．これは肝臓の重さをキャンセルして身体重心を支持基底面の中央に位置させるのに合理的な姿勢応答といえる（図1）．

　水口慶高氏もちょうどそのころ，足も構造的にも機能的にも左右特異性であることに気がついており，動作上の特徴と関連させてその気づきを我々に提供してくれていた．とりわけ印象的だったのは「右手で右殿部外側を軽くたたくのと同時に左足接地から歩行を開始すると，下肢の痛みが消失するケースが少なからずみられた」というもので，我々も実際にそのような指導により症状寛解する症例を数多く経験することとなった．
　また水口慶高氏は全内臓逆位症（つまり肝臓は左側を中心として存在する）の方と知り合

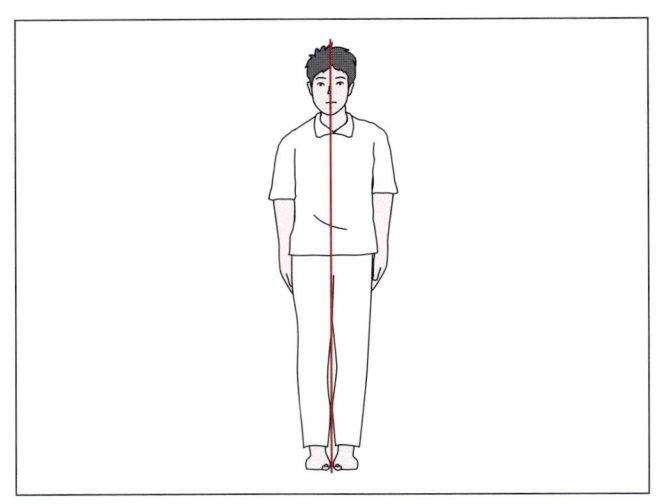

図1　正常人に多い立位姿勢

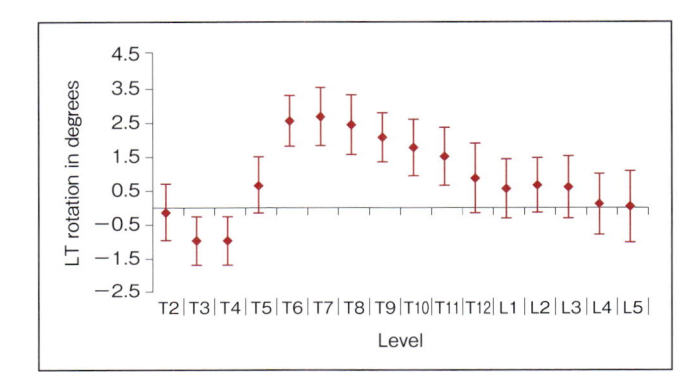

図2　椎体回旋位置の特異性～図では回旋を尾側からの観察で表記
（⇒ CHECK！④ p1469 より一部改変して引用）

いであり，この方は「右ネジの法則」が全く逆に表れた（つまり左ネジ化している）ことを教えてくれた．1名だけなので全くもって十分な根拠にはならないが，小田先生の仮説に味方する結果である．

> CHECK! ③水口慶高：足についての本当の知識，2013，実業の日本社
> 　　　足と運動生成に関する法則性や，靴・動作指導に至るまで記載がされている．

Reference　椎体回旋の特異性

人の胸部大動脈は第5胸椎レベルから胸腰椎移行部にかけて椎体のすぐ左側を下降し，腹部大動脈も正中よりも若干左側に位置する．動脈は静脈に比べると壁（特に中膜）は厚く，さらに大動脈は何層もの弾性板（弾性線維のシート）をその壁にもって心臓の拍動による加速度をもった動脈血の移動を受け止めている．
回旋位における椎体のアライメントを脊柱の変性がない正常人で調べた研究（⇒ CHECK！④）では，T3とT4が左回旋位なのに対してT5以降は右回旋位になるという（図2）．さらにこのアライメントは全内臓逆位症例では逆のパターンを示す（⇒ CHECK！⑤）．
運動器以外の構造が骨アライメントに影響を及ぼしているようである．統合的運動生成概念では，アライメントは感覚であり運動生成に影響を及ぼすとしている．

図3　右肩峰と左坐骨を結ぶ軸上での回転運動

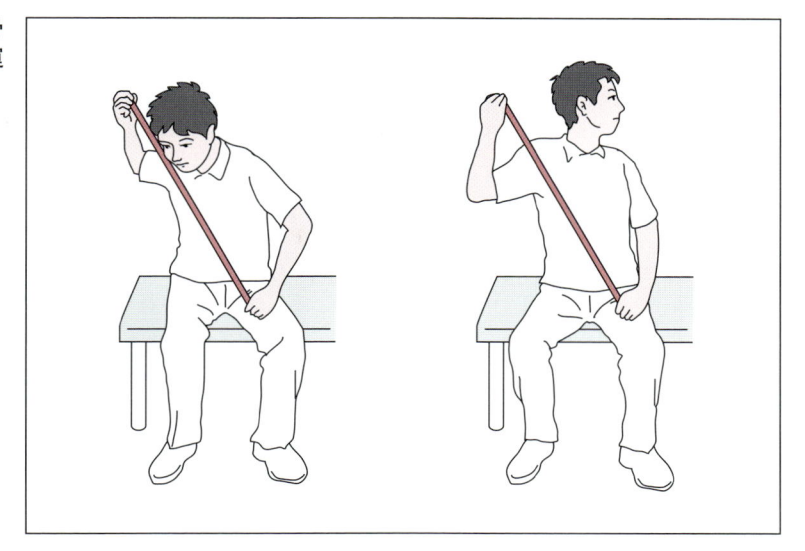

> [CHECK!] ④Kouwenhoven JW, Vincken KL, et al：Analysis of preexistent vertebral rotation in the normal spine, Spine, 31(13)：1467-1472, 2006
>
> [CHECK!] ⑤Kouwenhoven JW, Bartels LW, et al：The relation between organ anatomy and pre-existent vertebral rotation in the normal spine, Spine, 32(10)：1123-1128, 2007

　これらの左右特異性はリハビリテーションの世界にも取り入れるべきであると判断し，統合的運動生成概念に取り込む必要を強く感じた．しかし，主としてアスリートの競技力向上に関しての法則であり，動作障害の程度が重い方にもアプローチする機会が多い我々のセラピーに落とし込むためには，感覚入力のためのさらにシンプルな法則に修正する必要があった．そして，それは2012年3月セミナー会場に向かうべく松本空港でフライトを待っている間に発見された．舟波真一が「結局この軸上回転しているってことじゃないの？」といって筆者の体で右肩峰から左坐骨を結ぶ線をなぞった．この軸上での回転優位ということは右回旋には屈曲が，左回旋には伸展がそれぞれ組み合わさった動きになる(図3)．なぞられた筆者はコアの賦活を感じたため，この軸をなぞるような触刺激が並進バランステストにどのような影響を与えるのか確認していった．そして正常人では約9割で，低下していた側の並進バランステストの結果が向上することが確認された(図4)．この軸上で左回旋すると体幹は伸展し身体重心は若干の上方移動することから，本書の出版をもってこれを「螺旋性の法則」と名付け，右肩峰から左坐骨を結ぶ回転軸を螺旋軸とする．さらに種々の動作の観察では，立位での活動では右肩峰から左踵骨を結ぶ線上での回旋が優位なことから，立位での螺旋軸は右肩峰から左踵を結ぶ線とした(図5)．

　正常人の約2割の方では，左肩峰から右坐骨または右踵骨を結ぶ線を軸（逆螺旋軸）上での運動が優位であるが，不思議なことにそのような方も足部の硬度が高い部分を適切な感覚入力によって改善することで螺旋軸優位に変化する．

第15章

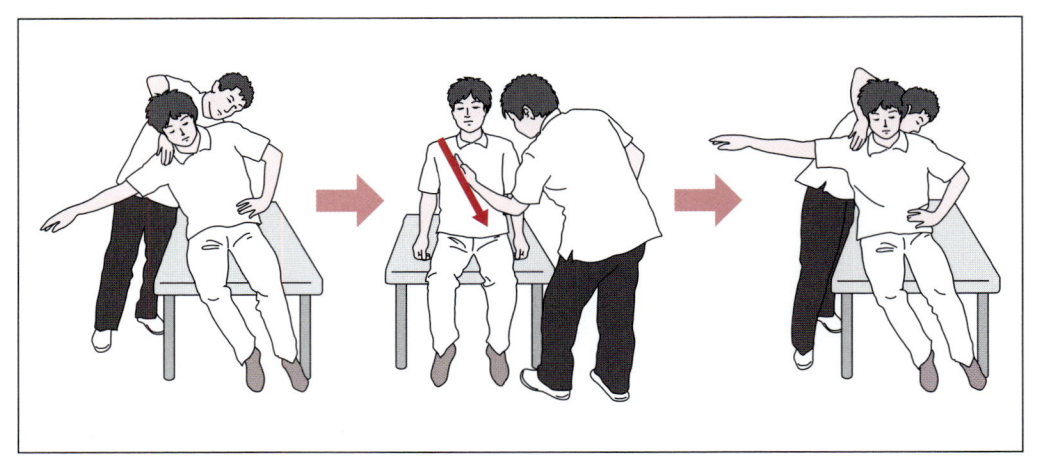

図4　並進バランス

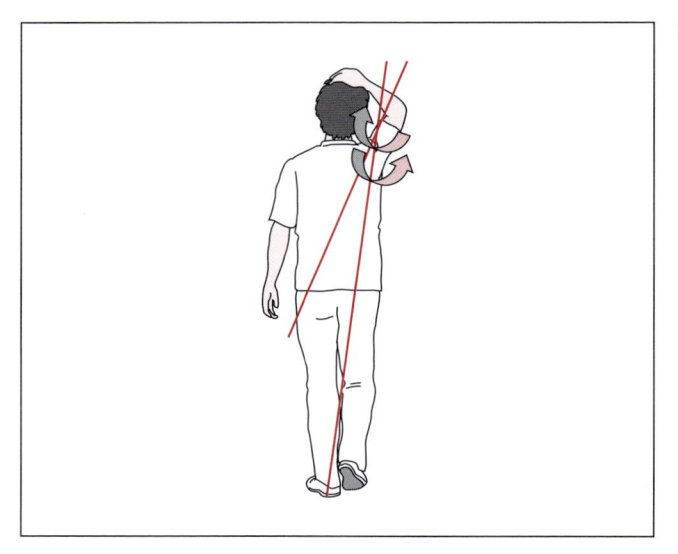

図5　螺旋軸

> **なるほど　あなたは螺旋軸？それとも逆螺旋軸？**
>
> 座位において螺旋軸優位か逆螺旋軸優位かを判断するのには，螺旋軸をなぞる触刺激によって並進バランステストの結果が向上するか確認することで判断している．逆螺旋軸優位の方は逆螺旋軸をなぞる触刺激でテスト結果が向上する．この場合螺旋軸上の触刺激ではテスト結果が低下を示すことが多い．
>
> 立位においては，肘を伸ばして籠をつくるように組んだ両手を身体に密着させた状態で，4種類の肢位において両手に対する真下への外力にどれだけ抗することができるかで判断できる．螺旋軸優位であれば，右回旋＋屈曲の組み合わせで起こる右前で籠をつくる姿勢と，左回旋＋伸展の組み合わせで起こる左後で籠をつくる姿勢でより抵抗に抗することができ，それ以外の逆螺旋軸優位の動きとなる位置では抵抗に抗することが困難である（図6）．
>
> 我々は，クライアントにおいては逆螺旋軸優位の割合が増えるが，そのような場合も固定部位の減少と腹内側系の活性化に伴い螺旋軸優位に変化してくるという印象をもっている．

図6 螺旋軸優位の場合の立位抵抗テスト
螺旋軸上での回転となる右前と左後で籠をつくった場合は，抵抗に抗することが比較的容易である（左上図，右上図）．
これに対して逆螺旋軸優位となる右後と左前で籠をつくった場合は，抵抗に抗することが困難になる（左下図，右下図）．

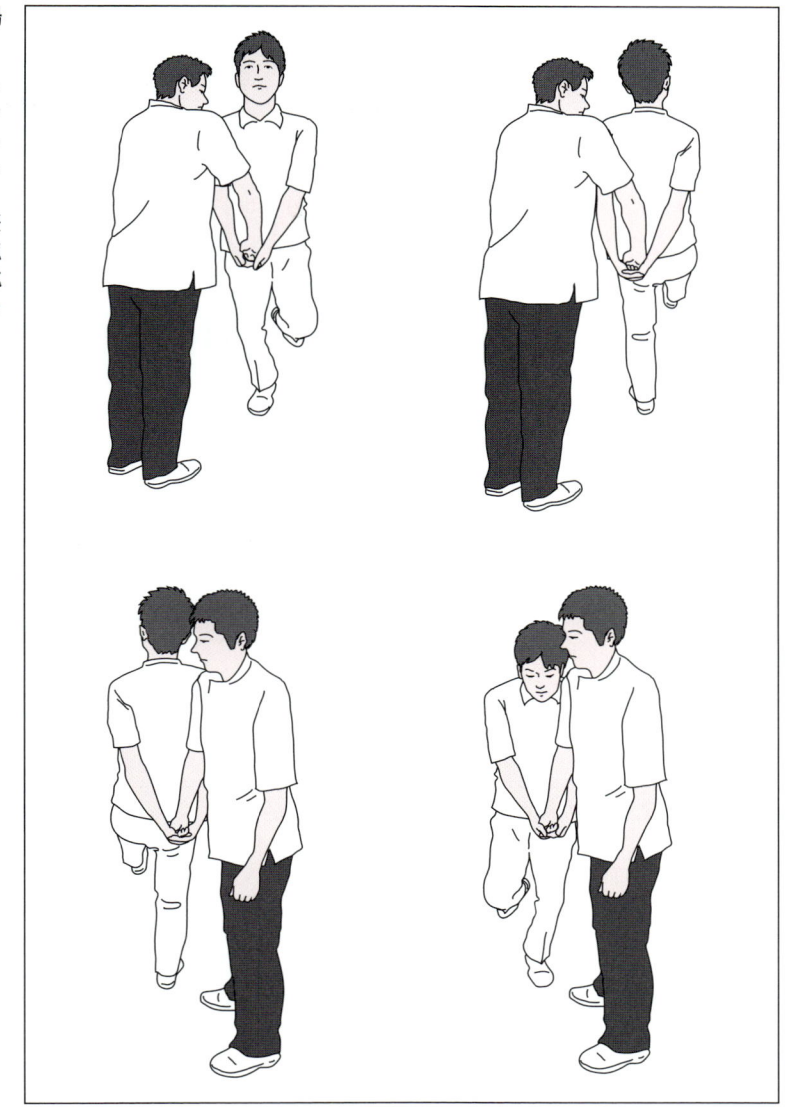

　実際のところ，なぜこのような現象が起こるのかは完全に解明できているわけではないが，脳の機能の左右差は既知の事実であるし，胸腔・腹腔ともに臓器は左右で構造が異なる．さらに発生の過程では，原腸陥入期の胚に形成されるノードに存在する繊毛が，胚からみて左回りに回転しており，これにより生じる左向きのノード流が脊椎動物における構造上の左右を決定している（⇒ CHECK！⑥）（図7）．実験的に逆向きの水流を形成すると内臓逆位症となるようである．このようなことから，よくよく考えてみれば運動にも潜在的な左右差が生じても何の不思議もない．

CHECK! ⑥ 野中茂紀：からだの左右決定機構，Clinical Neuroscience, 29 (6)：650-654, 2011

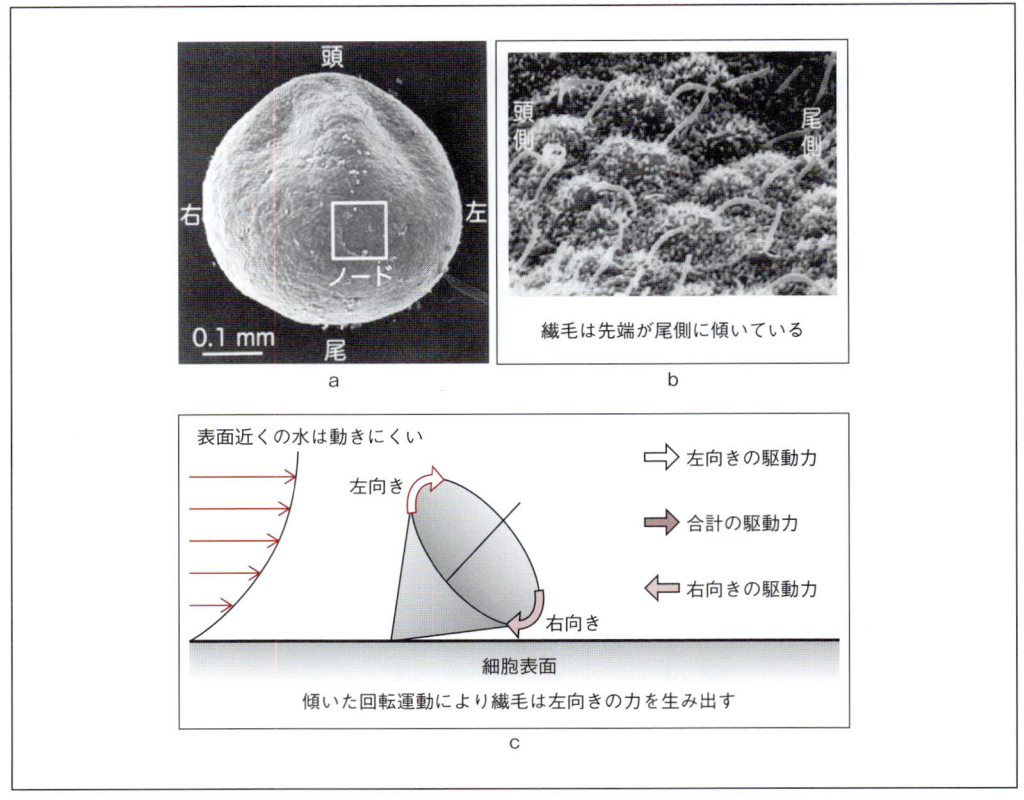

図7　からだの左右決定機構
7.5日の胚にみられるノード（a）にはすでに尾側に傾いた繊毛が存在する（b）．
細胞表面の水は粘性が高いためノードの回転は左向き優位となる．結果として左向きのノード流が発生する（c）．
「野中茂紀：からだの左右決定機構，Clinical Neuroscience, 29（6）：651, 2011」より引用

なるほど　右と左では随意運動の意味が違う？

少し困難な運動課題を手や足に課してみて，その後の並進バランステストの結果を確認してみていただきたい．例えば母趾は屈曲して第2趾は伸展するといったような運動にしばらく挑戦してもらったとき，左趾の課題においては左の並進バランステストの低下が起こらない．これに対して右趾の課題においては右の並進バランステストが低下することがほとんどである．

　このような身体運動における運動軸の傾きが法則的に存在するのであれば，体性感覚入力の仕方は当然それを考慮に入れたものである必要がある．動作全般においても左右特異性はよく確認され，例えば寝返りにおいても螺旋性の法則に従って左方向へのものと右方向へのものでは異なるパターンを呈するのが普通である（図8）．したがって動作誘導もこれを考慮に入れたものである必要があり，螺旋軸優位の人に逆螺旋軸優位の誘導をすると並進バランステストは低下をみてしまう．

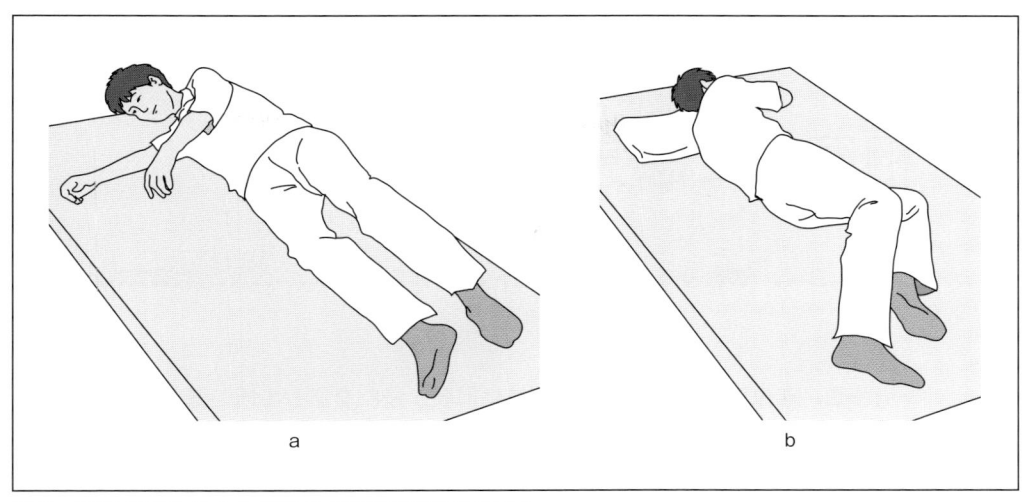

図 8 寝返り動作の左右特異性（螺旋軸優位の場合）
右への寝返りの場合は身体上部の運動が先行する場合，身体の屈曲が比較的大きい（a）．あまりみられないが身体下部の運動が先行する場合は身体の屈曲は少ない．
左への寝返りの場合は身体上部の運動が先行する場合，身体の屈曲が比較的小さい（b）が，身体下部の運動が先行する場合は身体の屈曲が強まる．

　我々はまだまだ誌面の関係で掲載することができない螺旋性の法則に基づく動きと感覚入力の関係性を蓄えているが，螺旋性の法則に基づき治療をしていると，つくづく左右は全く別物であると感じさせられる．読者の皆さんも是非臨床において探してみていただければ幸いである．

Column

相同性と感覚入力

山岸茂則

　両棲類，爬虫類，哺乳類の自由四肢は前肢，後肢を通して同じ基本的構造をもつ．すなわち相同関係があると考えられている．反力情報が感覚として取り込まれる機会が多いことや，顕著な感覚入力位置特異性を示すという観点から運動生成において重要と考えている部分の1つである足部・手部においてもこの相同関係は成立する．表1に手根骨と足根骨の相同性を示す．足根骨・手根骨の相同性については完全なる統一見解がないが，複数の文献に我々の臨床的法則を加えて，臨床に応用できるような相同性として記載した．例えば，左距腿関節の運動性低下がある場合，左の橈骨・月状骨（ときに舟状骨や三角骨）間の運動性低下を同時に認める場合が多い．また右の大菱形骨・小菱形骨間の運動性低下がある場合，右の内側楔状骨・中間楔状骨の運動性低下を同時に認める場合が多い．

　相同性を利用することで，ギプスやリスク管理から患部に直接的介入ができない状態でも，相同関係がある部位にアプローチすることで間接的に介入することが可能である．また運動感覚の入力による効果が十分に得られないときに，相同性のある部位の運動感覚入力を加算することで効果を大きくすることも可能である．

　そしてこの相同性を用いたアプローチによって得られた運動性の改善も，慣性モーメント減少・衝撃緩衝系の促通・腹内側系の活性化などを生み，パフォーマンスの向上に寄与するのはもちろんのことである．

表1　手根骨と足根骨の相同性

手	足
舟状骨	舟状骨
月状骨 （部分的に舟状骨，三角骨）	距骨
三角骨 （部分的に豆状骨？）	踵骨
豆状骨	—
大菱形骨	内側楔状骨
小菱形骨	中間楔状骨
有頭骨	外側楔状骨
有鈎骨	立方骨

> CHECK! ①Čihák R : Ontogenesis of the Skeleton and Intrinsic Muscles of the Human Hand and Foot, Ergebnisse der Anatomie und Entwicklungsgeschichte, Advances in Anatomy, Embryology and Cell Biology, vol.46/1, 1972, Springer, Berlin
> CHECK! ②森 於菟, 他：下肢骨, 分担解剖学1総説・骨学・靱帯学・筋学 第11版, p163, 1982, 金原出版

16 運動の成り立ちとは

1. BiNI Approach の基本理論（BiNI Theory） 舟波真一

　人の運動という，美しくも難解な生命の問いかけに対し，我々なりの答えを展開してきた．それが統合的運動生成概念である．地球上で一様に与えられている力学的法則に立脚し，身体運動学そのものを自己組織的に生成される運動として捉える．そして，バイオメカニクスの観点から観察・説明できる身体運動を，神経科学・発生学・非線形力学・運動器連結を含む構造・人の左右特異性・感覚入力位置特異性などの観点と関連性をもたせながら統合的に説明してきた．

　概念とは，物事の総括的・概括的な意味である．ある事柄に対して共通事項を包括し，抽象・普遍化して捉えた意味内容で，思考活動の基盤となる基本的な形態として認知過程の中で捉えられるものである．ゆえに，具現化するためには，それに照らし合わせた方法論が必要となる．それが，この統合的運動生成概念に基づいて創発された，関節や疾患にかかわらずシンプルでありながら的確な変化を引き起こす，BiNI Approach（Biomechanics and Neuroscience Integrative Approach：バイニーアプローチ）である．ここでは，その基本理論である，BiNI Theory（Biomechanics and Neuroscience Integrative Theory：バイニー理論）を解説する．

　BiNI Theory では，運動を凝り固まった既成概念ではなく，違った角度から捉えなおすため，複雑系アプローチを採用している．脳神経系・身体・環境は，さまざまな要素の構造や特性が非常に複雑であり，構成要素を積み上げて理解するだけでは困難である．複雑系として理解するためには，要素と結合を単に見ているだけでなく，システムを全体から見渡すことが必要になるため，非線形である．脳神経系，身体，環境がそれぞれ複雑なダイナミクスをもち，それらの間の相互作用から環境の変動に安定で柔軟な運動が，いわば自己組織的に生成されるという非線形力学における理論である．多賀厳太郎氏の Global Entrainment（グローバル・エントレインメント）（第14章参照）を BiNI Theory の根幹に据えた（図1）．

　環境の変化に対する著しい適応性と柔軟性は，Global Entrainment（グローバル・エントレインメント）の原理によって保証される．運動に関連した自発的な活動パターンを生成する能力をもった神経系が，環境と物理的相互作用しながら，動く身体と相互作用した結果として運動が生成される．脳・身体・環境の相互作用とは，それぞれがもつダイナミクスの引き込み現象であり，具体的にはニューロン同士の結合系である神経振動子がその中核をなす．

　一方向だけの制御理論ではなく，制御する側，される側を規定しない．また，内部モデルに基づくフィードフォワード制御理論が先行する考え方でもなく，それらは，フィードバッ

図1 Global Entrainment（グローバル・エントレインメント）

「多賀厳太郎：Ⅱ章 歩行における脳と環境の強結合，脳と身体の動的デザイン，p49，2002，金子書房」より引用

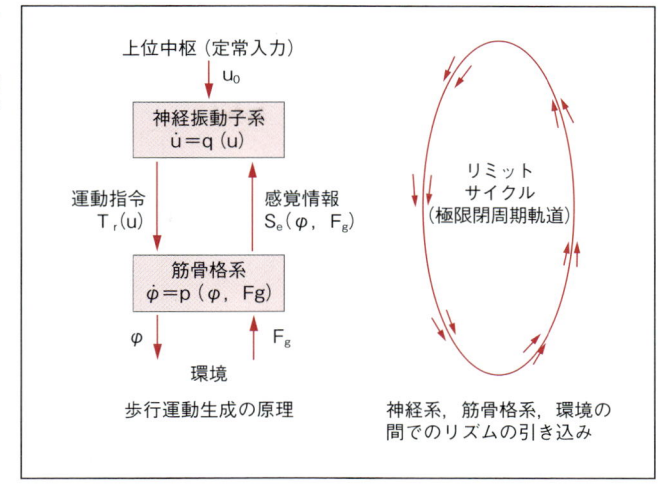

上位中枢（定常入力） u_0

神経振動子系 $\dot{u}=q(u)$

運動指令 $T_r(u)$　　感覚情報 $S_e(\varphi, F_g)$

筋骨格系 $\dot{\varphi}=p(\varphi, F_g)$

φ　　F_g

環境

歩行運動生成の原理

リミットサイクル（極限閉周期軌道）

神経系，筋骨格系，環境の間でのリズムの引き込み

ク・システムと双方向的に存在すると考える．双方向性，duplex system（デュープレックス・システム）である．このインタラクティブな関係性が神経振動子を介在にして成立している．内分泌系を含む上位中枢からの定常信号入力，APAなど先行する姿勢調節信号であるフィードフォワード系入力，CPAやアフォーダンスといったいわゆる感覚信号であるフィードバック系入力など，それぞれの電気信号，いわゆる周波数が，神経振動子によって引き込まれ，自己組織化していく．その引き込み現象は，微分方程式でも表され，あらゆる活動電位の周波数を1つの解にする．1つの解，つまり統合された活動電位となって最終的にα運動ニューロンに到達し，筋骨格系の出力となるのである．そこには意識や意志の存在がなくとも，運動は生成されるという真理が存在する．人は，意識するという上位中枢からの活動電位を生成することも可能であり，それも神経振動子によって引き込まれるため，運動を制御することもできる．しかし，そればかりではなく，生活のほとんどにおいて運動を意識する瞬間はなく，むしろ無意識的に，オートマティックに遂行される．初めての環境，初めて行った外国の道でも我々はスムーズに歩行することができる．この，環境の不確定要素にも対応して運動を生成できる人のシステムが自己組織化という運動生成理論であり，神経科学的な側面においてこの自己組織化を具体的に表すと，神経振動子による活動電位の引き込み現象といえるのである．

■Reference　活動電位（action potential, spike, impuls）

何らかの刺激に応じて細胞膜に生じる一過性の膜電位の変化である（第12章2項参照）．活動電位は，主としてナトリウムイオン，カリウムイオンが細胞内外の濃度差に従い，イオンチャネルを通じて受動的拡散を起こすことにより起きるものである．活動電位は動物の本質的な必要条件であり，素早く組織間・内で情報を伝えることができる．また，動物のみならず植物にも存在する．ニューラルネットワークはこの電気信号が織り成す回路である．大脳皮質だけでもおよそ200億のニューロンが存在するといわれている．そして，その1つのニューロンには1〜2万ほどのシナプスが存在する．その組み合わせたるや天文学的な数字となる．ある細胞がその閾値を超えて活動電位に到達することを「発火」ともいう．我々

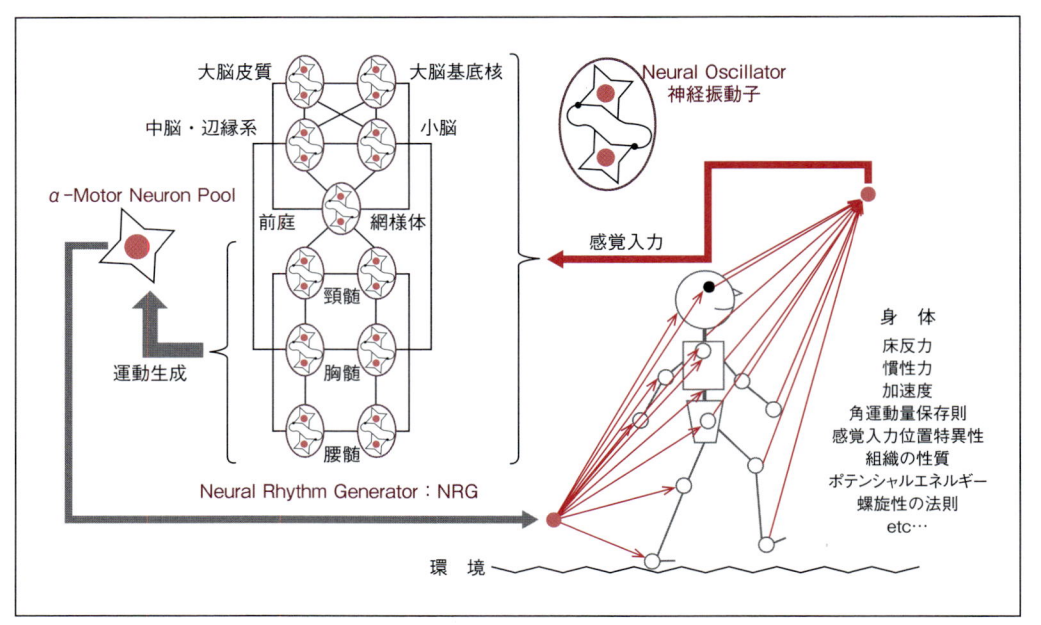

図2　BiNI Theory (Integrative Organization)
(バイニー・セオリー：バイニー理論)

> の意志やイメージなどはこの電気信号のやり取りである．それは常時，身体のさまざまな場所で起こっている現象であり，その中でも「意識する」などの精神活動は一部分である．生命の振舞いを意識で制御するなど，身体の中で起きていることの一部分でしかない．

　この自己組織化理論に，動く身体に関するバイオメカニクス的考察を加えることによって治療に汎化していく必要がある．我々は，身体構造の変化こそ感覚であり，中枢神経系の変化であると考えている．つまり，身体運動に関するバイオメカニクスこそ感覚であると結論づけた．この Global Entrainment（グローバル・エントレインメント）による自己組織化理論に，我々が述べてきた人における法則性を包含し，統合的運動生成概念に基づいて考察したものを，Integrative Organization（インテグレイティブ・オーガナイゼーション：統合的自己組織化）と名付け，BiNI Theory（バイニー・セオリー：バイニー理論）として提唱する（図2）．

　生きていることこそ運動であり，我々はそこに留まることをしない．COGとCOPは完全に一致することなく動的に運動は紡がれる．そのCOPを身体内部で生成しているのが筋収縮である．意識しようがしまいが，最終的にα運動ニューロンが発火して筋線維が収縮を起こさなければ運動は成立しない．α運動ニューロンの発火とは活動電位が起きることを示す．つまり電気信号である．この電気のやり取りをいかに考えるかが，運動生成の鍵を握る．制御という一方向でもα運動ニューロンの発火を促すことは可能である．しかし，我々の日常生活において運動を意識する瞬間などほとんどない．歩いている最中に「おい，おれの中殿筋，今日も調子いいね！」などとは意識されない．条件が整うことで意識せずとも全身の400個の筋肉は一時も休むことなく収縮形態を変化させている．それも瞬間瞬間の静止画を切り取

るような場面は一度もなく，生まれてからずっと動き続けている．運動が停滞することなどない．400個の筋肉は常に動き続け，固有の振動モードを有する．であるにもかかわらず，姿勢と姿勢の連続性が運動であると真しやかにいわれる．姿勢も運動であり，運動は運動として捉えなければならない．その場面を切り取って治療に落とし込んではいけない．400個の筋肉が常に動き続けるためには，常にα運動ニューロンへ電気信号を送り続けなければならない．それはもはや意志で制御することなど不可能である．常時，α運動ニューロンに電気信号を送り続けているシステムこそ，Neural Rhythm Generator（ニューラルリズムジェネレーター：NRG）といわれる神経振動子（Neural Oscillator）同士の結合系である．神経振動子は性質が同様の数個のニューロン同士の結合系であり，自己組織化システムの最小単位といえる．この神経振動子は中枢神経系の至るところに存在すると考えられる．皮質はもちろんのこと，基底核や中脳などの皮質下，小脳，脳幹，脊髄レベルに存在している．この神経振動子同士が並列に組織し結合することによってNRGを形成し，感覚受容器によって電気信号に変換された環境や身体の情報を周波数として引き込み，干渉・同期し共鳴することで1つの解として全身のα運動ニューロンに伝達するのである．特に，脊髄において神経振動子同士を結ぶニューロンが脊髄固有ニューロンであると考えている．歩行による下肢と上肢の運動を組織化している背景には脊髄固有ニューロンが働いている．

　この統合的自己組織化において脳と身体と環境は並列である．そして，それぞれがもつダイナミクスの共通項がリズムという波で表される周波数，振動モードということになる．生命はリズムに満ち溢れている．リズムは反復であり，リズムは形をつくる．我々の目の前にあるパソコンも茶碗もペットボトルも，形あるものすべてリズムをもっている．環境もリズムである．日差し，雨，風，雪，道路，海すべてリズムをもつ．脳もリズムであり，脳波などでも表される．人間はサーカディアン・リズムという24時間リズムの中で生きているし，時計遺伝子も発見されている．身体だって当然リズムである．おのおのの固有筋にも振動モードが存在し，呼吸，鼓動もリズムを刻む．そして，身体運動に関するすべてのバイオメカニクスで表される力，床反力・慣性力・角運動量保存則・ポテンシャルエネルギーや衝撃緩衝システム，組織の性質や我々が法則性として蓄えている感覚入力位置特異性や螺旋性の法則など，身体構造から立ち上がる5感や第6感などを含めたすべての感覚は電気信号に変換され，NRGという神経振動子同士の結合系に引き込まれ統合されて400個の筋が振舞う運動として生成されるのである．我々がクライアントの運動を制御しようなどとはおこがましいにもほどがある．運動はクライアント自身が自己組織化して生成するのだ．我々臨床家はその自己組織化を促す感覚を提供する専門家として存在する．神が与えたこの生命のシステムこそ，運動の真理といえるのではなかろうか．

なるほど
鉄腕アトムがついに？！

日本が誇る2足歩行ロボット，HONDAのASIMOは動歩行を実現しているが，完全なるコンピューター制御のため，環境の不確定要素には対応できない．それに対し，自己組織化理論を背景に構築されたロボットも開発されている．アメリカ，ボストンダイナミクス社の4足歩行ロボット，BigDogである．2013年にはその進化形，WildCatも完成した．同じく，2足歩行ロボットも開発されており，PETMAN，その進化形，ATLASである．これらのロボットは不意に押されても倒れず，体勢を立て直す．環境の不確定要素に対応するのである．引き込み現象は微分

方程式で表すことができるため，さまざまな情報を引き込み統合して解を導くプログラムは可能であり，まさに自己組織化理論を採用したロボットといえる．動画検索サイトなどで簡単に閲覧できる．気味が悪いほどに生命を感じるロボット達．しかし，「人における法則性」まではプログラムされておらず，結合組織を纏い，衝撃緩衝系を備えるには至っていない．アメリカ，もしくは日本が，我々の統合的運動生成概念を採用しない限り，生命を超越するにはまだ時間はかかりそうだ．

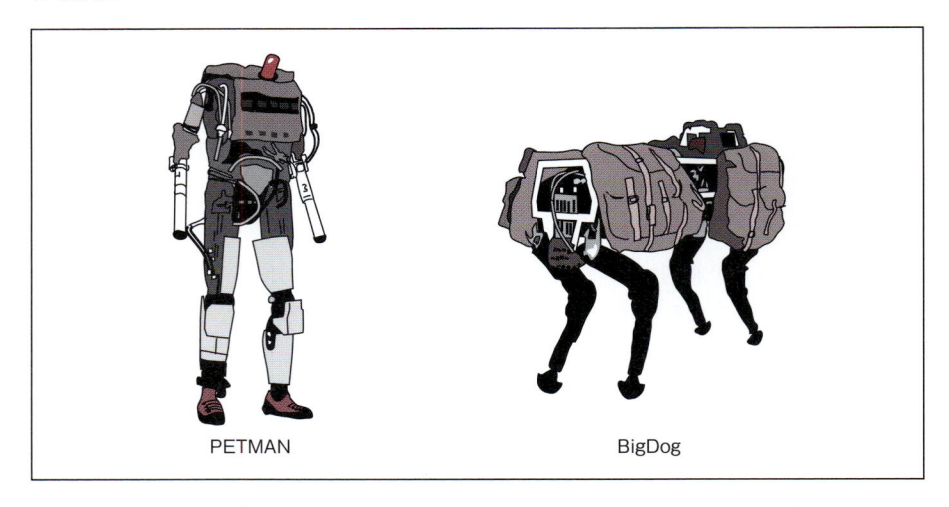

PETMAN　　　　　　　　　BigDog

2. BiNI Approach の原理と基本手順　　　　　　　　　　　　　　　山岸茂則

1）固定部位と過剰運動部位

　BiNI Approach は運動生成上の問題を有しているクライアントすべてに適応させることができるが，シンプルに動作における「固定部位」と「過剰運動部位」を捉えて治療に結びつけている．固定部位とは動作において動きが認められない部位であり，運動中も硬く軸のように感じ取れる．固定部位は大きく分けて，筋膜系組織の硬度が高いために生じている構造的なものと，筋が過剰な収縮状態にある筋出力的なものに分けることができる．これに対して過剰運動部位は必要以上に大きな運動が出現している部位であり，これも靱帯・関節包などの筋膜系の断裂・弛緩などによって生じる構造的なものと，筋活動が低下している筋出力的なものに分けることができる．

　もし固定部位があると，それを代償するように，別の部位に過剰運動部位が出現する．過剰運動部位では，比較的大きな動きによる機械的ストレスの繰り返しにより，関節不安定性を引き起こしかねないし，より多くのエネルギーを必要とし動作の持久性を損ねる．努力して動かすためにタイミングの遅れが生じて動作の協調性が低下するばかりか，動作そのものの遂行が困難になったり，安定性や速度性が損なわれることもある．一方，過剰運動部位が存在すると，それを代償するために別の分節には努力的な過剰収縮が余儀なくされ，この反応が筋出力的な固定部位として観察される．したがって，動作の固定部位が発見されると必ず別の分節に過剰運動部位も見つけられ，逆もまたしかりである．そして固定部位と過剰運動部位は互いに悪循環を形成しながら，関節障害や動作障害を増悪させるリスクをはらんでいる（図3）．

図3 過剰運動と固定部位の連鎖が生み出す障害
(⇒ CHECK！① p22 より引用)

```
┌─────────────────────────────────┐
│   ┌──────┐    ┌────────┐        │
│   │固定部位│ ⇄ │過剰運動部位│    │
│   └──────┘    └────────┘        │
└─────────────────┬───────────────┘
                  ↓
┌─────────────────────────────────┐
│・関節不安定性や低可動性による疼痛      │ 増悪
│・動作困難（動作の安定性・速度性・協調性・持久性低下）│
└─────────────────────────────────┘
```

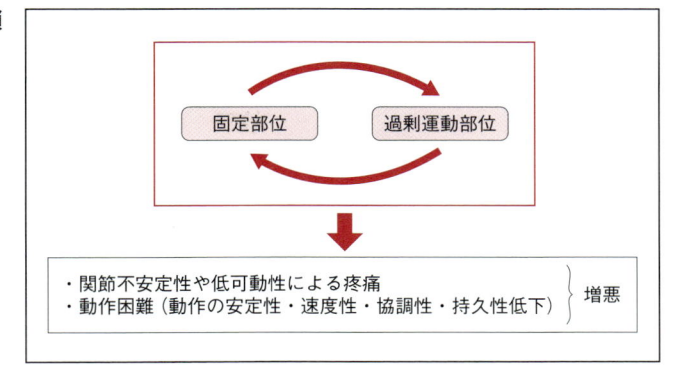

表1 固定部位の損益

1. アライメント異常が生じ，これが体性感覚入力を歪める
2. 回転半径を増大させるため慣性モーメントが高くなり，運動効率を低下させる
3. 弾性を低下せしめポテンシャルエネルギーをそぐ
4. 他部位に過剰運動性を引き起こすために他部位への機械的ストレスを発生させる
5. 結果的に腹内側系は減衰して，より静的な運動へと切り替えてしまう

CHECK! ①山岸茂則：共通する観かたとコツ，臨床実践 動きのとらえかた（山岸茂則 編），pp20-30，2012，文光堂
　　　　固定部位・過剰運動部位の説明と，その考え方に基づいた動作の見方が解説されている．

2) BiNI Approach の原則的手順

　BiNI はアプローチであるので具体的な方法に言及するもので，原則的な手順を定めている．具体的手順は以下のとおりである．
　1) 固定感覚でない感覚入力により「固定部位」の運動性を改善する．
　2) 直接的に腹内側系を活性化する感覚入力により「過剰運動部位」を改善する．
　3) 動作における統合を行う．

　統合的運動生成概念に照らし合わせると，固定部位の存在は表1のような問題を生み出す．固定部位に侵害刺激でない運動感覚を入力すると速やかに腹内側系の活性があがり，他部位に生じている過剰運動の減少をみる．さらに構造的な固定部位の硬度が減少するまで感覚入力を継続することで，我々の手を離れてもクライアントには運動感覚がたち上がり続けるため持越し効果が期待できる．また最初に随意的に筋活動を高めて過剰運動部位の改善を図ろうとするのはなかなか困難であり，治療の効率という側面から考えても固定部位の運動性改善を手順の最初においている．

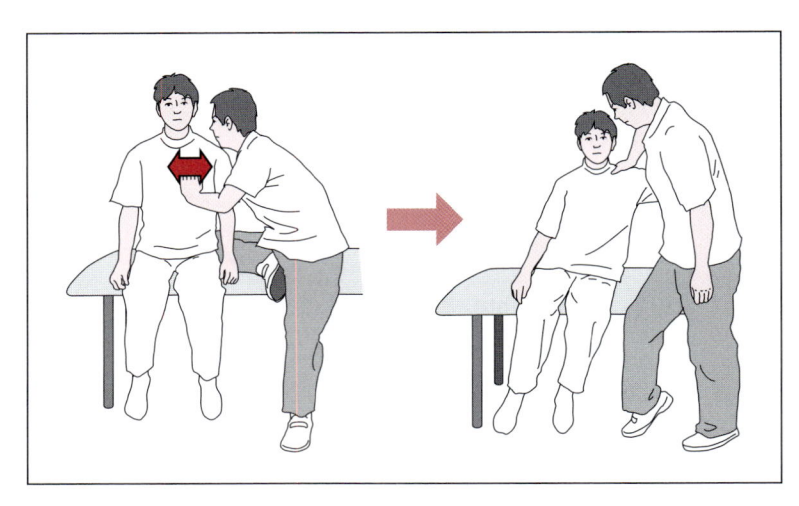

図4 固定部位に対して運動感覚入力をしたときの反応

「山岸茂則：関節障害編，臨床実践 動きのとらえかた（山岸茂則 編），p85，2012，文光堂」より引用

> **なるほど**
> ### 固定部位が出力系に及ぼす影響
>
> 事前に並進バランステストを左右ともに行う．次に胸郭内のもっとも硬度が高い部分（並進バランステスト減弱側にあることが多い）を前後から圧迫せずに挟んで，抵抗感がない範囲で左右に軽く運動感覚を数秒入力してみる．すると並進バランステストの結果は即座に好転しているはずである（図4）．固定部位に運動感覚を入力すると腹内側系は即座に活性するようである．反対に並進バランステストの結果がよい側の下腿を締め付けるような感覚を入れると，テストの結果は即座に悪化する．
> 全身いたるところの固定部位は腹内側系の減衰感覚になり，逆に固定部位に運動感覚が入力されると腹内側系は活性すると我々は考えている．腹内側系が活性するような運動感覚入力を継続すると固定部位の硬度は減弱をみるため，セラピストの治療終了後もそこからは運動感覚が立ち上がり続けるため治療の持越し効果を高める．

　固定部位に対する治療において代表的な手技としては，エンドフィールに達しない範囲での穏やかな運動感覚入力や，主として関節に利用する関節液対流感覚入力（compreduction technique：図5）などがある．

　固定部位の運動性改善だけでも過剰運動部位は改善するが，不十分な場合もある．このような場合は腹内側系を直接的に活性化して過剰運動部位を直接的に治療していく．これには腹内側系を直接的に賦活するポイント（access point）への触圧覚入力，access pointから身体の内圧を高めるような操作を行い身体の反作用力の向上を促すpressure technique（図6），COGを大きく移動させることなくCOPを交互性に立ち上げるCOP oscillation（図7）などがある．

　特に神経学的障害を伴う疾患では最終的に動作の中で統合する必要があることが多いが，この場合はCOPを運動方向とは反対方向に形成したり，加速度を提供して視覚・体性感覚・迷路などから慣性力の感覚が入力されるようにしながら動作誘導で学習を促す．

　螺旋軸を形成するような感覚入力や螺旋軸上での運動は，固定部位・過剰運動部位の両方の治療に有効であるうえ，動作誘導においても螺旋軸上の運動を優位にすることで円滑な運動生成に導きやすいため，どのような治療場面においても考慮にいれる．

図 5　compreduction technique

compression と reduction を合成した造語である．関節運動により関節内圧の変化が起こりこれも感覚として取り込まれている．関節に対して穏やかな軸圧と，軸圧の解放を繰り返すことにより，たとえ治療上運動が制限されている関節であっても運動感覚を入力することができる．またそのような感覚は関節周辺の組織の硬度を減少させうる．

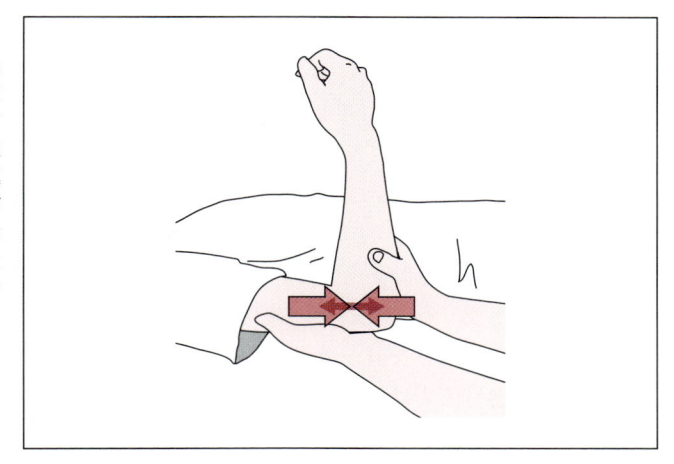

図 6　pressure technique

access point に圧情報を与えながら作用反作用により腹部内圧を高めてコアを活性化する．
図では端座位におけるテクニックを紹介している．坐骨結節からしっかりとした床反力が立ち上がる状態で，第1肋骨から第3腰椎に対して徐々に圧をかけていく．徐々に胸郭の柔軟性が引き出され腹圧が高まってくるのが感じられる．脊椎圧迫骨折や腰椎椎間板ヘルニアなどは禁忌である．側臥位でも左右片側ずつ可能である．

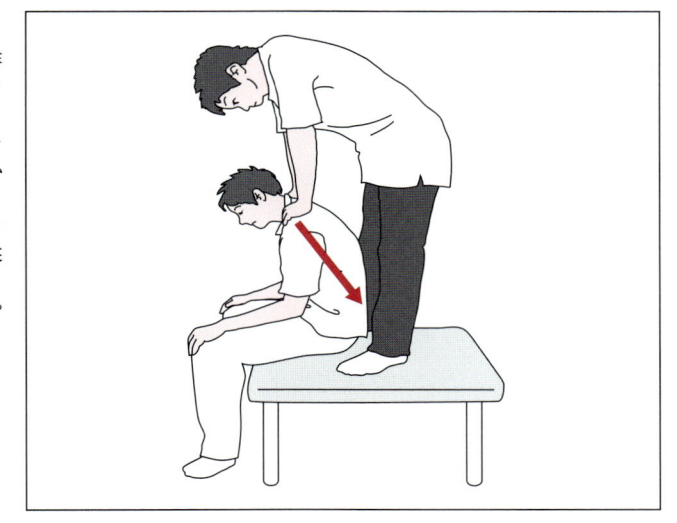

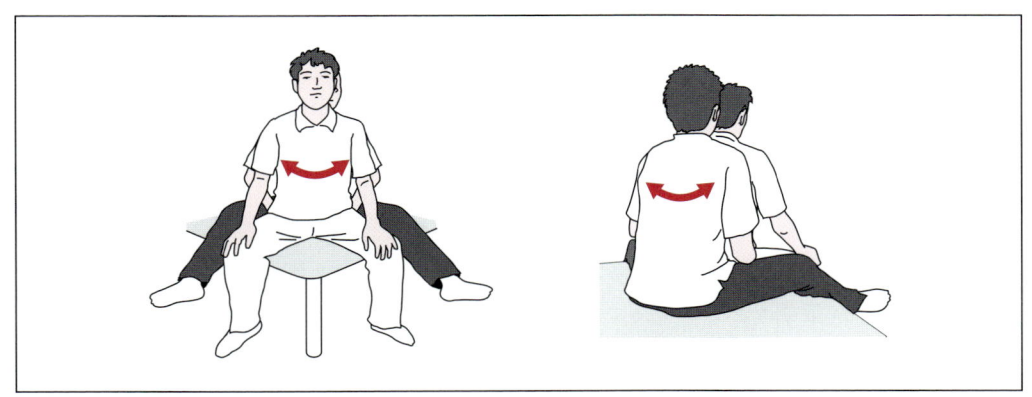

図 7　COP oscillation

十分な安定性限界を有し加速度を生成しながら，COG よりも COP が大きく振動することで動的安定が実現される．
図では端座位における左右交互のテクニックを示しているが，クライアントに密着しセラピストの動きを伝えるようにして床反力分布の濃度が左右交互に高くなるように振動させる．クライアント固有の振動パターンを探りながら同期するように行う．
これにより安定性限界の拡大がなされる他，脳の半球間抑制の解除にも有効である．
背臥位や立位におけるテクニックも存在する他，前後方向への oscillation や pressure technique と oscillation の併用などもある．

3）BiNI Approach の原理（原則）

　ここでは BiNI Approach の原理，つまり本アプローチにおいて多くの場合に共通して適用される基本的な決まりについて概説する．この原理は，疾患に関係なく運動生成に問題が生じているすべてのクライアントに適応するものである．

　①治療は感覚入力を用いて，より協調的な運動発現を促し，さらに良好な運動感覚を中枢神経（脊髄レベルも含む）に入力することに主眼をおく．

　そもそも運動が上手く行えていない我々のクライアントに対して意識的に運動を求めても，その上手く行えていない運動が表出されるだけであり効率が悪い．したがって我々は感覚を操る専門家となり，感覚入力により目的とする運動発現を促す．

　②感覚入力は，神経振動子群（NRG）を介して運動生成に変化をもたらす．

　意識に上るかどうかは別として，感覚入力は NRG としての側面をもつ中枢神経系に必ず取り込まれる．その感覚に応じて NRG の振舞いに変化がもたらされ，自己組織的な運動生成が変化する．

　③アライメントや組織の性質の変化も感覚情報を変化させるため重要である．硬度が高い結合組織の性質が改善すると治療効果の持続性を高める．

　アライメントの変化は固有受容感覚を変化させるし，組織の硬度の高低は運動感覚情報の差異になる．いずれも感覚入力の変化となる．組織の硬度が減少すると治療終了後もその部分から運動感覚が入力されるため治療効果の持続性はより高くなる．

　④感覚入力を時間的空間的に変化させることで，運動出力系に加重を加える．さらにおそらくは液性機構を介して組織の性質を変化させることができる．

　感覚入力に加重は生じないが，感覚刺激に空間的広がりをもたせたり刺激時間を長くすることで，結果として腹内側系に加重が加わる．良好な感覚入力を長めに入力すると組織の硬度が減少して弾性が回復することを経験するが，我々はこのメカニズムをホルモンの作用に求めている．

　⑤1 箇所の感覚入力により，他部位の組織の弾性や柔軟性が向上することも多い．この他部位の変化も良好な運動感覚入力になりうる．

　ある部位の硬度を減少させたことにより，別の硬度が高かった部位の柔軟性や弾性が引き出されることもよく経験する．身体のどこであっても固定部位の運動性が改善するということは良好な反応に結びつく．

　⑥侵害刺激でない良好な感覚入力は腹内側系の活動を高めることにより，合理的かつ協調性のとれた運動生成が実現され，パフォーマンスを向上させる．

　侵害刺激やエンドフィールに達するような運動感覚は，腹内側系の減衰をみるうえ，一時的に運動性は出現してもすぐに復元する．しかしそうでない良好な運動感覚は腹内側系が活性し APA セッティングがなされるためパフォーマンスの向上をみる．

　⑦協調的な運動生成を実現するために人が生成可能な外力（床反力・慣性力）を治療のための感覚入力として参照する．

　協調的な運動が発現しているときの床反力と慣性力の加わり方はバイオメカニクスにおいて理解されている．床反力は体性感覚として入力されるし，慣性力は視覚・迷路・体性感覚すべてから入力されうる．慣性力の入力とは加速度の入力に他ならない．

　⑧暗黙知を重要視し，強力な随意運動や意識せざるを得ない「気づき」を提供することに

主眼を置かない．

強い意識や随意運動を伴うと協調的な運動はそがれていく．気づきには意識にのぼらない暗黙的なレベルのものも存在し，それをもっとも重要視する．

⑨良好な感覚入力を積み重ね，持続的に効果が発揮できるようデイリーコントロールしていくことで，運動学習に導く．これにはそのための環境も重要視する．

良好な感覚入力が継続されるほど運動学習は促進される．治療時間以外にどのようにして良好な感覚入力がより継続されるかの視点を我々はデイリーコントロールと呼んでいる．非常に簡単で快適だが効果を実感できるものを日常生活における感覚入力として指導したり，靴などの環境を操作することなどが考えられる．

⑩人は左右特異的であり，それを応用した誘導および感覚入力を利用する．

螺旋性の法則に基づいた感覚入力を行う．

⑪感覚入力や誘導は，人の構造に見合ったものである必要があると同時に，構造からヒントを得ることができる．

例えば端座位において，アクセスポイントである坐骨結節に床反力を入力しようと考えたら，大腿と骨盤の骨連鎖から股関節内転位より股関節外転位が好ましい．これは股関節の機能解剖からヒントを得たものである．

⑫人体にみられる法則性を探求し治療に応用する．

人体に関して不明な点があまりにも多いために法則性を探求・蓄積して治療に応用する姿勢が我々にはある．したがって，年々発見する法則性は増えているし，それに伴い治療の幅は広がりをみせている．ごく一部を紹介すると，「腹内側系の活性化は四肢の筋活動や可動域を向上させるが，背外側系の過剰な活動はこれを減弱させる」「2関節筋優位の活動，凝視，不安定場面，強い外固定などでは腹内側系が減弱する」などがある．

3. アプローチの実際

A. 骨関節疾患編　　　　　　　　　　　　　　　　　　　　　　　　　　　　　　山岸茂則

臨床において比較的よく遭遇する，歩行時痛を呈する内側型変形性膝関節症の症例をとおしてBiNI Approachの実際を紹介したい．

1）症例紹介

症例：80歳，女性
診断名：両側変形性膝関節症（図8）．
主訴：歩行時左膝痛．
疼痛パターン：歩行開始より左膝痛出現し歩行継続により徐々に増悪．疼痛部位は膝蓋骨周囲および膝内側に散在．ときに強い疼痛とともに膝折れを呈する．
歩行観察：左立脚期においてHead・Arm・Trunkを立脚側の上に乗せこむ，いわゆるHAT戦略が用いられており，膝関節では立脚初期に軽度のlateral thrustが観察され，このとき左股関節内旋運動は不十分であった．また左立脚期においてのみ両肩甲骨の努力的挙上が認められた．両上肢は常に軽度外転位で体幹の分節的運動は欠如していた（図9）．

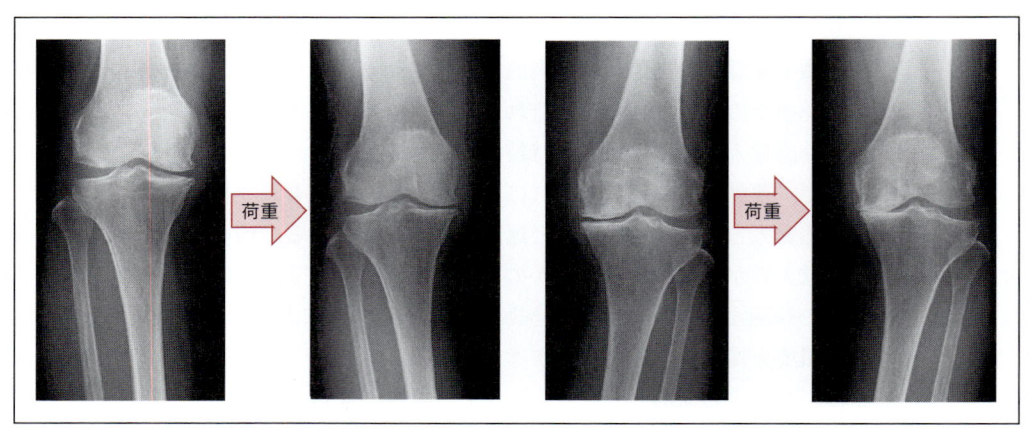

図 8 症例の X 線画像
左側では荷重時の内側裂隙狭小化と脛骨高原の外側移動が観察される.

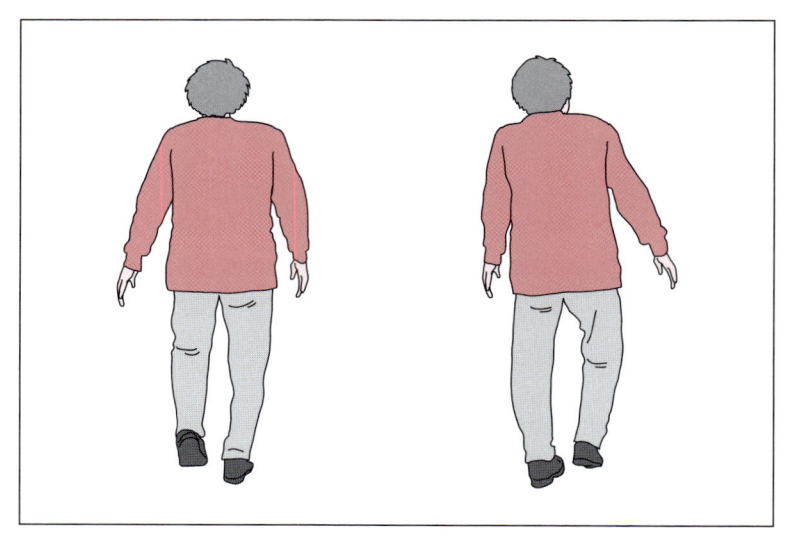

図 9 歩行観察

2) アプローチの実際

1 回 40 分, 週 1 回, 計 8 回で症状消失に至ったが, そのアプローチの要素を連続的に提示する.

> **Reference** 跛行と腹内側系
>
> 多くの疾患でデュシャンヌ現象・HAT 戦略・メディアルコラプス・knee-in など何らかの跛行が観察される. このような跛行はいずれも COG と COP が一致に近づき, フォアフットロッカーが不十分であり, 立脚期に並進運動の停滞が生まれる. またこのような場合, 肩甲帯や反対側は過剰な筋活動を認めることが多い.
> 我々は BiNI Approach の原理と手順に従って, 自己組織的な合理的運動発現を促す. 腹内側系活性化とともに, COG と COP の過剰な接近は回避され跛行の改善をみる.

図10 衝撃緩衝系を用いた評価

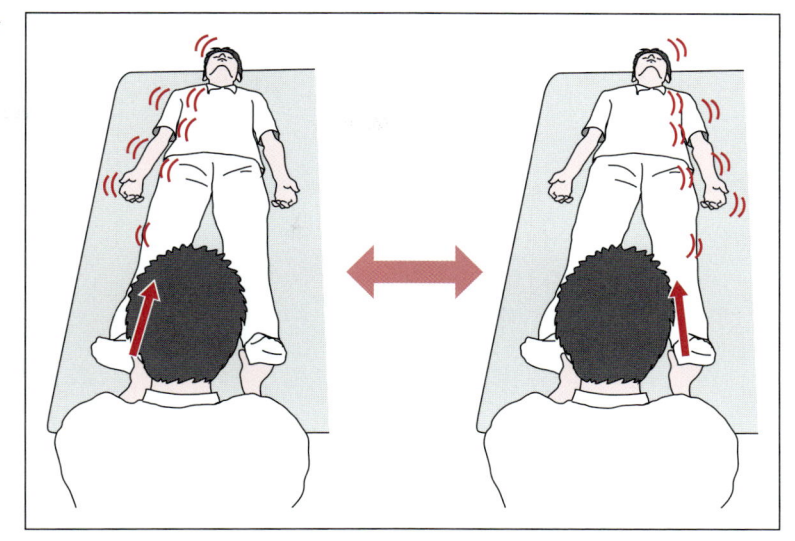

a．衝撃緩衝系を用いた評価と並進バランステスト

　歩行においはCOPが両足底を交互に移動する．COPから立ち上がる床反力ベクトルの鉛直成分は，最大で体重の1.2倍程度に達する．背臥位においてセラピストが足底からの床反力を左右交互に，かつリズミカルに立ち上げることで，身体の衝撃緩衝系の反応を観察することができる．衝撃緩衝に優れた身体は組織に弾性を有し，腹内側系の活性によりコアスタビリティが確保されている．またこのような場合，床反力を立ち上げた下肢関節は軽く圧縮される．また頭部・体幹・上肢はリズミカルな交互性の床反力立ち上げをリラックスして受け入れ，分節的に撓みながらあたかも身体に波が発生したように振動する（図10）．

　もし，身体のどこかに硬度が高い部分が存在すると，床反力をつくりだしているセラピストの手にその部分の硬度の高さが，組織からの反力の強さとして伝わってくる．また通常このような場合にはコアの低活動も感じ取ることができる．

　本症例においては，右胸郭上部・左胸郭中間部・頸部・左膝に硬度の高さを感じとることができたため詳細な評価を行うこととした．と同時に，左のコアは低活動であり，あたかも空気が抜けたゴムボールのような感触であった（図11）．

　並進バランステストは左への移動が不十分で誘導に対して抵抗を感じた（図12）ため外乱刺激は加えずに終了した．

なるほど　評価・治療に一体的に利用できる COP oscillation

　背臥位で足底から交互にリズミカルな床反力を立ち上げる衝撃緩衝系を用いた評価は，背臥位におけるCOP oscillationという腹内側系を直接活性化する手技でもある．継続することで徐々にコアの活性化を感じ取ることができるが，運動性の治療を行ってからの方がその効果は高い．

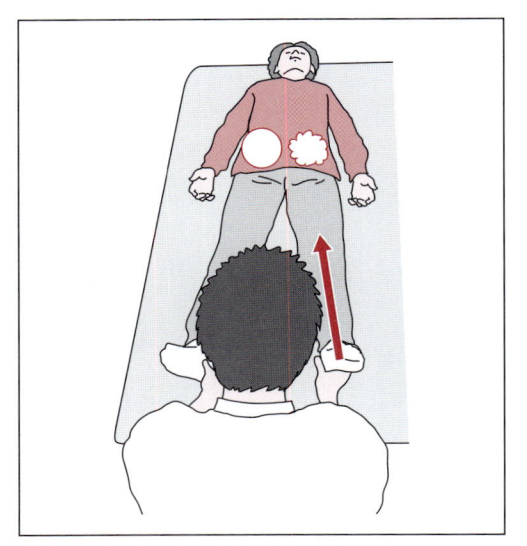

図11　左側コアスタビリティの減衰 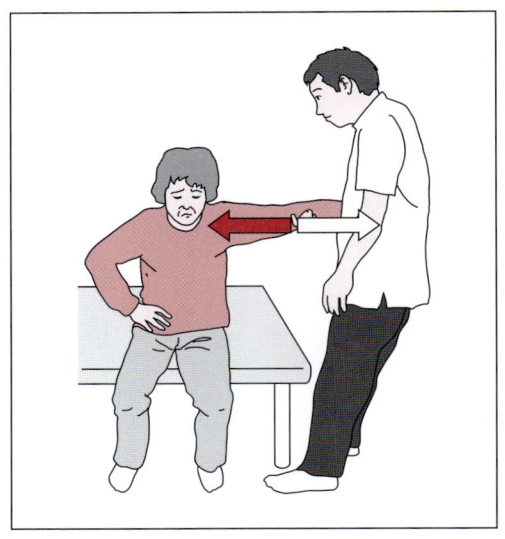　　　図12　左側への平衡反応の障害

b．下肢感覚・MMT・神経伸張テスト

　歩行において左股関節内旋運動が不十分であったため，股関節の屈伸0°位での内旋可動域を確認したところ制限は認めなかった．念のため坐骨神経の伸張テスト（図13）と大腿神経伸張テストを行ったところ，左の坐骨神経伸張テストが陽性であった．また左L4〜Sにかけての感覚低下と左L4，L5に筋力低下を認めた．大腿神経の伸張テストは陰性であった．

c．頸部の詳細な評価と治療

　後頭骨はC1に対して左回旋変位していた．またC3はC4に対して右回旋変位し椎間関節への押圧で硬度の高さを確認できた．硬度が高いC3・4間に対してcompreduction techniqueを十分に行いアライメントの改善と硬度の減少を確認した．これにより後頭骨とC1の回旋変位は消失していた．

　これにより左の坐骨神経の伸張テストは陰性となり，左L4〜Sにかけての表在感覚の左右差は消失した．左L4領域は若干の筋力低下を認めるもののL5領域の筋力は左右差が消失した．

Reference　頸椎アライメントと下肢症状

2003年秋，宗形美代子先生が飯山赤十字病院にお越し下さり，ショートセミナーをしてくださった．そのとき，頸椎アライメント矯正により下肢症状の大きな改善をみた不全脊髄損傷症例を紹介してくださった．確かに下肢にいく神経は必ず頸椎を通っていくのでこのようなことがあっても全く不思議ではない．そして頸椎の調整で下肢症状に何らかの改善をみる症例は思いのほか多い．

CHECK!　②宗形美代子：アライメント不良による身体問題のドミノ的悪化，宗形テクニック痛みに効くセルフコントロール術，pp17-19，2005，三輪書店

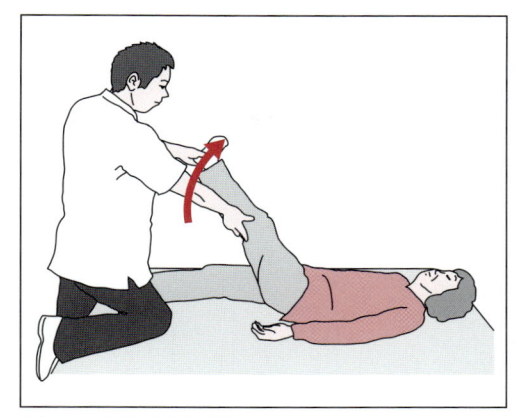

図13 坐骨神経伸張テスト
ハムストリングスの緊張と選り分けるために股関節内転・内旋を加える．大腿神経も股関節伸展位・膝屈曲位から内旋を加えることで大腿直筋の緊張と選り分けられる印象がある．いずれの神経も顎を胸につけるようにすると症状が強調されるのが特徴だが，慣れると神経の緊張は独特のend feelとして触知することができる．

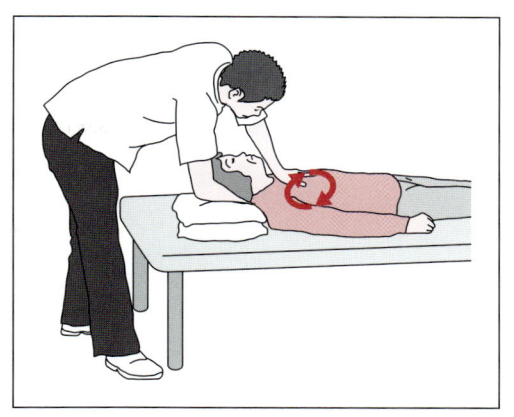

図14 胸郭に対する運動感覚入力
圧迫を加えないように注意しながら，end feelに到達しない範囲で円を描くように運動感覚を入力する．硬度が減少するに従って徐々に大きな円を描くようになる．

d．胸郭・脊柱の詳細な評価と治療

　左L4領域の筋力低下が残存しているため，腰椎を確認するとL4の硬度の高さとL5に対する左回旋変位を認めたため同部に運動感覚入力を行い調整した．末梢神経の伝導障害や神経炎症によって，その支配領域の筋活動に問題が生じるため運動生成上問題となる．治療方法はいろいろなものが考えられ，1例が第12章3項に示されているため割愛するが，良好な運動感覚入力はどのようなものでも結合組織の硬度の減少に寄与すると思われる．

　胸郭の硬化部に関しては，強い圧刺激が加わらないように配慮しながらend feelに達しない範囲での運動感覚入力（図14）を行って改善を図った．

e．足部の詳細な評価と治療

　立位における活動において足部は，床反力の取り込み口として大変重要であり，原則的に必ず評価を行うようにしている．その結果，左前足部外反可動域が低下しており（図15），第1列底屈可動域の制限も認めた．また左では第3・4リスフラン関節・楔間関節に運動性の低下を確認でき，左距骨は下腿骨に対して外転変位していた（図16）．足部内において運動性低下を認めた関節に対してcompreduction techniqueを施し運動性を回復させたところ距骨外転変位は改善していた．

f．膝関節の詳細な評価と治療

　関節の腫脹は認めなかったが，軽度の膝伸展制限を認めた．膝蓋上包・膝蓋下脂肪体・広筋内転筋板に硬度の高さと滑りの減少を認めた．また膝関節付近の腸脛靱帯も硬度が高く上脛腓関節の運動性低下もみられ，脛骨高原の外方変位も触知された．硬度が高い組織は軽く圧迫しながら微細な運動感覚を入力し，上脛腓関節にはcompreduction techniqueを施した．膝関節にもcompreduction techniqueを施し（図17），最後に膝蓋半月靱帯を使って半月板のアライメントを整えながら膝蓋骨の運動性を引き出した（図18）．これらにより脛骨高原の外方変位も消失した．

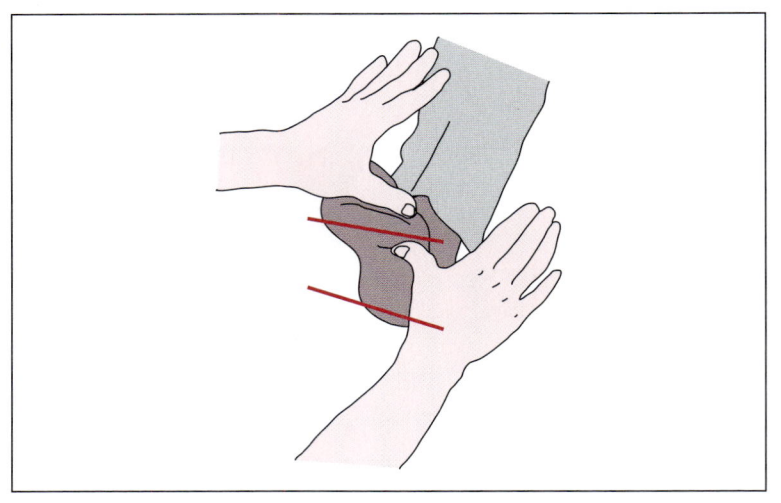

図15　前足部外反
距骨下関節の構造的ニュートラルにおいて，前足部最大外反をとる．後足部底面に対して前足部底面は数度の外反角度を有している必要がある．外反角度が不十分であったり，大きすぎると距骨下関節過剰回内の骨連鎖に誘導されやすい．

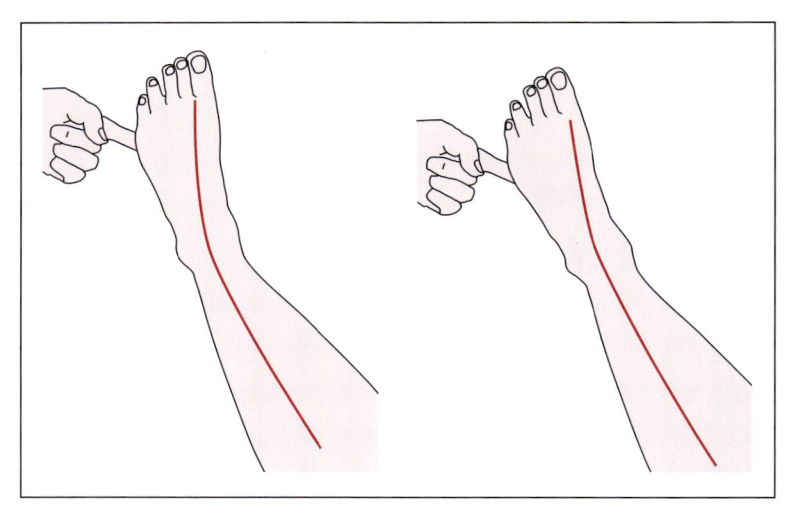

図16　距骨の外転変位
厳密な指標ではないが，下腿の彎曲をたどっていくと，通常第2中足骨頭付近に到達する（左図）．しかし下腿骨に対して距骨外転変位を認める場合は，第1中足骨頭またはそれより内側に到達する（右図）．

> なるほど
> **膝は中間管理職**
> 膝関節は矢状面上の運動が主たる運動であるのに対して，股関節および足部の関節は大腿骨や脛骨を3平面すべての方向に誘導させうるので，間に挟まれた膝関節はたまったものではない．また上部からの重力という力と足底からの床反力という力に挟み撃ちにあう可能性がある．せめてCOGとCOPはできるだけ一致に近づかないようにして挟み撃ちにあう程度を減じたいものである．

g．眼球

　眼球運動を評価すると左上への運動に反応の遅さと運動制限を認めた（図19）．左眼球への押圧では右眼球に比べると硬度の高さを認めたため，まぶた越しに左眼球の穏やかな運動感覚入力を硬度が改善するまで行った．その後の眼球運動では反応の遅さや運動制限は認めなかった．

運動の成り立ちとは

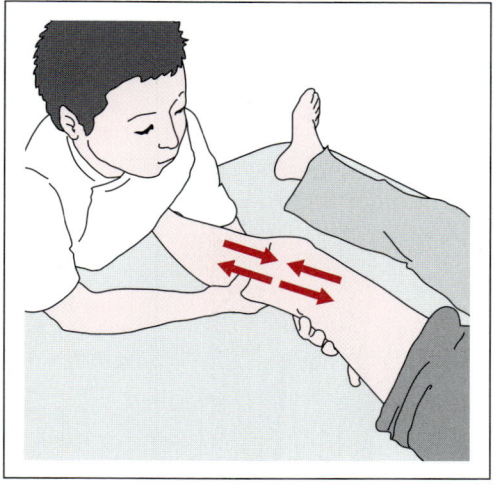

図17 膝関節に対するcompreduction technique
正常な関節運動時に生じている関節内圧変化を入力する手技である．関節にゆっくりと圧迫（compression）を行い，抵抗にあったら速やかに解除（reduction）する．運動性改善の手技もaccess pointへの触圧刺激を行いながらのほうがより効果的である（腓骨頭はaccess pointの1つである）．手技に対する反応が悪いときは，何回か急速なreductionを入力すると良い反応が得られることが多い．

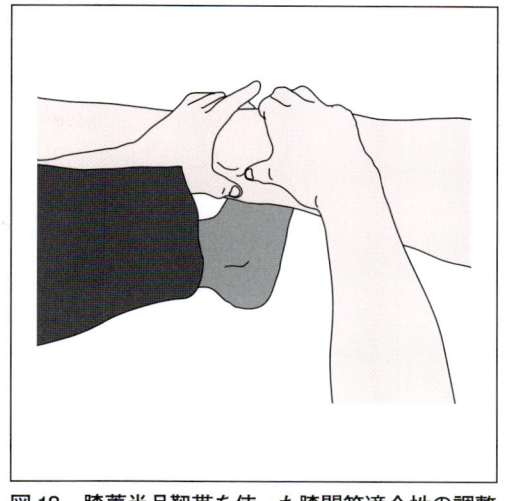

図18 膝蓋半月靱帯を使った膝関節適合性の調整
両側の裂隙に対して膝蓋骨を牽引するように刺激をする．内側・外側の靱帯の緊張が等分になるように，またストレッチにならないように注意しながら感覚入力を続けると膝蓋骨の運動性改善と膝関節の適合をみる．膝蓋骨運動性には腸脛靱帯の滑りや膝蓋上方・膝蓋下脂肪体の硬度などが関係することも多いため，必要に応じて運動感覚を入力する．

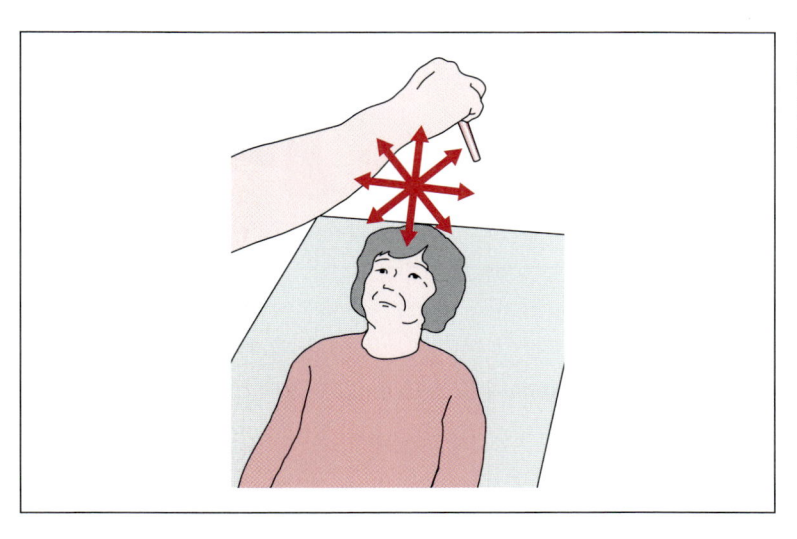

図19 眼球の運動性評価
眼球運動の可動域と反応性を評価する．

なるほど　視覚・眼球運動と腹内側系

視覚はもちろん，外眼筋からの感覚情報も腹内側系の振舞いを変化させるようである．眼球への感覚入力は，ある程度の法則性をもって反応的な頸部運動・コアスタビリティ・抗重力伸展活動に影響を及ぼす．
我々は眼球も球関節と捉えて，大切な評価・治療の部位と解釈している．

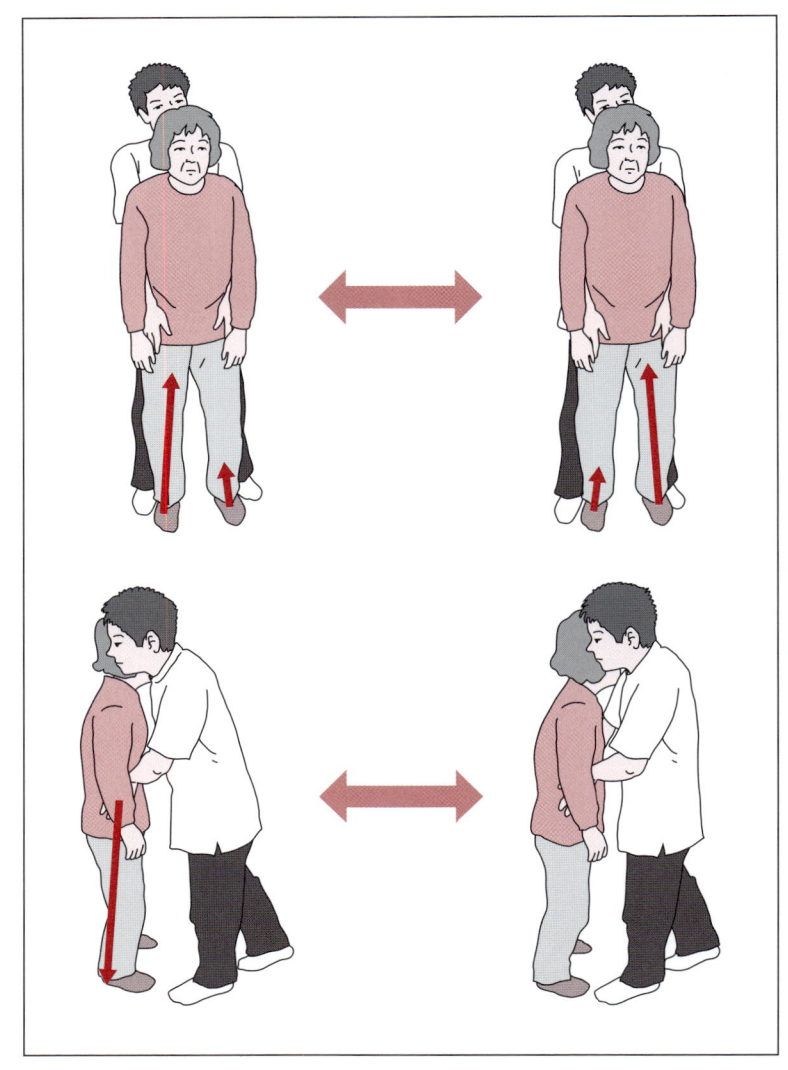

図20 立位における COP oscillation

（上図）左右方向の COP oscillation：セラピストが密着することでセラピスト自身の動きを伝えるように COP と COG が一致しないようにリズミカルに左右交互に床反力を立ちあげる．access point を触れながらこのような誘導をするとより効果的である．図では access point の 1 つである上前腸骨棘に触刺激を与えながら行っている．
（下図）前後方向の COP oscillation：踵に対して圧入力をして COP を移動させた後にこの圧を急速に抜きながら踵を浮かすように誘導することで COP は前に移動する．浮かした踵を急速に落とすことでまた踵に COP が移動する．踵は access point の 1 つである．この誘導は歩行の開始やフォアフットロッカー形成に有効である．

h．立位での COP oscillation

最後に立位における COP oscillation を前後方向・左右方向ともに行った（図20）．

B. 脳卒中編

舟波真一

　脳卒中の後遺症，片麻痺という疾患は，我々治療家を大いに悩ます臨床像の1つである．薬剤投与などの医師による治療が終了すれば，あとは我々の治療に託される．片麻痺という後遺症の治療を一身に背負うのは我々セラピストである．症例が治るのも治らないのも我々の力量次第といえる．フランスの医師，ジョセフ・ババンスキーが1896年に錐体路障害を示す兆候として異常な足底反射が出現することを発表した．世にいう「バビンスキー反射」である．本来なら「ババンスキー反射」といわれる所だが，日本では前者で呼ばれることが多い．錐体路障害，現在では背外側系障害といえるが，片側上下肢の麻痺を認める障害である．この片麻痺という障害はもっと以前から存在していたであろうが，バビンスキーによっ

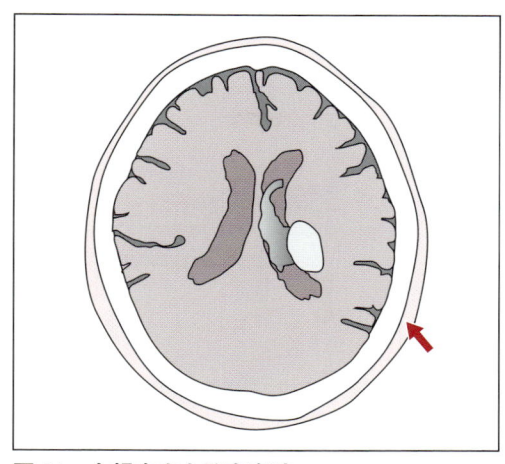

図21　左視床出血脳室穿破

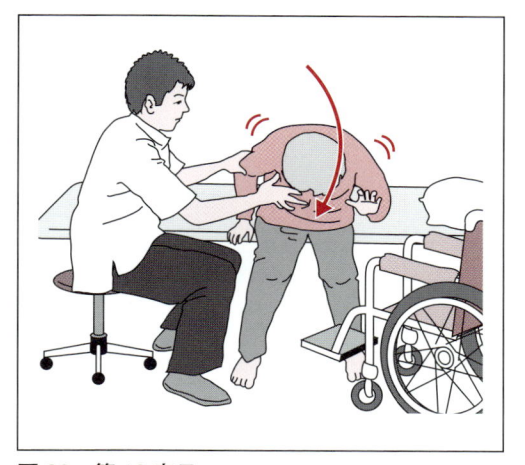

図22　第12病日
腹内側系の減衰により，非麻痺側上肢を離すと端座位が不可能．

て錐体路という神経細胞の障害として認知された．それから100年以上経過した現在，薬剤の発展により脳卒中における死亡率は低下，麻痺の程度も軽減し，重篤な痙性によるウェルニッケマン肢位を呈する症例も少なくなってきたように感じる．しかし，依然として片麻痺の臨床像が大きく変化してきているとは言い難い．片麻痺像を真似てみろと言われれば，リハビリ学生でもおおよそ似たような跛行状態を示すことができるであろう．

　なぜ変わらないのか？片麻痺の治療を担当しているのは我々である．つまり，我々セラピストの治療の本質が100年経過しても変わっていないから，片麻痺は変わらないのである．中枢神経系の可塑性が証明されてから15年以上経過した．理論上，脳卒中は治る疾患である．しかし，その治療を担当する我々が運動の本質を理解し，治療を変えなければ片麻痺像は変わらない．片麻痺は治らない．

　日本にリハビリテーション教育が導入されてから半世紀，運動を捉えなおす時代（とき）がきている．そして片麻痺の治療を根本から見直す時がきている．

　発症直後からかかわった左視床出血の症例を通して，新しい運動の捉え方，統合的運動生成概念に基づいたBiNI Approachの実際を紹介していく．

1）症例紹介

　症例：80代，女性
　診断名：左視床出血脳室穿破（図21）．
　主訴：歩行時左膝痛．
　リハビリテーション：PT・OTによる介入がそれぞれ毎日行われた．1回40分．発症から7週間継続され，転院に至った．

2）アプローチの実際

　発症後12病日目における場面である．麻痺側上下肢末梢の随意性はわずかに認められた．しかし，腹内側系の減衰により体幹の活動がきわめて低下しており，端座位を保持すること

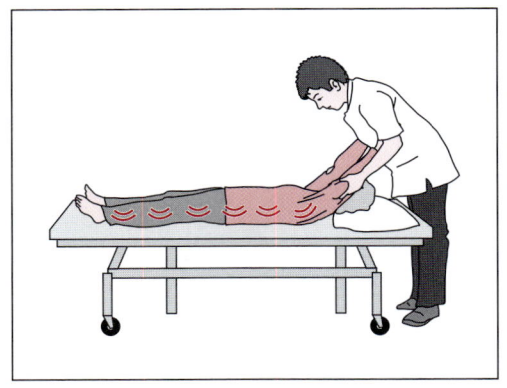

図23 両上肢からの Flicker Technique（フリッカーテクニック）
揺らすことにより，硬度が高く動きの回転半径が増大してしまっている部位を簡易的に判別できる．

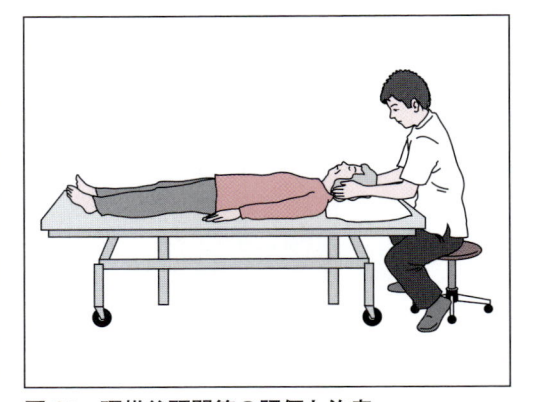

図24 環椎後頭関節の評価と治療
多くの症例が問題を抱えている部位である．正確に評価・治療する必要がある．

は不可能であった（図22）．非麻痺側上肢にて柵などを支持すれば，静的な端座位保持は可能であったが，その手を離すと転倒しそうになってしまった．そのまま，端座位保持練習をしていくことはCOGとCOPを一致させる感覚を入力してしまうことになるため，背臥位にて身体構造における問題点を除去することから開始した．

①BiNI Approachではまず，身体構造において固定部位となっている部分を改善することが重要と考えている（第16章2項参照）．背臥位にてその固定部位を簡易的にスクリーニングするため，Flicker Technique（フリッカーテクニック）を用いる（図23）．Flickerとは「揺らす」ことであり，その揺らぎが身体にどのように波及していくか観察することを目的とするが，振動感覚は結合組織の硬度を低下させるのにも有効なため，そのまま治療としても用いるテクニックである．固定部位があり，動きが少なくなっている部分は揺らぎが停滞して次の部位に伝達しなかったり，運動の回転半径が大きくなって1つの塊のように動いたりする．両上肢から行うこともあれば，肩甲帯から揺らしていく場合もある．症例の場合は胸郭において固定部位は認められなかった．胸郭は固定部位となりやすい部位であり，また質量も大きく慣性モーメントが増大しやすい．そのため，評価・治療は必ず行わなければならない．

②頭頸部も重要であり，多くの症例が問題を抱えている．特に環椎後頭関節は球関節様に可動する重要部位と位置づけている．本症例の場合もC1の硬度が高く頭蓋に対して左回旋変位を認め，固定部位と評価されたため（図24），compreduction technique を用いてアライメントの改善と硬度の低下を図った．

③眼球運動の停滞は腹内側系をダウンレギュレーションさせる感覚である．片麻痺症例では半側空間無視が認められる場合，あわせて眼球運動の偏位を認めることが多い．その眼球の運動性を改善することで，半側空間無視が軽減することをたびたび経験する．高次脳機能障害を脳内のシステムとして問題化し，解決方法を探ろうとすれば，机上の課題が多くなりがちである．しかし，脳をコンバーターと捉えることによって，眼球という身体構造を変えることにより運動感覚を変化させ，高次脳機能という認知レベルの治療に昇華させていくことができる．例えば，眼球で治療者の指先を追わせ，動きが停滞したりぎこちなかったりす

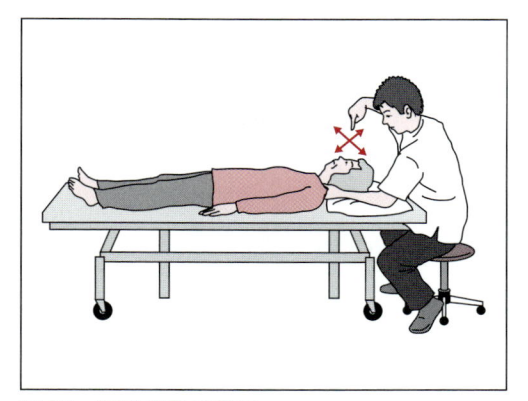

図25 眼球運動の評価
BiNI Approach では，眼球運動も球関節の1つと捉えている．

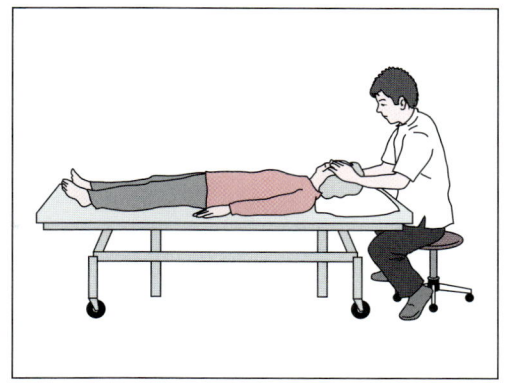

図26 眼球テクニック
目蓋の上から眼球に対して極軽く押圧することで感覚入力していく．

図27 背臥位での Oscillation Technique
両踵骨から長軸方向へ圧する．交互性に感覚入力することで半球間抑制を是正しつつ，NRG でのリズム生成を促通する．

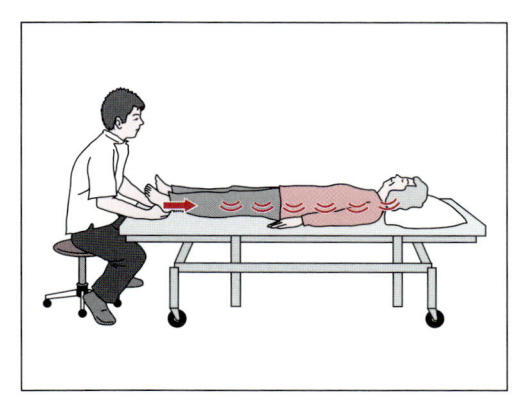

る側を評価する（図25）．停滞する側のパフォーマンステストが低下を示すという法則性があるため，瞼上から眼球に対して極軽度に接触し，運動感覚を入力するという眼球テクニックを用いる（図26）．眼球にも硬度の高さが存在する．穏やかな感覚入力をしていくことで，腹圧の上昇を感じることができる．

④覚醒が不十分の場合でも，脳というコンバーターは機能する．必ずしも意識的な気づきを重要視しない．腹内側系のアップレギュレーションを導く感覚とは何かという法則性を探求していくのが BiNI Approach である．Oscillation Technique を用いることによって背臥位においても，両下肢から床反力様の感覚を立ち上げることは可能である（図27）．両踵骨から長軸方向へ押圧し，交互性に感覚入力していく．そのインパルスは神経振動子によって引き込まれ，NRG でのリズム生成を促通する．半球間抑制を是正していくために，押圧のリズムを麻痺側3回に対して非麻痺側1回にすることで，麻痺側から立ち上がる反力情報を多く入力する場合もある．

⑤麻痺側下肢の伸展方向への過剰緊張や，麻痺が重度の場合，背臥位での Oscillation Technique を少し工夫して実施する（図28）．セラピストの ASIS に症例の踵骨を合わせ，そこから長軸方向に圧する．片側の腓骨頭を把持して膝関節の屈曲を交互性に導くことによ

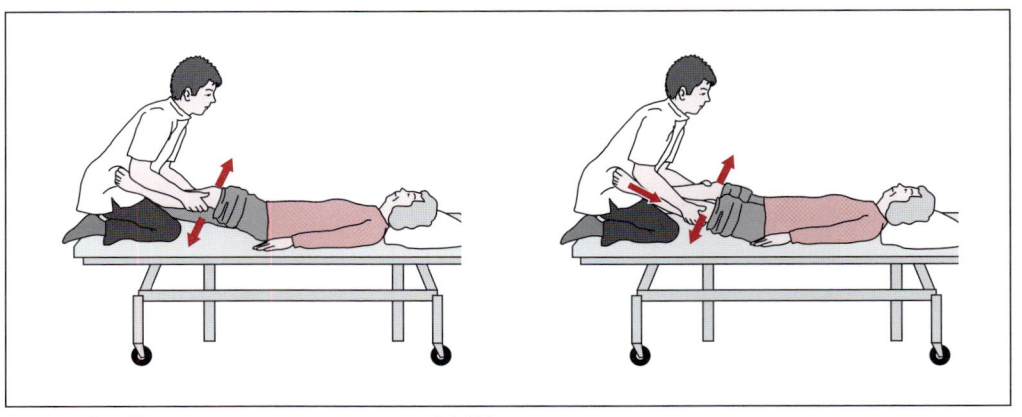

図 28　背臥位での Oscillation Technique（変法）
セラピストの ASIS に症例の踵骨を合わせ，そこから長軸方向に圧する．片側の腓骨頭を把持して膝関節の屈曲を交互性に導くことにより，足踏運動様に足底から反力を立ち上げる．

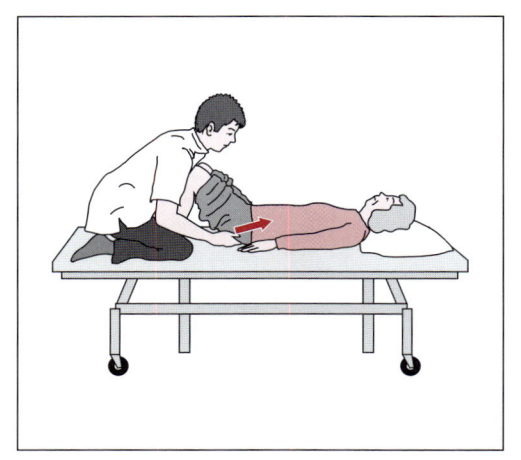

図 29　背臥位での Oscillation Technique（変法）
膝立て位から，坐骨結節を交互性に押圧することで，左右から感覚を立ち上げる．

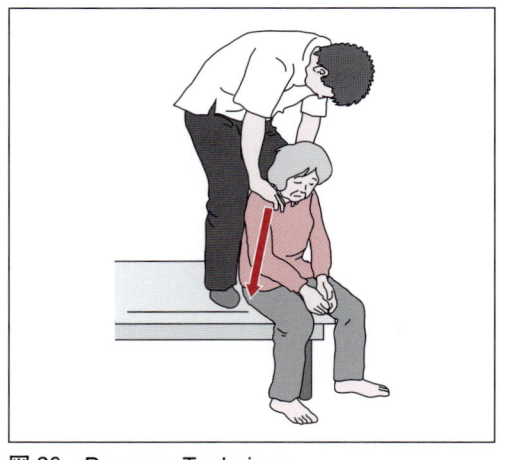

図 30　Pressure Technique
第 1 胸肋関節に感覚入力しつつ，肩甲帯上部から座面に向かい押圧することで，床反力情報を立ち上げる．体幹の伸展を促すためには，COP は下方に立ち上がらなければならない．

り，足踏運動様に足底から反力を立ち上げていく．踵骨からの反力情報のみならず，股・膝関節も交互性に動かすことによって下肢の NRG が駆動した状態をつくり出すことができる．片側ずつの ROM 練習を実施するよりも，両側性に交互に運動感覚を入力することが半球間抑制を強化しないために効果的である．

⑥坐骨結節は感覚入力位置特異性で考えると，腹内側系をアップレギュレーションさせる部位である．背臥位での Oscillation Technique の変法として，膝立て位から，坐骨結節を交互性に押圧することも有効である（図 29）．動的な端座位に向けての治療にもつながる．

⑦端座位において Pressure Technique を用いる（図 30）．体幹の伸展を促したいのであれば，床面方向に圧入力して床反力を高め APA setting を行う必要がある．セラピストが体幹を把持して伸展方向に持ち上げてしまえば，床反力情報は減少してしまう．第 1 胸肋関

図31 立ち上がりでのOscillation

下後方へCOPを立ち上げ，APA settingをしたのち，加速度を入れながら前方へ体幹を屈曲させる．セラピストによりその運動を急激にストップさせ慣性力を生成して立ち上がりの伸展相に移行させる．これを繰り返し行い，慣性力の感覚情報を入力する．

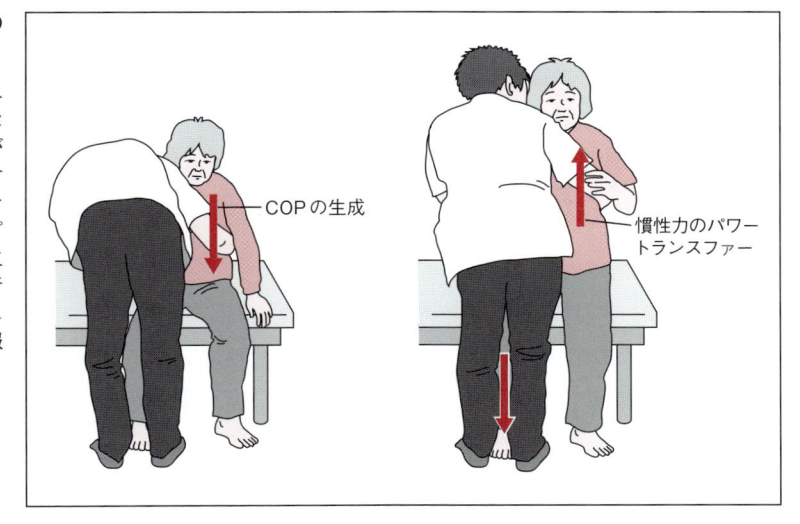

COPの生成

慣性力のパワートランスファー

図32 立位でのOscillation

踵骨へ交互性にCOPを立ち上げることにより，慣性力の感覚情報を入力する．麻痺側下肢の長軸方向に床反力が伝達するように，セラピストは膝関節を支持する．筋出力を求めるような口頭指示は避ける．

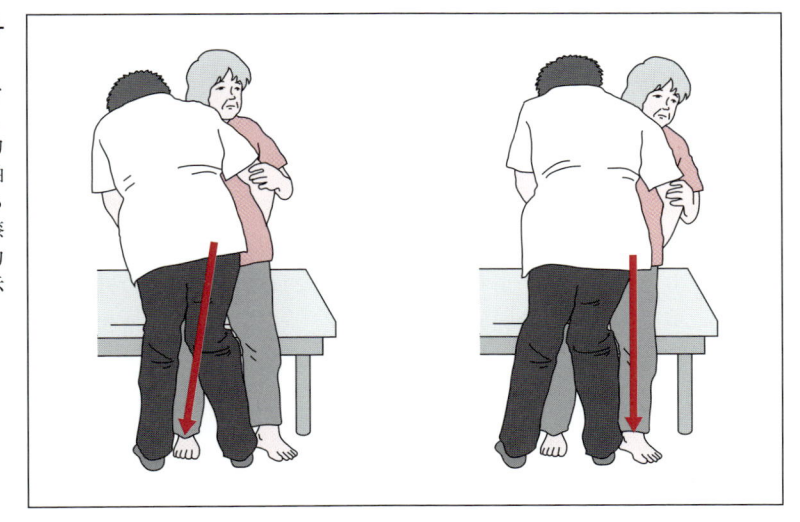

節に感覚入力しつつ，肩甲帯上部から座面に向かい押圧することで，床反力情報を立ち上げていく．坐骨結節はアクセスポイントであるため，腹内側系が賦活しポテンシャルエネルギーが蓄えられる．押圧しながらリズミックに振動させることで衝撃緩衝系も同時に賦活することも可能である．

⑧立ち上がりの場面において，前後方向のOscillation Techniqueを用いる（図31）．COGはCOPと反対方向へ移動する．立ち上がりでの体幹の前方屈曲を促すには，端座位の場面において床面に向かって下後方へCOPを立ち上げ，APA settingをしたのち，加速度を入れながら前方へ体幹を屈曲させる．セラピストによりその体幹屈曲運動を急激にストップさせ慣性力を生成して立ち上がりの伸展相に移行させる．これを繰り返し行い，慣性力の感覚情報を入力する．前庭システムに対しての感覚入力にもなるため，下肢の伸筋群は促通される．

⑨そのまま立位に移行し，立位でのOscillationを行う（図32）．踵骨へ交互性にCOPを立ち上げることにより，慣性力の感覚情報を入力する．立位姿勢も運動である．我々は一瞬

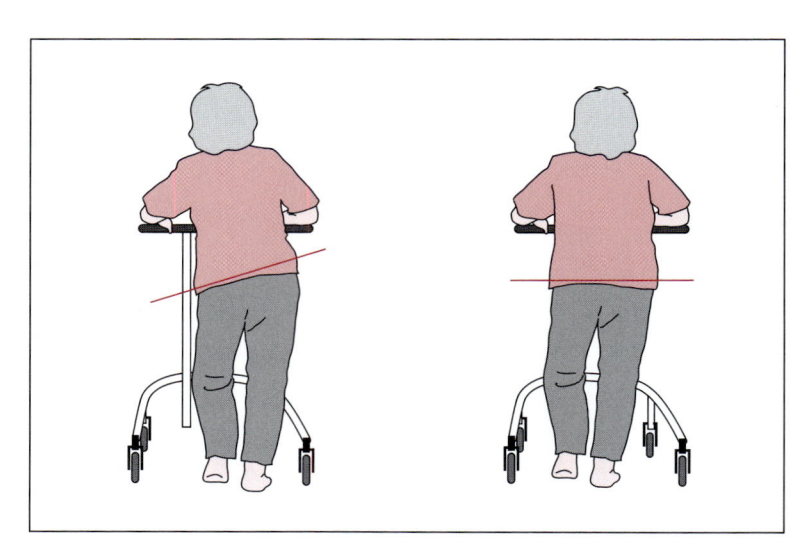

図33 発症5週間後，治療前後の歩行
左図が治療前，右図が同日の治療後の歩行である．明らかに右立脚期の骨盤傾斜が減少している．コア・ユニットの活性化により，筋トレやステッピングなどの意識的制御訓練を実施せずとも，自己組織的に運動生成が変化する．

たりとも留まることはなく，COGとCOPは不一致であり相容れない．安定させようと立位保持を制御させることこそ，COGとCOPを一致させることであり，腹内側系のダウンレギュレーションを導く感覚である．静的姿勢ではなく，動的運動状態に誘うことが重要である．筋出力は感覚入力後の結果であるため，口頭指示や意識的な筋収縮を促すようなことは必要ない．あくまで感覚入力を優先し，その結果の運動出力を分析する必要がある．そのため，麻痺側下肢においては，長軸方向に床反力が伝達するように，セラピストは膝関節をしっかりと支持する．骨破壊を伴う極端な反張膝方向への外力でなければ，骨性の支持をつくることもやぶさかではない．とにかく，強力に床反力情報を入力し，慣性力を立ち上げて自己組織的な運動生成に導く．麻痺側下肢の伸展反応が乏しい場合や，歩行が困難な症例は，この立位でのOscillation Techniqueを十分に行う必要がある．動歩行に近い感覚入力にもなるし，動いているという症例のニーズやディマンドを満たすことにもつながる．5分以上連続して行う場合も多々ある．この立位のOscillation TechniqueでのみCOPを立ち上げるためLLBや膝装具を使用することは構わない．しかし，そのまま歩行には移行しない．麻痺側下肢の慣性モーメント増大を認め，コアスタビリティは減衰してしまうからである．

⑩歩行はもっとシンプルでラフである．意識で制御するものではない．ゆえに静歩行は指導してはならない．一々支持基底面内にCOGを落とし込む歩行の練習はナンセンスである．そのため，麻痺側下肢が少しでも体重の支持が可能で，振出しの能力があるならば，歩行器を使用してもいいので，交互性の動歩行に移行したい．図33は発症5週間後の歩行場面であり，同日のPT治療前後の歩行である．左図が治療前，右図が治療後の歩行である．明らかに右立脚期の骨盤傾斜であるメディアルコラプス（トレンデレンブルグ現象）が減少している．前述のBiNI Approachにより，コアスタビリティは活性化し，APAシステムが駆動することで結合組織の連結による股関節周囲の安定性を得ることができる．筋トレやステッピングなどの意識的制御訓練を実施せずとも，自己組織的に運動生成が変化する．運動への出力変換はあくまで症例自身の自己組織化である．運動は意識して制御するものではない．我々治療家は，運動を変えたければ，感覚入力を変えるしかない．その統合的自己組織化（Integrative Organization）を導いていくのである．

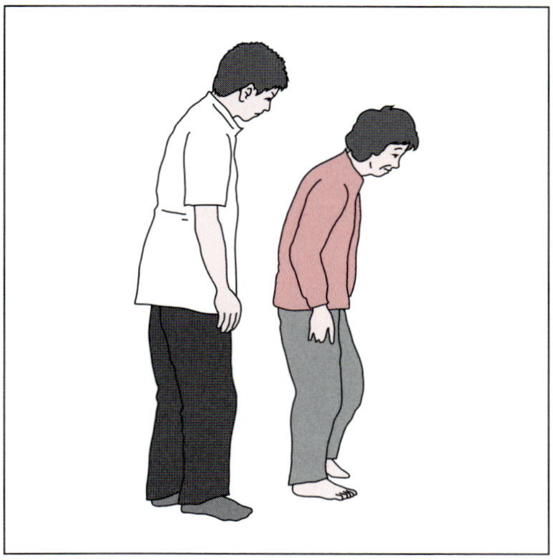

図34　発症7週間後の歩行
近接監視による独歩が可能となった．動歩行を実現している．

⑪図34は発症7週間後の歩行場面である．近接監視による独歩が可能となっている．本症例は発症直後からBiNI Approachにて治療を行い，常に動的な場面における感覚を入力し続けた．COGとCOPの不一致の中で運動を紡いできた．そのため，症例自身，静的な安定を求める，支持基底面内に重心を落として安定性を優先する戦略を選択しない．無意識的に動的安定を生成する．それが本来の運動であり，発症直後の中枢神経系がもっともシナプス可塑性を促進する状況において学習していきたい運動生成理論である．片麻痺という臨床像を変えていくには，運動の真理に迫る新たな治療を行わなければならない．ときには，既成概念を疑う姿勢がなければならない．筆者はまだ脳卒中片麻痺を治すという経験は一度もしたことはないが，本症例を通して，その夢が，もしかしたら手に届くところにあるのではないかと思えたのである．心から感謝を述べるとともに，片麻痺治療のパラダイムシフトの到来を願ってやまない．

Column

Activityからみた並進バランステストの有用性

勝山友紀

1.「人は心と意思に賦活されて両手を使うとき，それによって自身を健康にすることができる」(Reilly, 1962)（⇒ CHECK！①）

　Activityは「作業」「活動」という言葉に訳される．しかし作業療法で使用されている「作業」という言葉は英語ではoccupationとされている．

　作業科学においてはoccupationを「作業」とし，「人が行うことで，その人や周囲の人々にとって意味のあること」とされ，activityを「活動」とし，「身体が動くこと全般」としている（⇒ CHECK！②）．

> **CHECK!** ①鎌倉矩子，山根 寛，二木淑子：4・1 作業療法の前提概念，作業療法の世界 第2版，p121，2010，三輪書店
>
> **CHECK!** ②吉川ひろみ：第1章 作業の広がりと深さ，「作業」って何だろう，pp2-4，2012，医歯薬出版

　ここでは「activity」実施後の並進バランステストの変化と有用性について考えてみたい．
　我々は臨床の場面において作業遂行のための準備として，すなわち「身心機能の障害の回復」のために，治療手段として道具を使用した活動を選択する．
　我々は道具が発する情報を知覚し，認知し，統合する．また，双方向的に発現している予測的な姿勢調節を背景に，重力下において道具を操作する．重力という環境は地球で生活している人間にとって普遍的なものである．同じ道具が提示された場合においてはそれを知覚・認知する我々人間には個別性があり，道具の捉え方も違えば，道具を操作する方法やそれに伴うバランス戦略も相違する．
　提示された道具は我々に課題達成を要求し，我々はその道具を何とか使用して課題を達成しようとする．提示された課題の内容によっては一生懸命動かないと達成困難な課題もある．
　治療手段として道具を用いる際には，獲得したい動作を行う回数を増やし，負荷量を増やし，安定場面から不安定場面へと段階づけを行うといった課題の提供をしたくなる．しかし，そのような課題の提供が身体機能を減弱させるような感覚入力をしているかもしれないと考えたことが，今まであったであろうか？
　では，昔から現在にかけて臨床場面で多く使用されている輪投げという道具を例にあげて考えてみたいと思う．
　輪投げでは，対象物との距離・方向を調整するための骨盤・体幹・肩甲帯・上肢の動き，

輪をかけるための前腕・手指の動き，対象となる棒の位置を捉えることや身体のバランスを保つための頭頸部の安定といった協同運動が要求される．立位の場合では下肢での協同運動も必要となる．臨床ではこれらの随意運動やバランス機能の改善，視空間認知など高次脳機能の改善，また，ゲーム性を有する活動であることから情動や精神機能への働きかけを目的として使用されることが多いと思われる．

2. Activity は力学的法則に則り，人体構造と神経・環境との相互関係により発現する

では，さまざまな条件下において輪投げを行うことにより，実施後の並進バランステストの結果を比較検討する．

a．対象物を身体から遠い位置に提示した場合（図1）

この場合，対象物に輪が届かず，輪を投げ入れなければならなくなる．動作は1回ずつ対象物の位置を注視し確認するため，視線・眼球の固定や頭頸部の安定性を高める必要がある．また，課題達成を要求されるため，狙いを定めて輪を投げようとする．その結果，輪を投げ入れる動作の途中で停滞が生まれる．すなわち COP と COG を一致させやすい状況をつくることとなる．上肢・体幹においては，過剰な筋活動が要求され，意識的に運動を起こすこととなる．

姿勢調節においては，主運動に先行して姿勢を調節する先行随伴性姿勢調節（以下 APA）が起こり，主運動の運動成果を高めている．また，輪を投げるときに生じた感覚をフィードバックすることでさらに姿勢を安定させる補償適応性姿勢調節（以下 CPA）が起こり，姿勢を維持する．これらの姿勢調節は双方向的で常に同時に進行して行われているものである．さまざまな動作の場面で適切な姿勢調節がとれるよう，瞬時に中枢神経が双方の比率を変えているものと考えられる（図2）．

このように対象物の距離を遠い位置に提示することで，脳が身体の転倒を防ぐことを第1優先と判断し，瞬時に CPA を使用する比率を過度に高めた姿勢調節を選択したと考えられる．これらの動作や姿勢調節が含まれる課題の後で並進バランステストを行うと，抵抗に抗することができないといった結果を示すことが多い．

b．対象物を身体の近くに提示した場合（図3）

輪を対象物にかける際の上肢・体幹で起こりうる重心動揺が，対象物が遠い場合と比べると小さくなり，転倒しにくい状態である．このような場合は APA での姿勢調節が優位に働き，CPA が大きく出現しなくても姿勢を保つことができる．また，要求される動作も無理のない動作であり，動きにゆとりがある．身体の運動や動作の切り替えのタイミングもスムーズであり連続した動きが可能である．すなわち COP と COG が一致することが少ない状況である．

このような場合には，身体において APA の賦活（APA セッティング）が期待され，並進バランステストでは，抵抗に抗することができるといった結果を示すことが多い．

Column

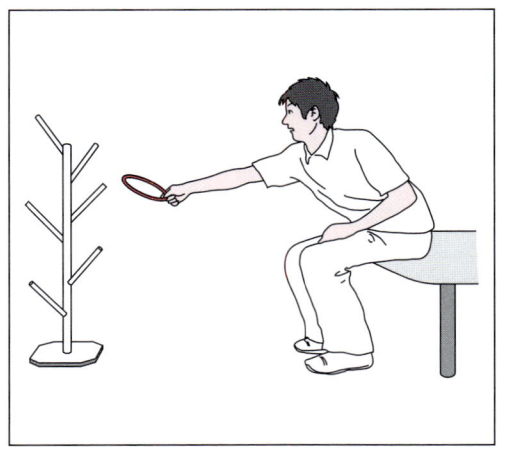

図1 対象物を身体から遠い位置に提示

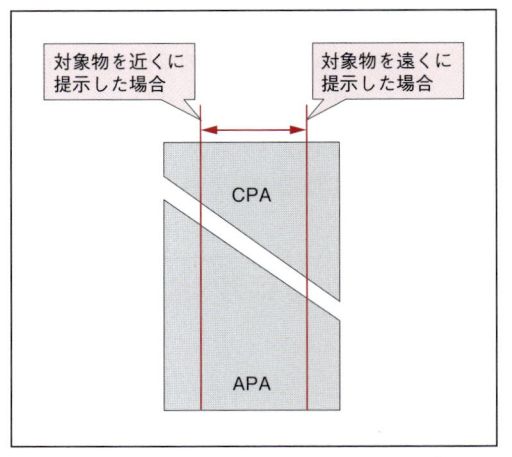

図2 輪投げにおけるAPAとCPAの比率のイメージ

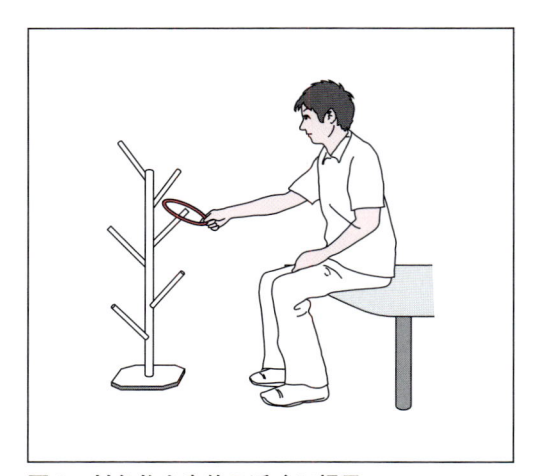

図3 対象物を身体の近くに提示

3. 並進バランステスト：体幹機能と上肢機能・姿勢調節の調和を示し，協調的に働いているか否かを示す検査？

　このように同じ道具を使用した課題においても，提供する課題の内容・方法によって並進バランステストの結果が異なる．体幹安定性を確認している並進バランステストは同時に道具を使用した課題に対するAPAを映す鏡のようであり，今まで簡単に測定できなかったAPAの振舞いを確認できるように思われる．

　このように仮説を立てると，並進バランステストを用いることで上肢・体幹・骨盤帯の姿勢調節と運動の協調性を考慮したactivityを選択し，治療手段として蓄積していくことができる．また，どんな動きが良好な感覚入力となりAPAセッティングが可能となるのかと考えるきっかけになる．

　臨床でのactivity後においても並進バランステストで良好な結果が得られた場合には，身体の過剰固定部位が軽減していることが多数確認されている．また，そのような場合には四

肢・体幹の可動性が拡大することや動きやすくなるといった反応が現れるのも事実である．

矢谷は作業・活動に医療効果を期待するのであれば，それを自在に操れる真のプロフェッショナルになっていなければならないと述べている（⇒ CHECK！③）．道具と身体・環境を具体的に考え，道具を使用した活動によって得られる反応をより多面的に評価・分析することは「その人にとって意味のある作業」を効率的に行うための大きな要因となる．

CHECK! ③矢谷令子：第1章 作業療法と作業，作業―その治療的応用 第1版（日本作業療法士協会 編），p26，1987，協同医書出版社

17 BiNI COMPLEX JAPAN

舟波真一

　日本におけるリハビリテーションの夜明けは，WHO（世界保健機関：World Health Organization）からの理学療法士・作業療法士教育に対する強い要請を受け，1963年（昭和38年）東京清瀬に当時の厚生省管轄の国立療養所東京病院附属リハビリテーション学院が開校されたことからはじまる．

　それから50年，理学療法士・作業療法士・言語聴覚士あわせて約20万人の職能団体となった．年齢の内訳は，20代が50％を占める非常に若い集団である．40歳以上はわずか10％に過ぎない．今後も，理学療法士が毎年1万人，作業療法士が毎年5千人増加していく．定年退職者に比べて，供給が圧倒的に多い．2010年には，リクルートが調べる「なりたい職業ランキング」において理学療法士が第1位を獲得している．需要があるかは別として，今後，ますます注目を浴びていくに違いない．

　現在の治療業界では，〜研究会などの団体が数多く立ち上げられ，群雄割拠の時代となった．リハビリテーションのはじまりから半世紀経過した日本には熱さと勢いがある．そもそも，リハビリテーションという用語も輸入品であり，確固たる日本語訳も見つからないが，わざわざ外来語の枠に収まり，あてはめて訳す必要もない．医療業界において我々の治療を確立していけばよいのである．今までは，リハビリテーションのカテゴリーの中で，概念やアプローチも輸入品に頼ってきた．圧倒的に諸外国の方が進んでいたと思われるし，そのカテゴリーから脱却しようとする発想もなかったであろう．先人たちの努力があったからこそ，現在の業界の熱さがあるのは間違いない．海外に渡った偉大な先人たちの背中をみて育った我々は，その勇気と行動力に敬意を表しながら，これからは前へ進む選択をする必要がある．

　「からだ言葉」が数多く存在する日本の文化と融合した，日本独自の運動の捉えかたを構築していかなければならない．蓄えられた人における法則性を加え，バイオメカニクスと神経科学を融合した日本オリジナルの概念，統合的運動生成概念をここに提唱し，日本全国に発信していく．そして，統合的運動生成概念に基づいたアプローチ，BiNI Approach（Biomechanics and Neuroscience Integrative Approach：図1）を諸外国に輸出していくことを，宣言したい．何年かかるかわからない．しかし，夢は必ず，叶う．

　まだまだ力不足であり，稚拙な部分も多い．ゆえに本書を執筆した我々だけではどうしようもなく，みんなで知恵を絞りあってより良いものに進化させなければならない．アプローチはそのときどきの最新知見を基に変化していくものと考えている．1つの物にこだわる必要もない．それぞれの治療家が自己組織化し，アウトプットしていくことが大切である．そのための場，フィールドが必要となる．そんな，誰しもが気兼ねなく集える，上も下もないフィールドをBiNI COMPLEX JAPAN（バイニーコンプレックスジャパン：図1）と名付けた．

図1　BiNI COMPLEX JAPAN（バイニーコンプレックスジャパン）
協会でも団体でもない．皆の集う場，フィールドである．

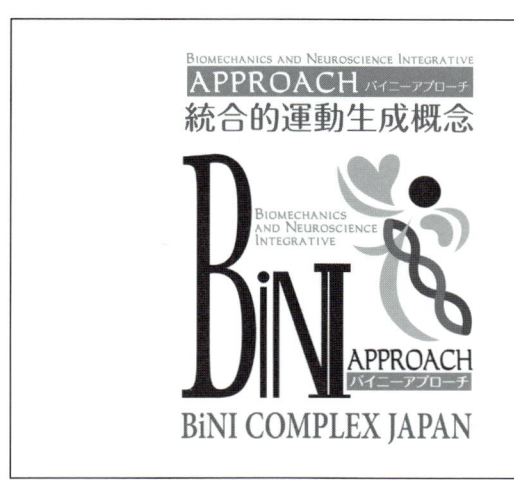

図2　On the Origin of Species（種の起源）（初版．1859年11月24日発行　Charles Darwin, John Murray, London）
「生き残った者は，強い者でも賢い者でもない．常に変化し続けたものである」
という言葉はあまりにも有名．
左：「http://commons.wikimedia.org/wiki/File:Origin_of_Species_title_page.jpg［accessed 2014-04-22］，From wikimedia Commons/File:Origin_of_Species_title_page.jpg 23：19, 29 April 2011」より引用
右：「http://commons.wikimedia.org/wiki/File:Hw-darwin.jpg［accessed 2014-04-22］，From wikimedia Commons/File:Hw-darwin.jpg 11：45, 14 October 2004」より引用

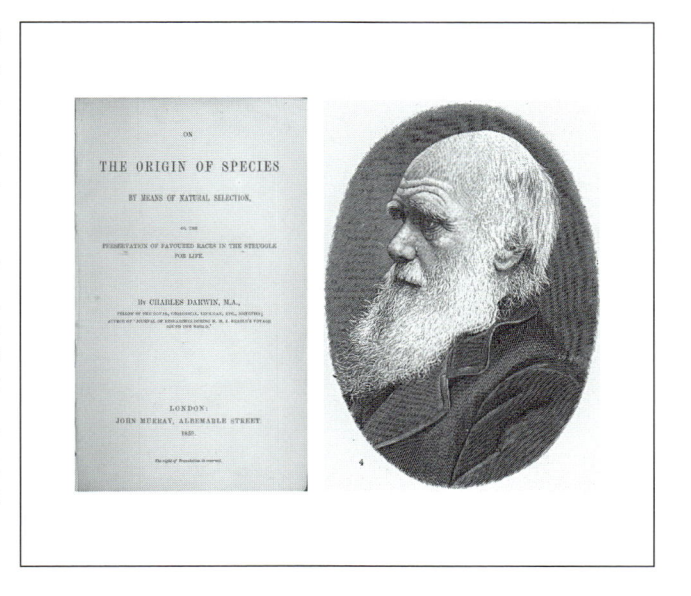

　COMPLEXとは，複雑・複合という意味であり，本書ではその動的な秩序を運動と再定義した．協会でも団体でもない，すべての人を中心とした，運動の真理の追究の場である．制御する人間も，制御される人間も存在しない．この宇宙の法則性に従って自己組織化していくフィールドである．公式ウェブサイトも開設しているので，ご参照頂きたい．
　あらゆる感覚を引き込み，自己組織化し，常に変化するフィールドを目指す（図2）．
　BiNI COMPLEX JAPANというコンプレックス・システムは，どのように成長・組織化されていくのか？答えがわからないだけに，我々自身，本当に楽しみなのである．

和文索引

あ

α運動ニューロン　46, 171
アクセスポイント　203
アップ・レギュレーション　74
アドレナリン　138
アフォーダンス　167
アライメント　110
アンクルロッカー　128
安定性限界　21

い

イオン機構　136
意識的　152
意識にのぼらない感覚　63
意識にのぼる感覚　63
位置エネルギー　9, 90, 106
一般相対性理論　7
イニシャルコンタクト　127
イノベーション　48
インターフェース　10
インテグレイティブ・オーガナイゼーション　184
インテリジェント・ターミナル　55
引力　6

う

宇宙の法則性　211
運動　1
——エネルギー　9, 90, 105
——学習　157
————戦略　160
——制御　43
——生成理論　205
——単位　171

——ニューロンプール　118
——の真理　185
——の停滞　23, 94
——連鎖　4

え

液性機構　138
エネルギーコスト　104
エネルギー保存の法則　91
エラスチン　84
遠心性収縮　87
エンドクリン　139

お

横筋間中隔　41
オシレーション　95
オートクリン　138
思い込み　152

か

外側運動制御系　114
外側脊髄視床路　64
外側皮質脊髄路　59
回転運動　30, 102
回転半径　99
概念図　15, 16
外力　29
角運動　30
——量　30, 101
————保存則　31, 102
加重　190
過剰運動部位　76, 186
加速度　24, 87
活動電位　183
からだ言葉　210
感覚入力位置特異性　131

眼球　196
——運動　200
——テクニック　201
慣性の法則　6
慣性モーメント　99, 100, 103, 162, 200
慣性力　24, 161, 203
関節液　95
関節不安定性　186
関節包　34

き

基質　38, 40
既成概念　205
基本理論　182
脚橋被蓋核　115
胸郭　98
協奏曲　172
胸椎可動性練習　76
協同収縮系　45
距骨下関節　101
筋小胞体　83
筋上膜　41
筋膜系　5, 34
筋連結　36

く

グリコサミノグリカン鎖　84
グローバル・エントレインメント　167, 171, 182

け

血液脳関門　141
結合組織　40, 104, 109
ケラチノサイト細胞　136
検者間信頼性　78

213

検者内信頼性　78

こ

コアスタビリティ　36, 72, 73, 89
コアユニット　70
行為　164
後外側路　64
高次脳機能障害　200
後脊髄小脳路　64
硬度　79
合力　18
心　153〜155
骨性の支持　204
骨盤　100
──への感覚刺激入力　111
骨膜　34
骨連鎖　34
固定部位　76, 108, 186
古典的運動制御理論　167
コネクチン　82
固有受容感覚　109
コラーゲン　84
コンドロイチン硫酸　84
コンバーター　10
コンプレックス・システム　211

さ

最終中継基地　54
細胞外基質　84
細胞外マトリックス　40, 84
サーカディアン・リズム　168
坐骨神経　144
作用・反作用の法則　8
三叉神経視床路　66

し

視蓋脊髄路　59, 120
軸索　142
──伝導系　147

自己組織化　1, 44, 163, 183
──理論　184
支持基底面　22
膝蓋下脂肪体　195
膝蓋上包　195
膝蓋半月靱帯　195
自動的な歩行　114
シナジー　45〜47
シナプス　140
尺骨神経　144
重心　126
自由度　46
重力　6
受動歩行　102, 126
衝撃緩衝　87
──系　203
──装置　104
上頭頂小葉　133
小脳　116
深筋膜　41
シンクロナイゼーション　169
神経伸張疼痛誘発テスト　144
神経振動子　121, 168, 169, 185
──群　190
神経伝達物質　139, 159
身体　16
──イメージ　152
──心理学　153, 154
──図式　77, 133, 148
伸張反射　118
振動子　168
振動モード　104, 106
真理　2
心理　154
──学　154, 155
──生成　155

す

随意的な歩行　114
推進力　105
錐体路障害　198
スキーマ理論　157
ステッピング　122

スライディングテクニック　147

せ

制御　43
──理論　44
静止姿勢　25
正中神経　144
世界保健機関　210
赤核脊髄路　57
脊髄固有ニューロン　119
脊柱　107
セロトニン　138
ゼロモーメントポイント　27
浅筋膜　41
先行随伴性姿勢調節　68
前脊髄視床路　64
前脊髄小脳路　66
前足部外反　196
前庭系　58
前庭システム　203
前庭脊髄路　57
全内臓逆位症　173
前皮質脊髄路　59

そ

相同関係　180
層の滑り　42
足底感覚入力　133
足部　101

た

体幹機能　76
大腿神経　144
ダイナミカル・システムズ理論　158
ダイナミクス　13
大脳基底核　118
ダウン・レギュレーション　74
脱神経性痛覚過敏　143
ターミナルスタンス　128

単関節筋　165
弾性　5, 79, 88
——線維　38

ち

力の法則　9
着地位置修正　29
中潜時反射　131
中脳歩行誘発野　115
長期増強　159
腸脛靱帯　195
超弦理論　168
直立2足歩行　98
直列弾性要素　82, 91

つ

継ぎ足　94

て

定義　1
デイリーコントロール　191
鉄腕アトム　44
デュシャンヌ・トレンデレンブルグ現象　24
デュシャンヌ歩行　36
電気信号　11
伝達　136
伝導　136

と

投球動作　107
統合的運動生成概念　2, 6, 210
統合的自己組織化　184
橈骨神経　144
動作の階層化　162
頭頂葉　148
動的安定　205
島皮質　155, 156
トウロッカー　129
時計遺伝子　168

ドーパミン　138
トレンデレンブルグ現象　204
トレンデレンブルグ歩行　36

な

内側運動制御系　114
内部モデル　71, 113, 167
内分泌ホルモン　141
内力　29
長さ－張力曲線　90

に

二関節筋　165
ニューラルリズムジェネレーター　163, 185
ニューロンネットワーク　48

ね

粘性　80
粘弾性　81

の

脳　10
脳一元主義　153
脳脊髄液　141
脳卒中　198
脳波　13
ノード　177
ノルアドレナリン　138

は

背外側系　59
バイニーコンプレックスジャパン　210
バイニー・セオリー　184
バイニー理論　182, 184
バイモーダル・ニューロン　148
バビンスキー反射　198

パラクリン　139
パラダイムシフト　205
パワートランスファー　25
半球間抑制　201
反射の振舞い　135, 136
半側空間無視　200
万有引力の法則　10

ひ

ヒアルロニダーゼ　86
ヒアルロン酸　85
引き込み現象　169, 183
膝装具　204
皮質脊髄路　57
非線形力学　14
皮膚　41
——反射　118, 124, 131, 134, 135
微分方程式　169
ヒールロッカー　127

ふ

フィードバック　70
——制御　43, 71
フィードフォワード　70
——制御　43, 71
フィールド　210
フォアフットロッカー　128
不確定性　167
副楔状束核小脳路　66
複雑系　1, 15
腹側被蓋野　52
腹内側系　59, 77, 201
腹内側システム　72
フリッカーテクニック　200
プレスイング　129
分節構造　110

へ

並進バランステスト　76, 206
並列弾性要素　82, 91

ペリパーソナル・スペース 151
ベルンシュタイン 45
片麻痺 198

ほ

法則性 2
歩行 172
―― 器 204
―― 周期 126
ポテンシャルエネルギー 90, 203

ま

マイクロカレント 84
末梢神経 142, 143
―― 感作 143
―― に対するモビライゼーション 147

み

右ネジの法則 173
ミッドスタンス 128

む

無意識 148, 163

め

メディアルコラプス 24, 204
メトロノーム 170

も

網様体 115
―― 脊髄路 57, 115, 120
目標 ZMP 制御 29
モーターユニット 171

ゆ

床反力 68, 127, 161
―― 作用線 18
―― 制御 29
揺すり運動感覚 111

ら

螺旋性の法則 175

り

力学的エネルギー保存則 9
力学的法則 16
リズム 1, 168, 185
リーチ動作 111
リハビリテーション 210
量子力学 168
リラキシン 141
リンク機構 4

れ

連結 108

ろ

ロッカーファンクション 126, 131
ロッキングチェア 126
ローディングレスポンス 127

欧文索引

A

access point　188
ADL 動作　164
APA　68, 70, 207
──システム　72, 74
──セッティング　75, 190, 202
ASIMO　27, 44

B

BiNI Approach　3, 182, 199, 200, 210
BiNI COMPLEX JAPAN　210
BiNI Theory　182

C

COG　18, 93
COM　18
compreduction technique　97, 188, 200
COP　18, 68, 93
── oscillation　188
── の初期移動　70
CPA　207
CPG　121

D

duplex system　183

G

glycosaminoglycan (GAG) 鎖　84

H

HAT 戦略　94, 191
Hebb 則　158

I

Integrative Organization　184

L

LLB　204

N

Neural Rhythm Generator　121
NRG　185, 190

O

Oscillation Technique　201

P

pressure technique　188, 202

R

ROM　202

S

synergy　45

T

T 管　83

V

ventral tegmental area (VTA)　52

Z

ZMP　27

217

検印省略

運動の成り立ちとは何か
理学療法・作業療法のための BiNI Approach

定価（本体 6,300 円 + 税）

2014年5月29日　第1版　第1刷発行
2017年5月15日　同　　第4刷発行

編集者　舟波　真一・山岸　茂則
　　　　（ふなみ　しんいち）（やまぎし　しげのり）
発行者　浅井　麻紀
発行所　株式会社 文光堂
　　　　〒113-0033　東京都文京区本郷7-2-7
　　　　TEL（03）3813-5478（営業）
　　　　　　（03）3813-5411（編集）

Ⓒ 舟波真一・山岸茂則, 2014　　　　　　　　　　印刷・製本：広研印刷

乱丁, 落丁の際はお取り替えいたします.
ISBN978-4-8306-4509-9　　　　　　　　　　　　　Printed in Japan

・本書の複製権, 翻訳権・翻案権, 上映権, 譲渡権, 公衆送信権（送信可能化権を含む）, 二次的著作物の利用に関する原著作者の権利は, 株式会社文光堂が保有します.
・本書を無断で複製する行為（コピー, スキャン, デジタルデータ化など）は, 私的使用のための複製など著作権法上の限られた例外を除き禁じられています. 大学, 病院, 企業などにおいて, 業務上使用する目的で上記の行為を行うことは, 使用範囲が内部に限られるものであっても私的使用には該当せず, 違法です. また私的使用に該当する場合であっても, 代行業者等の第三者に依頼して上記の行為を行うことは違法となります.
・JCOPY〈出版者著作権管理機構　委託出版物〉
本書を複製される場合は, そのつど事前に出版者著作権管理機構（電話03-3513-6969, FAX 03-3513-6979, e-mail：info@jcopy.or.jp）の許諾を得てください.